《医学衷中参西录》遣方用药特色丛书

U0118906

ZHANG XICHUN CHUANSHI TEXIAOFANG

张锡纯传世特效方

主　编　李成文

副主编　蔡丹花　康若晨　夏浩轩

　　　　悦桂阳

编　委　石玲玲　王月清　景　鸣

　　　　宫祎润　王子鹤

河南科学技术出版社

·郑州·

内容提要

本书汇集《医学衷中参西录》特效名方验方,按内科、妇科、儿科、外科、五官科重新整理,分类编排,以科为纲,以病为目,以论析方,以案证方。每方内容包含组成、用法、功效、主治、加减、配伍、方论、注意事项、医案等,在保持原汁原味的基础上,便于读者执简驭繁,高效学习张锡纯遣方用药特色技巧。本书适合中医临床医师、中医院校学生及广大中医爱好者研读参考。

图书在版编目 (CIP) 数据

张锡纯传世特效方/李成文主编. —郑州:河南科学技术出版社,2024.1

ISBN 978 - 7 - 5725 - 1116 - 5

Ⅰ.①张… Ⅱ.①李… Ⅲ.①验方-汇编 Ⅳ.①R289.5

中国国家版本馆 CIP 数据核字(2023)第 170619 号

出版发行:河南科学技术出版社
北京名医世纪文化传媒有限公司
地址:北京市丰台区万丰路 316 号万开基地 B 座 115 室 邮编:100161
电话:010-63863186　010-63863168
策划编辑:邓　为　赵东升
责任编辑:赵东升　王明惠
责任审读:周晓洲
责任校对:龚利霞
封面设计:中文天地
版式设计:崔刚工作室
责任印制:程晋荣
印　　刷:河南省环发印务有限公司
经　　销:全国新华书店、医学书店、网店
开　　本:850 mm×1168 mm　1/32　　**印张**:9　　**字数**:232 千字
版　　次:2024 年 1 月第 1 版　　　2024 年 1 月第 1 次印刷
定　　价:49.00 元

如发现印、装质量问题,影响阅读,请与出版社联系并调换

前言

　　张锡纯(1860－1933)，字寿甫，祖籍山东诸城，河北省盐山县人。清末民初著名医学家。1916 年在沈阳创办我国第一家中医医院——立达中医院。1930 年，在天津创办国医函授学校，培养了大量中医人才。张氏学验俱丰，从 1918－1933 年用 15 年时间，总结其学习、研究中医的心得体会与临床经验，分 8 期出版，后将其合纂为《医学衷中参西录》。内容包括医方、病证、药解、医论、医话随笔、其他六大部分，还有大量详细记录其临证精华的医案夹杂其中。该书重视理论，详述医案，活用经方，化裁古方，创制新方，擅长小方，重视大剂用药，喜用对药，一经问世，即洛阳纸贵，对后世产生了巨大的影响。

　　张锡纯中医基础理论功底雄厚，通晓古今，精于临床，善于处方用药，不仅继承经方，化裁名方，注重总结经验，创制新方，尤其是小方，构思独特，配伍巧妙，方论精辟，效宏价廉，方便实用。

　　笔者在研习《医学衷中参西录》及编纂《张锡纯用小方》《张锡纯用黄芪》《张锡纯用山药》《张锡纯用山茱萸》《张锡纯用人参》《张锡纯用姜》《张锡纯用代赭石》《张锡纯用龙骨牡蛎》《张锡纯用石膏》《张锡纯用桂枝肉桂》《张锡纯用重剂医案》《中医学术流派医案·张锡纯医案》基础上，将《医学衷中参西录》中所载名方验方，分类编排，以科为纲，以病为目，以论析方，以案证方，分为内科、妇科、儿科、外科、五官科五大部分；方剂按组成、用法、功效、主治、加减、配伍、方论、注意事项、医案排序,将其内容各归其类,提纲挈领,纲举目张。除功效为编者所加外,其他均是张氏原文,原汁原味。其主治病证涵盖伤寒、温病、发热、感冒、咳嗽、喘证、肺痈、肺痨、肺痿、心悸等近百种疾病。对于更好地学习和掌握张锡纯临证处方用药心法,进一步挖掘中医学宝库,提高临床疗效,发扬光大中医学,具有重要的现实意义和深远的历史意义。

限于作者水平,不当之处敬请斧正。

河南中医药大学中医各家学说教研室原主任、博士生导师
中国中医药研究促进会各家学说与临床分会会长

李成文

2022 年 11 月 12 日

目 录

第一章 内科方剂

第一节　治伤寒方

(一)从龙汤

[**组成**]　龙骨不用煅、捣,一两　牡蛎不用煅、捣,一两　生杭芍五钱　清半夏四钱　苏子炒、捣,四钱　牛蒡子炒、捣,三钱

[**功效**]　豁痰降气,收敛平喘。

[**主治**]　治外感痰喘,服小青龙汤,病未痊愈,或愈而复发者,继服此汤。

[**加减**]　热者,酌加生石膏数钱或至一两。

[**配伍**]　愚治外感痰喘,遵《伤寒论》小青龙汤加减法,去麻黄加杏仁,热者更加生石膏,莫不随手而愈。然间有愈而复发,再服原方不效者,自拟得此汤(从龙汤。编者注)后,凡遇此等证,服小青龙汤一两剂即愈者,继服从龙汤一剂,必不再发。未痊愈者,服从龙汤一剂或两剂,必然痊愈。名曰从龙汤者,为其最宜用于小青龙汤后也。

或疑方中重用龙骨、牡蛎,收涩太过,以治外感之证,虽当发表之余,仍恐余邪未尽,被此收涩之药固闭于中,纵一时强制不喘,恐病根益深,异日更有意外之变。答曰:若是以品龙骨、牡蛎,浅之乎视龙骨、牡蛎者也,斯可征之以前哲之说。

[**方论**]　陈修园曰:痰水也,随火而上升。龙属阳而潜于海,能引逆上之火、泛滥之水,下归其宅。若与牡蛎同用,为治痰之神

品。今人只知其性涩以收脱，何其浅也。

[医案] 邑郑仁村，年五十许。感冒风寒，痰喘甚剧，服表散、清火、理痰之药皆不效，留连二十余日，渐近垂危。其甥刘振绪，愚外祖家近族表弟也。年十四，从愚读书，甚慧。与言医学，颇能记忆。闻其舅病革，往省之，既至，则衣冠竟属纩矣。振绪用葶苈生者布包四钱，大枣劈开五枚汤，加五味子二钱，煎汤灌之，豁然顿醒，继服从龙汤一剂痊愈。

盖此证乃顽痰郁塞肺之窍络，非葶苈大枣汤，不能泻之。且喘久则元气必虚，加五味子二钱，以收敛元气，并可借葶苈下行之力，以纳气归肾也。以十四岁童子，而能如此调方，岂非有神助欤？为其事特异，故附记于此。且以知拙拟从龙汤，固宜于小青龙汤后，而服过发表之药者，临时制宜，皆可酌而用之，不必尽在小青龙汤后也。（《医学衷中参西录·治伤寒方·从龙汤》）

（二）葛根黄芩黄连汤

[组成] 葛根半斤　甘草炙，二两　黄芩三两　黄连三两

后世用葛根黄芩黄连汤分量：葛根四钱、甘草炙一钱、黄芩一钱五分、黄连一钱五分。

[用法] 上四味，以水八升，先煮葛根，减二升，纳诸药，煮取二升，去渣，分温再服。

[功效] 辛凉解表，清热止痢。

[主治] 《伤寒论》曰：太阳病桂枝证，反下之，利遂不止，脉促者，表未解也，喘而汗出者，葛根黄芩黄连汤主之。

[加减] 不下利者，去黄连加知母三钱。无汗者，加薄荷叶、蝉蜕各钱半。

按：用此方为阳明温热发表之药，可为特识。然葛根发表之力甚微，若遇证之无汗者，拟加薄荷、蝉蜕，或更加连翘，方能得清凉解热之汗。试观葛根汤，治项背强几几，无汗恶风者，必佐以麻、桂可知也。

或问：薄荷、蝉蜕之类，既善解阳明经无汗之温热，何以《伤寒

论》方中皆不用？答曰：仲景用药多遵《本经》，薄荷《本经》不载，《别录》亦不载，当仲景时犹未列于药品可知。蚱蝉虽载于《本经》，然古人只知用蝉，不知用蜕，较之蝉蜕，以皮达皮之力，必远不如，故仲景亦不用。至连翘古惟知用根，即麻黄连轺赤小豆汤中之连轺，其发表之力，亦必不如连翘。故身发黄证，仲景用之以宣通内热，而非用之以发表也。

[配伍]　陆九芝曰：温热之与伤寒所异者，伤寒恶寒，温热不恶寒耳。恶寒为太阳主证，不恶寒为阳明主证，仲景于此，分之最严。恶寒而无汗用麻黄，恶寒而有汗用桂枝，不恶寒而有汗且恶热者用葛根。阳明之葛根，即太阳之桂枝也，所以达表也。葛根黄芩黄连汤中之芩、连，即桂枝汤中之芍药也，所以安里也。桂枝协麻黄，治恶寒之伤寒。葛根协芩、连，治不恶寒之温热。

其方为伤寒温热之分途，任后人审其病之为寒为热而分用之。尤重在芩、连之苦，不独可降、可泻，且合苦以坚之之义，坚毛窍可以止汗，坚肠胃可之止利。所以葛根黄芩黄连汤，又有下利不止之治。一方而表里兼清，此则药借病用，本不专为下利设也。乃后人视此方，若舍下利一证外，更无他用者何也。

唐容川曰：此节提出桂枝证，以别于上书麻黄证之太阳病也。上二节是伤寒，以见此一节是伤风。风在肌肉，阳明所司之界，本能翕翕发热，若误下之，则热邪内陷，为协热下利，与上节之必自利者不同。何以知其与上节寒利不同哉？盖寒脉不数，今以其脉数而歇至，名之为促，所以促者，因热内陷，而表未解，故邪欲出而不得出，是以促急也。热气逆于肺则喘，热气蒸于肌腠则汗出，此太阳阳明协热下利之证，故用葛根黄芩黄连汤治之。（《医学衷中参西录·治伤寒方·葛根黄芩黄连汤解》）

(三)加味桂枝代粥汤

[组成]　桂枝尖三钱　生杭芍三钱　甘草钱半　生姜三钱　大枣瓣开，三枚　生黄芪三钱　知母三钱　防风二钱

[用法]　煎汤一茶盅，温服，覆被令一时许，遍身絷絷微似有

汗者益佳。不可如水流漓,病必不除。

[**功效**]　解肌发表,固表止汗。

[**主治**]　治伤寒有汗。

[**配伍**]　陈古愚曰:桂枝辛温,阳也,芍药苦平,阴也。桂枝又得生姜之辛,同气相求,可恃之调周身之阳气。芍药而得大枣、甘草之甘苦化合,可恃之以滋周身之阴液。既取大补阴阳之品,养其汗源,为胜邪之本,又啜粥以助之,取水谷之津以为汗,汗后毫不受伤,所谓立身于不败之地,以图万全也。

按:此解甚超妙,而于啜粥之精义,犹欠发挥。如谓取水谷之津,以为汗,而人无伤损,他发汗药何以皆不啜粥?盖桂枝汤所主之证,乃外感兼虚之证,所虚者何,胸中大气是也。《内经》曰:谷始入于胃,其精微者,先出于胃之两焦,以溉五脏,而其大气之抟而不行者,积于胸中,命曰气海。由斯观之,大气虽本于先天,实赖后天水谷之气培养而成。桂枝汤证,既因大气虚损,致卫气漫散,邪得越卫而侵营,故于服药之后,即啜热粥,能补助胸中大气以胜邪,兼能宣通姜、桂以逐邪,此诚战则必胜之良方也。乃后世医者忽不加察,虽用其方,多不啜粥,致令服后无效,病转深陷,故王清任《医林改错》深诋桂枝汤无用,非无用也,不啜粥故也。是以愚用此方时,加黄芪升补大气,以代粥补益之力,防风宣通营卫,以代粥发表之力,服后啜粥固佳,即不啜粥,亦可奏效。而又恐黄芪温补之性,服后易至生热,故又加知母以预为之防也。

[**方论**]　桂枝汤为治伤风有汗之方。释者谓风伤营则有汗,又或谓营分虚损即与外邪相感召。斯说也,愚尝疑之。人之营卫,皆为周身之外廓。卫譬则郭也,营譬则城也,有卫以为营之外围,外感之邪,何能越卫而伤营乎?盖人之胸中大气,息息与卫气相关,大气充满于胸中,则饶有吸力,将卫气吸紧,以密护于周身,捍御外感,使不得着体,即或着体,亦止中于卫,而不中于营,此理固显然也。有时胸中大气虚损,不能吸摄卫气,卫气散漫,不能捍御外邪,则外邪之来,直可透卫而入营矣。

是知凡桂枝汤证,皆因大气虚损,其汗先有外越之机,而外邪之来,又乘卫气之虚,直透营分,扰其营中津液,外泄而为汗也。究之,风寒原不相离,即系伤风,其中原挟有寒气,若但中于卫则亦能闭汗矣。故所用桂枝汤中,不但以祛风为务,而兼有散寒之功也。

[注意事项]　禁生冷、黏滑、肉面、五辛、酒酪及臭恶等物。

[医案]　赵晴初曰:族侄柏堂,二十一岁时,酒后寐中受风,遍身肌肤麻痹,搔之不知疼痒,饮食如常。时淮阴吴鞠通适寓伊家,投以桂枝汤,桂枝五钱、白芍四钱、甘草三钱、生姜三片、大枣两枚,水三杯,煎二杯,先服一杯,得汗止后服,不汗再服。并嘱弗夜膳,临睡腹觉饥,服药一杯,须臾啜热稀粥一碗,覆被取汗。柏堂如其法,只一服,便由头面至足,遍身漐漐得微汗,汗到处,以手搔之,辄知疼痒,次日病若失。观此医案,知欲用桂枝汤原方发汗者,必须啜粥,若不啜粥,即能发汗,恐亦无此功效。(《医学衷中参西录·治伤寒方·加味桂枝代粥汤》)

(四)加味越婢加半夏汤

[组成]　麻黄二钱　石膏煅、捣,三钱　生山药五钱　寸麦冬带心,四钱　清半夏三钱　牛蒡子炒、捣,三钱　玄参三钱　甘草一钱五分　大枣劈开,三枚　生姜三片

[功效]　宣肺泄热,止咳平喘。

[主治]　治素患痨嗽,因外感袭肺,而痨嗽益甚,或兼喘逆,痰涎壅滞者。

[配伍]　《伤寒论》有桂枝二越婢一汤,治太阳病发热恶寒,热多寒少。《金匮》有越婢汤(麻黄、石膏、生姜、甘草、大枣。编者注),治受风水肿。有越婢加半夏汤,治外感袭肺,致肺中痰火壅滞,胀而作喘。今因其人素患痨嗽,外感之邪与肺中蕴蓄之痰,互相胶漆,壅滞肺窍,而痨嗽益甚。故用越婢加半夏汤,以祛外袭之邪。而复加山药、玄参、麦冬、牛蒡子,以治其痨嗽。此内伤外感兼治之方也。

或问:子尝谓石膏宜生用,不宜煅用。以石膏寒凉之中,原兼辛散。煅之则辛散之力变为收敛,服之转可增病。乃他方中,石膏皆用生者,而此独用煅者何也? 答曰:此方所主之病,外感甚轻,原无大热。方中用麻黄以祛肺邪,嫌其性热,故少加石膏佐之。且更取煅者,收敛之力,能将肺中痰涎凝结成块,易于吐出。此理从用煅石膏点豆腐者悟出,试之果甚效验。后遇此等证,无论痰涎如何壅盛,如何堵塞,投以此汤(加味越婢加半夏汤。编者注),须臾,药方行后,莫不将痰涎结成小块,连连吐出,此皆煅石膏与麻黄并用之效也。若以治寒温大热,则断不可煅。若更多用则更不可煅也(煅石膏用于此方,且只三钱,自无妨碍,然愚后来志愿,欲全国药房,皆不备煅石膏,后有用此方者,若改用生石膏四钱更佳)。

[医案] 一叟,年近七旬。素有痨嗽,初冬宿病发动,又兼受外感,痰涎壅滞胸间,几不能息。剧时昏不知人,身躯后挺。诊其脉,浮数无力。为制此汤(加味越婢加半夏汤。编者注),一剂气息通顺,将麻黄、石膏减半,又服数剂而愈。(《医学衷中参西录·治温病方·加味越婢加半夏汤》)

(五)馏水石膏饮

[组成] 生石膏轧细,二两　甘草三钱　麻黄二钱

[用法] 上药三味,用蒸汽水煎二三沸,取清汤一大碗,分六次温服下。前三次,一点钟服一次,后三次,一点半钟服一次。病愈则停服,不必尽剂。下焦觉凉者,亦宜停服。僻处若无汽水,可用甘澜水代之。

作甘澜水法:用大盆盛水,以杓扬之,扬久水面起有若干水泡,旁有人执杓逐取之,即甘澜水。

[功效] 辛凉解表,清热平喘。

[主治] 治胸中先有蕴热,又受外感,胸中烦闷异常,喘息迫促,其脉浮洪有力,按之未实,舌苔白而未黄者。

[加减] 若以治温病中似此证者,不宜用麻黄。宜用西药阿

司匹林一瓦,融化于汤中以代之。若僻处药房无阿司匹林,又可代以薄荷叶二钱。

[配伍] 取汽水轻浮之力,能引石膏上升,以解胸中之烦热。甘草甘缓之性,能逗留石膏不使下趋,以专其上行之力。又少佐以麻黄解散太阳之余邪,兼借以泻肺定喘,而胸中满闷可除也。

[医案] 奉天车站,经理矿务,钱慕韩,愚之同乡也。其妇人于仲冬得伤寒证,四五日间,喘不能卧,胸中烦闷异常,频频呼唤,欲自开其胸。诊其脉浮洪而长,重按未实,舌苔白厚。知其证虽入阳明,而太阳犹未罢也(胸中属太阳)。此时欲以小青龙汤治喘,则失于热。欲以白虎汤治其烦热,又遗却太阳之病,而喘不能愈。踌躇再三,为拟此方,取汽水轻浮之力,能引石膏上升,以解胸中之烦热。甘草甘缓之性,能逗留石膏不使下趋,以专其上行之力。又少佐以麻黄解散太阳之余邪,兼借以泻肺定喘,而胸中满闷可除也。汤成后,俾徐徐分六次服之。因病在上焦,若顿服,恐药力下趋,则药过病所,而病转不愈也。服至三次,胸间微汗,病顿见愈,服至尽剂,病愈十之八九。再诊其脉,关前犹似浮洪,喘息已平,而从前兼有咳嗽未愈。继用玄参一两,杏仁去皮二钱,蒌仁、牛蒡子各三钱,两剂痊愈。(《医学衷中参西录·治伤寒方·馏水石膏饮》)

(六)麻黄加知母汤

[组成] 麻黄四钱 桂枝尖二钱 甘草一钱 杏仁去皮、炒,二钱 知母三钱

[用法] 先煮麻黄五六沸,去上沫,纳诸药,煮取一茶盅,温服,覆被取微似汗,不须啜粥,余如桂枝法将息。

[功效] 发汗解表,止咳平喘。

[主治] 治伤寒无汗。

[配伍] 故方中用麻黄之性热中空者,直走太阳之经,外达皮毛,借汗解以祛外感之寒。桂枝之辛温微甘者,偕同甘草以温肌肉、实腠理,助麻黄托寒外出。杏仁之苦降者,入胸中以降逆定喘。原方止此四味,而愚为加知母者,诚以服此汤后,间有汗出不

解者,非因汗出未透,实因余热未清也。佐以知母于发表之中,兼寓清热之意,自无汗后不解之虞。此乃屡经试验,而确知其然,非敢于经方轻为加减也。

或问:喘为肺脏之病,太阳经于肺无涉,而其证多兼微喘者何也?答曰:胸中亦太阳部位,其中所积之大气,原与周身卫气息息相通。卫气既为寒气所束,则大气内郁,必膨胀而上逆冲肺,此喘之所由来也。又风寒袭于皮毛,必兼入手太阴肺经,挟痰涎凝郁肺窍,此又喘之所由来也。麻黄能兼入手太阴经,散其在经之风寒,更能直入肺中,以泻其郁满。所以能发太阳之汗者不仅麻黄,而仲景独取麻黄,为治足经之药,而手经亦兼顾无遗,此仲景制方之妙也。

凡利小便之药,其中空者,多兼能发汗,萹蓄、木通之类是也。发汗之药,其中空者,多兼能利小便,麻黄、柴胡之类是也。太阳经病,往往兼及于膀胱,以其为太阳之腑也。麻黄汤治太阳在经之邪,而在腑者亦兼能治之。盖在经之邪,由汗而解,而在腑之邪,亦可由小便而解。彼后世自作聪明,恒用他药以代麻黄汤者,于此义盖未之审也。

[**方论**] 麻黄汤原方,桂枝下有去皮二字,非去枝上之皮也。古人用桂枝,惟取梢尖嫩枝,折视之,内外如一,皮骨不分。若见有皮骨可分辨者,去之不用,故曰去皮。陈修园之侄鸣岐曾详论之。

《伤寒论》太阳篇中麻黄汤,原在桂枝汤后,而麻黄证多,桂枝证不过十中之一二;且病名伤寒,麻黄汤为治伤寒初得之主方,故先录之。

钱天来曰:汉之一两为今之二钱七分。一升为今之二合半。程扶生曰:以古今量度及秬黍考之,以一千二百黍之重,实于黄钟之龠,得古之半两,今之三钱也。合两龠为合,得古之一两,今之六钱也。十铢为千黍之重,今之二钱半也。一铢为百黍之重,今之二分半也。陆九芝曰:伤寒方一两,准今之七分六厘。一升,准今之六勺七抄。若麻黄汤麻黄三两,准今之二钱三分,其三之一,应得七分强。承气汤大黄四两,准今之三钱,折半应得一钱五分。按:程氏之说,古方分量过重;陆氏之说,古方分量又过轻;惟钱氏之说,其轻重似适宜。陈修园则谓,用古不必泥于古,凡《伤寒》、《金匮》古方中之一两,可折为今之三钱。

陆氏又谓:麻黄数分即可发汗,大黄一二钱即可降下燥结,此以治南方人犹可,若治北方人则不然,愚临证体验多年,麻黄必至二钱始能出汗,大黄必至三钱始能通结,然犹是富贵中,且不受劳碌之人。至其人劳碌不避寒暑,饮食不择精粗,身体强壮,或又当严寒之时,恒有用麻黄至七八钱始能汗者,若其大便燥结之甚,恒有用大黄至两余大便始能通者,究之用药以胜病为主,此中因时、因地、因证、因人,斟酌咸宜,自能愈病,安可有拘执之见,存于心中也哉。(《医学衷中参西录·治伤寒方·麻黄加知母汤》)

[注意事项]　禁生冷、黏滑、肉面、五辛、酒酪及臭恶等物。

(七)通变大柴胡汤

[组成]　柴胡三钱　薄荷三钱　知母四钱　大黄四钱

[功效]　辛凉解表,通腑泄热。

[主治]　治伤寒温病,表证未罢,大便已实者。

[加减]　此方若治伤寒,以防风易薄荷。

[配伍]　《伤寒论》大柴胡汤,治少阳经与阳明腑同病之方也。故方中用柴胡以解在经之邪,大黄以下阳明在腑之热,方中以此二药为主,其余诸药,可加可减,不过参赞以成功也。然其方宜于伤寒,而以治温病与表证不在少阳者,又必稍为通变,而后所投皆宜也。

或问:其表果系少阳证,固宜用柴胡矣。若非少阳证,既加薄荷、防风以散表邪,何须再用柴胡乎?答曰:凡表证未罢,遽用降药下之,恒出两种病证:一为表邪乘虚入里,《伤寒论》所载下后胸满心下痞硬,下后结胸者是也;一为表邪乘虚入里且下陷,《伤寒论》所谓下之利不止者是也。此方中用防风、薄荷以散之,所以防邪之内陷,用柴胡以升之,所以防邪之下陷也。

[医案] 一人,年二十余。伤寒六七日,头疼恶寒,心中发热,咳吐黏涎。至暮尤寒热交作,兼眩晕,心中之热亦甚。其脉浮弦,重按有力,大便五日未行。投以此汤,加生石膏六钱,芒硝四钱,下大便二次。上半身微见汗,诸病皆见轻。惟心中犹觉发热,脉象不若从前之浮弦,而重按仍有力。拟投以白虎加人参汤,恐当下后,易作滑泻,遂以生山药代粳米,连服两剂痊愈。(《医学衷中参西录·治温病方·通变大柴胡汤》)

(八)小柴胡汤

[组成] 柴胡八两　黄芩三两　人参三两　甘草三两　半夏洗,半升　生姜切,三两　大枣擘,十二枚

后世用小柴胡汤分量:柴胡八钱、黄芩三钱、人参三钱、甘草三钱、清半夏四钱、生姜切三钱、大枣擘四枚。

[用法] 上七味,以水一斗二升,煮取六升,去滓再煎,取三升,温服一升,日三服。

[功效] 和解表里,疏肝解郁。

[主治] 伤寒五六日,中风,往来寒热,胸胁苦满,默默不欲饮食,心烦喜呕,或胸中烦而不呕,或渴,或腹中痛,或胁下痞硬,或心下悸、小便不利,或不渴身有微热,或咳者,与小柴胡汤主之。

[加减] 若胸中烦而不呕,去半夏、人参,加栝蒌实一枚。若渴者,去半夏,加人参,合前成四两半,栝蒌根四两。若腹中痛,去黄芩,加芍药三两。若胁下痞硬,去大枣,加牡蛎四两。若心下悸,小便不利者,去黄芩,加茯苓四两。若不渴,外有微热者,去人参,加桂枝三两,温覆取微汗愈。若咳者,去人参、大枣、生姜,加五味子半升,干姜二两。

[配伍] 陈修园曰:少阳介于两阳之间,须兼顾三经,故药不宜轻。去滓再煎者,因其方为和解之剂,再煎则药性和合,能使经气相融,不复往来出入也。古圣不但用药之妙,其煎法俱有精义。

按:去滓再煎,此中犹有他义。盖柴胡有升提之力,兼有发表之力,去滓重煎,所以去其发表之力也。然恐煎久并升提之力亦

减,故重用至八两,而其三分之一,折为今之八钱也。

唐容川曰:柴胡之力,能透胸前之膈。而仲景用柴胡以治少阳,其义尤精。少阳者,水中之阳,发于三焦,以行腠理,寄居胆中,以化水谷。必三焦之膜网通畅,肝胆之木火清和,而水中之阳,乃能由内达外。柴胡茎中虚松有白瓤,通气,像人身三焦之膜网。膜网有纹理与肌肤筋骨相凑,故名腠理。少阳木火郁于腠理而不达者,则作寒热。惟柴胡能达之,以其松虚像腠理能达阳气,且味清苦,能清三焦之火与胆中之火。其兼治太阳阳明者,则是通三焦之路,以达其气,乃借治非正治也。又曰:柴胡须用一茎直上,色青叶四面生,如竹叶而细,开小黄花者,乃为真柴胡,是仲景所用者。至于软柴胡、红柴胡、银柴胡,皆不堪用。

[**方论**]　小柴胡汤本为少阳之方,而太阳、阳明、厥阴篇皆用之。诚以少阳介于太阳、阳明之间,又与厥阴脏腑相连,故三经中,亦皆有小柴胡证也。

太阳篇曰:太阳病,十日已去,脉浮细而嗜卧者,外已解也,设胸满胁痛者,与小柴胡汤。陈修园注曰:十日已去,为十一日,正值少阴重主气之期。此言太少阴阳之气表里相通,而太阳又得少阴之枢以为出入也。

又曰:伤寒五六日,中风,往来寒热,胸胁苦满,默默不欲饮食,心烦喜呕,或胸中烦而不呕,或渴,或腹中痛,或胁下痞硬,或心下悸、小便不利,或不渴身有微热,或咳者,与小柴胡汤主之。陈修园注曰:太阳之气不能从胸出入,逆于胸胁之间,内干动于脏气,当藉少阳之枢转而外出。伤寒五六日,经尽一周,气值厥阴,可藉其中见之少阳而枢转也。

小柴胡汤,虽兼主手、足少阳,而实注重足少阳。何以知之?因少阳提纲中明言不可发汗也。盖手少阳为水道所出,而小便与汗,皆与水道相通,是汗解为手少阳之出路。足少阳之大都会为胁下板油,此油外膜上紧连膈膜。凡小柴胡证,必胁满喜呕,是邪藏板油之中,欲借少阳上升之气缘膜透膈而出也。小柴胡汤,是因其病机而越之。少阳提纲既戒发汗矣,而一百零二节与一百四十九节、二百三十节,皆言汗解者,因误下后,胁下所聚之邪,兼散漫于三焦包络。仍投以小柴胡汤,以和解宣通之。而邪之散漫者,遂由手少阳,外达之经络,作汗而解。而其留于胁下者,亦与之同气相求,借径于手少阳而汗解。故于汗出上特加一"却"字,言非发其汗,而却由汗解。此是宣通其少阳,听其自汗,而非强发其汗也。其汗时,必发热蒸蒸而振者,有战而后汗之意也。盖少阳之病由汗解,原非正路,而其留于胁下之邪作汗解尤难。乃至服小柴胡汤后,本欲上透膈膜,因下后气虚,不能由上透出,而其散漫于手少阳者,且又以同类相召,遂于蓄极之时,而开旁通之路。此际几有正气不能胜邪之势,故汗之先,必发热而振动,此小柴胡方中,所以有人参之助也。是以愚用此方时,于气分壮实者,恒不用人参。而于误服降药后,及气虚者,则必用人参也。

少阳经所居之部位,介太阳、阳明之间,此指手少阳而言,三焦所属之腠理也。而其传经之次第,乃在阳明之后,此指足少阳而言,胆经所属之板油也。板油与包脾之膜油相近,故从此可传太阴。小柴胡证多兼咳,其咳者咳吐黏涎也。乃太阴湿气,经少阳之热炼铄而成。是以愚验此证,常以吐黏涎为的。而方中之参、草、大枣,亦所以补助脾经,断其传太阴之路也。

小柴胡证喜呕者,不必作呕吐者,但常常有欲呕之意,即为喜呕。是以愚治伤寒,遇有觉恶心而微寒热往来者,即投以小柴胡汤,一剂而愈。此《伤寒论》所谓:伤寒中风,有柴胡证,但见一证便是,不必悉见也。(《医学衷中参西录·治伤寒方·小柴胡汤解》)

(九)小青龙汤

[组成] 麻黄去节,三两　芍药三两　细辛三两　干姜三两　甘草三两　桂枝去皮,三两　五味子半升　半夏汤洗,半升

更定小青龙汤分量

麻黄二钱　　生杭芍三钱　　干姜一钱　　甘草钱半　　桂枝尖二钱　　清半夏二钱　　五味子钱半　　细辛一钱

此后世方书所载小青龙汤分量,而愚略微加减也。

[**用法**]　上八味,以水一斗,先煮麻黄减二升,去上沫,纳诸药,煮取三升,去滓,温服一升。

[**功效**]　辛温解表,蠲痰祛饮。

[**主治**]　《伤寒论》曰:伤寒表不解,心下有水气,干呕,发热而咳,或渴,或利,或噎,或小便不利、少腹满,或喘者,小青龙汤主之。

[**加减**]　若微利者,去麻黄,加荛花,如鸡子大,熬令赤色古以熬字作炒字用。若渴者,去半夏,加瓜蒌根三两。若噎者即呃逆,去麻黄,加附子一枚炮。若小便不利、少腹满,去麻黄,加茯苓四两。若喘者,去麻黄,加杏仁去皮尖半升。

按:荛花今人罕用,修园谓可以茯苓代之。

喘者,原去麻黄加杏仁,愚于喘证之甚实者,又恒加杏仁三钱,而仍用麻黄一钱,则其效更捷。若兼虚者,麻黄断不宜用。

《伤寒论》小青龙汤,无加石膏之例,而《金匮》有小青龙加石膏汤,治肺胀咳而上气,烦躁而喘,脉浮者,心下有水。是以愚治外感痰喘之挟热者,遵《金匮》之例,必酌加生石膏数钱,其热甚者,又或用至两余。

气逆迫促,喘且呻,或兼肩息者,宜小青龙汤,去麻黄加杏仁。热者,加生石膏。喘伏如前,而脉象无力,或兼数者,宜小青龙汤,去麻黄加杏仁,再加生石膏、人参。喘不甚剧,呼吸无声,其脉实,而至数不数者,宜小青龙汤,去麻黄加杏仁、生石膏。若脉更滑数者,宜再加知母。喘不至呻,亦不肩息,惟吸难呼易,苦上气,其脉虚而无力,或兼数者,宜拙拟清燥汤在后。喘不甚剧,脉洪滑而浮,舌苔白厚,胸中烦热者,宜用拙拟寒解汤在后汗之。喘而发热,脉象确有实热,至数兼数,重按无力者,宜拙拟白虎加人参以山药代粳米汤在第六卷,更以生地代知母,加茅根作引。喘而结胸者,宜用《伤寒论》中诸陷胸汤丸，或拙拟荡胸汤在第七卷，以开其结，其喘自愈。上所列喘证共七种，合之后馏水石膏饮所主之喘证，外感喘证之治法，亦略备矣。至于麻黄汤证，多有兼微喘者，此为业医者所共知，不必列于数条中也。

[配伍] 外感之证，皆忌用五味，而兼痰嗽者尤忌之，以其酸敛之力甚大，能将外感之邪锢闭肺中而终身成痨嗽也。惟与干姜并用，济之以至辛之味，则分毫无碍。按五行之理，辛可胜酸，《内经》有明文也。徐氏《本草百种录》中亦论之甚详。

肺具阖辟之力，其阖辟之力适均，且机关灵动活泼，则呼吸自顺。陈修园曰：干姜以司肺之辟，五味以司肺之阖，细辛以发动其阖辟活动之机，小青龙汤中，当以此三味为主，故他药皆可加减，此三味则缺一不可。按：五味能阖，干姜能辟，其理易明，至细辛能发动其阖辟之机，其理甚邃。盖细辛味辛，而细嚼之，有酸收之意，《本经》谓主咳逆上气，是此一药不但味辛能辟，而又能阖也，其所以能发动阖辟之机者，诚在于斯。

细辛有服不过钱之说，是言单服此一味也。若入汤剂，有他药渣相混，即用一钱，不过有半钱之力，若再少用，即不能成功矣。故用小青龙汤者，细辛必以一钱为度。

麻黄能泻肺气以定喘，桂枝能降肺气以定喘。外感痰喘，多有兼气虚者，故不敢用麻黄泻肺，而易以杏仁，助桂枝以降肺。由是观之，若其气分不虚，而证又甚实，不去麻黄亦可，或加杏仁，减麻黄之半亦可。况《金匮》小青龙加石膏汤，治肺胀作喘，原不去麻黄，亦不加杏仁。盖加石膏，即可以不去麻黄，为有麻黄，所以不用杏仁。若遇其气分甚虚者，虽加石膏，亦宜以杏仁代麻黄，而又加参也。

尝视《伤寒》之方，不但小青龙汤宜加石膏，而他方亦多有宜加凉药者，仲景为医中之圣，所著《伤寒论》一书，弘博渊深，开后人无限法门，原不可轻加拟议。特是天地之气运，数十年而一变。仲景先成《伤寒论》，小青龙汤一方，加法甚多，而独不加石膏,盖其时无可加石膏之证也。后著《金匮》,则小青龙汤加石膏矣,其时有其证可知。相隔应不甚远,气运即有变迁,况自汉季至今,一千六百余年,必执定古人之方,以治今人之病,不知少有变通,是亦不善用古方也。况《伤寒论》前原散佚,经王叔和编次而成,其中能保无舛讹乎?是以愚于《伤寒论》一书,其可信者,尊之如《本经》《内经》,间有不敢信者,不得不存为疑案,以待质高明也。

即如太阳一篇,第二十五节云:服桂枝汤大汗出,脉洪大者,与桂枝汤如前法。按:此证有过汗亡阴之象徐氏《洄溪医案》言过汗亡阴亡阳之分,论之甚详,其脉之洪大,乃阳偏盛也,桂枝之辛温犹可用乎?

按:此证麻黄汤主之,谓用麻黄汤于未衄之前,当发其汗时也。然服麻黄汤后,至于发烦目瞑,剧者且衄,则其先早有伏热可知。设用麻黄汤时,去桂枝勿使动其血分,再加知母以清其伏热,其人不发烦目瞑,血即可以不衄,纵衄时不亦轻乎!且今日寒温诸证,恒有因衄血过剧而偾事者,又不可执定衄后即解也。

[**方论**]　小青龙汤,为治外感痰喘之神方。其人或素有他证,于小青龙汤不宜,而至必须用小青龙汤之时,亦不可有所顾忌。徐灵胎曰:松江王孝贤夫人,素有血证,时发时止,发则微嗽。又因感冒变成痰喘,不能着枕,日夜俯几而坐,竟不能支持矣。是时有常州名医法丹书调治不效,延余至。余曰:此小青龙汤证也。法曰:我固知之,但体弱而素有血证,麻、桂诸方可用乎?余曰:急则治标,若更喘数日殆矣。且治其新病,愈后再治其本病可也。法曰:诚然,病家焉能知之,如用麻、桂而本病复发,则不咎病本无治,而恨用麻、桂误之矣。我乃行道之人,不能任其咎,君不以医名,我不与闻,君独任之可也。余曰:然服之有害,我自当之,但求先生不阻之耳。遂与服,饮毕而气平,终夕得安。然后以消痰、润肺、养阴、开胃之方,以次调之,体乃复旧。

按:有血证者,最忌桂枝,不甚忌麻黄。用此方时,宜稍为变通,去桂枝留麻黄,再加生石膏,服之亦可愈病,且妥善无他虞。

喻嘉言曰:桂枝、麻黄法无大小,而青龙汤有大小者,以桂枝、麻黄之变化多,而大青龙汤之变法不过于桂、麻二汤之内施其化裁。故又立小青龙汤一法,散邪之功兼乎涤饮,取义山泽,小龙养成头角,乘雷雨而翻江搅海,直奔龙门之义,用以代大青龙而擅江河行水之力,立法诚大备也。因经叔和编次漫无统纪,昌于分编之际,特以大青龙为纲,于中麻、桂诸法悉统于青龙项下,拟为龙背、龙腰、龙腹,然后以小青龙汤尾之,或飞或潜可弥可伏,用大用小曲畅无遗。居然仲景通天手眼,驭龙心法矣。昔有善画龙者,举笔凝思,而青天忽生风雨。吾不知仲景制方之时,其为龙乎,其为仲景乎,必有倏然雷雨满盈大青龙汤,倏然密云不雨桂枝二越婢一汤,倏然波浪奔腾小青龙汤,以应其生心之化裁者,神哉青龙等方,即拟为九天龙经可也。

又曰:盖无形之感挟有形之痰互为胶漆,其当胸窟宅,适在太阳经位,惟于麻、桂方中,倍加五味、半夏以涤饮而收阴,加干姜、细辛以散结而分解,合而用之,令药力适在痰饮缩结之处,攻击片时,则无形之感从肌肤出,有形之痰从水道出,顷刻分解无余,而膺胸空旷不复丛生小痤矣。若泥麻、桂甘温减去不用,则不成其为龙矣,将恃何物为翻波鼓浪之具乎。

大青龙汤,治伤寒无汗烦躁。是胸中先有内热,无所发泄,遂郁而作烦躁,故于解表药中,加石膏以清内热。然麻黄与石膏并用,间有不汗之时。若用此方,将知母加重数钱,其寒润之性,能入胸中化合而为汁,随麻、桂以达于外,而烦躁自除矣。

[医案]

1. 喘证

一人,年四十余,素有喘证,薄受外感即发。医者投以小青龙汤,一剂即愈,习以为常。

一日喘证复发,连服小青龙汤三剂不愈。其脉五至余,右寸浮大,重按即无。知其从前服小青龙即愈者,因其证原受外感;今服之而不愈者,因此次发喘原无外感也,盖其薄受外感即喘;肺与肾原有伤损,但知治其病标,不知治其病本,则其伤损必益甚,是以此次不受外感亦发喘也。为拟此汤(沃雪汤:生山药一两半、牛蒡子四钱、柿霜饼六钱。编者注)服两剂痊愈,又服数剂以善其后。(《医学衷中参西录·治阴虚劳热方·沃雪汤》)

门人高如璧,曾治一外感痰喘,其脉甚虚,如璧投以小青龙汤,去麻黄,加杏仁,又加野台参五钱、生石膏八钱,一剂而喘定。继用拙拟从龙汤在后,亦加参与石膏,病若失。

按:如此调方,以治外感之痰喘兼虚者,诚为稳善,较愚之用补药于小青龙汤后者,可谓青出于蓝矣。

愚用小青龙汤,凡遇脉虚者,必预购补药,以备不时之需。曾治一叟,年六十三,于仲冬得伤寒证,痰喘甚剧,其脉浮而弱,不任循按。问其平素,言有痨病,冬日恒发喘嗽。愚再三踌躇,勉强治以小青龙汤,去麻黄加杏仁、生石膏。为其脉弱,俾预购补药数种备用,服药喘稍愈。再诊其脉微弱益甚,愚遂用龙骨、牡蛎皆不用煅、野台参、生杭芍、山萸肉去净核为方,皆所素购也。煎汤甫成,此时病人呼吸俱微,自觉气息不续,急将药饮下,气息遂可接续。愚将旋里,嘱再服药数剂,以善其后。隔三日复来迎愚,言病又反复。愚至,见其喘促异常,其脉尺部无根,寸部有热。急用酸石榴一个,连皮捣烂,煮汤,调白砂糖多半两,服之喘愈大半。又用所服原方去萸肉,仍加酸石榴一个,与药同煎好,再兑生梨自然汁半茶盅,服之喘遂大愈。盖石榴与萸肉,同系酸敛之品,而一则性温,一则性凉,此时脉象有火,故以酸石榴易萸肉,而又加生梨汁之甘寒,所以服之能效也。

长子荫潮,曾治一外感痰喘,喘逆甚剧,脉甚虚数。诸医因喘剧脉虚数,皆辞不治。荫潮投以小青龙汤,去麻黄,加杏仁,又加人参、生石膏各一两,一剂病愈大半。继投以从龙汤,去半夏,加人参、生石膏,两剂痊愈。

愚用小青龙治外感痰喘,屡次皆效。然必加生石膏,或七、八钱,或至两余,若畏石膏不敢多用,即无效验。

堂姊丈褚樾浓,体丰气虚,素多痰饮,薄受外感,即大喘不止,医治无效,旬日喘始渐愈。偶与愚言及,若甚恐惧。愚曰:此甚易治,顾用方何如耳。《金匮》小青龙加石膏汤,为治外感痰喘之神方,辅以拙拟从龙汤,则其功愈显。若后再喘时,先服小青龙加石膏汤,若一剂喘定,继服从龙汤一剂,其喘必不反复。若一剂喘未定,小青龙加石膏汤可服至两三剂,若犹未痊愈,继服从龙汤一两剂,必能痊愈。若服小青龙加石膏汤,喘止旋反复,再服不效者,继服从龙汤一两剂必效。遂录两方赠之,樾浓甚欣喜,如获异珍,后用小青龙汤时,畏石膏不敢多加,虽效实无捷效。偶因外感较重喘剧,连服小青龙汤两剂,每剂加生石膏三钱,喘不止而转增烦躁,遂放胆加生石膏一两,一剂喘止,而烦躁亦愈。由斯观之,即脉与证皆无热象者,亦宜加生石膏数钱,以解麻、桂、姜、辛之热也。

2. 温病

曾治一室女得温病,七八日间衄血甚多,衄后身益热,且怔忡,脉甚虚数。投以大剂白虎加人参汤,生石膏重用三两,煎汤一大碗,分三次温饮下,热遂退。隔半日复衄血,病家惧甚,诊其脉甚平和,曰无须用药即愈矣,果须臾而愈。

此证若于初次衄后,不急用白虎加人参汤,清热兼补其虚,其身热脉数,心复怔忡之状况,犹堪再衄乎!

小青龙汤,治外感挟水气,凡证由于外感痰饮者,用之皆有捷效,以痰饮即水之所结也。

一媪,年六十余。得温病三四日,胸膈烦满,甚觉短气,其脉滑而有力。投以小青龙汤,加生石膏一两,胸次豁然,仍觉表里发热。继投以大剂白虎加人参汤,方中生石膏用三两,煎汤一大碗,分三次温饮下,尽剂而愈。

3. 血证

第五十四节云:伤寒不大便六七日,头痛有热者,与承气汤。

小便清者,知不在里,仍在表也,当须发汗,若头痛者必衄,宜以桂枝汤。

按:此谓用桂枝汤,于未衄之前,即可以不衄也。

徐灵胎曰:外感风热,药中误用桂枝,即可吐血衄血,此诚确当之论。

曾治一媪,年近六旬,感冒风寒,投以发表之剂,中有桂枝,一服而愈。后数月又得感冒证,兼有心中积热,自服原方,竟至吐血。由斯观之,此证既血热,有将衄之势,桂枝汤亦似难用,纵有表证宜解,拟用麻黄汤,去桂枝,加知母、芍药,方为稳妥。(《医学衷中参西录·治伤寒方·小青龙汤解》)

第二节　治温病方

(一)白虎加人参以山药代粳米汤

[组成]　生石膏捣细,三两　知母一两　人参六钱　生山药六钱　粉甘草三钱

[用法]　上五味,用水五盅,煎取清汁三盅,先温服一盅,病愈者,停后服。若未痊愈者,过两点钟,再服一盅。至其服法详细处,与仙露汤同。

[功效]　清热泻火,益气养阴。

[主治]　治寒温实热已入阳明之腑,燥渴嗜饮凉水,脉象细数者。

[加减]　寒温证表里皆虚,汗出淋漓,阳明胃腑仍有实热者,用此汤时,宜加龙骨、牡蛎。

[配伍]　寒温之证,最忌舌干,至舌苔薄而干,或干而且缩者,尤为险证。而究其原因,却非一致。有因真阴亏损者,有因气虚不上潮者,有因气虚更下陷者,皆可治以白虎加人参以山药代粳米汤。

盖人参之性,大能补气,元气旺而上升,自无下陷之虞,而与

石膏同用,又大能治外感中之真阴亏损。况又有山药、知母以濡润之乎! 若脉象虚数者,又宜多用人参,减石膏一两,再加玄参、生地滋阴之品。煎汁三四茶盅,徐徐温饮下,一次只饮一大口,防其寒凉下侵致大便滑泻。又欲其药力息息上达,助元气以生津液,饮完一剂,再煎一剂,使药力昼夜相继,数日舌润火退,其病自愈。

白虎汤加人参,又以山药代粳米,既能补助气分托邪外出,更能生津止渴,滋阴退热,洵为完善之方。间有真阴太虚,又必重用滋阴之药以辅翼之,始能成功者。

按:伤寒法,白虎汤用于汗吐下后,当加人参。究之脉虚者,即宜加之,不必在汗吐下后也。愚自临证以来,遇阳明热炽,而其人素有内伤,或元气素弱,其脉或虚数,或细微者,皆投以白虎加人参汤。实验既久,知以生山药代粳米,则其方愈稳妥,见效亦愈速。盖粳米不过调和胃气,而山药兼能固摄下焦元气。使元气素虚者,不至因服石膏、知母而作滑泻。且山药多含有蛋白之汁,最善滋阴,白虎汤得此,既祛实火又清虚热,内伤外感,须臾同愈。愚用此方救人多矣。略列数案于下,以资参考。

[方论] 寒温下后不解,医者至此,恒多束手。不知《伤寒论》原有治此证的方,即白虎加人参汤也。其一百六十八节云:伤寒病,若吐若下后,七八日不解,热结在里,表里俱热,时时恶风,大渴,舌上干燥而烦,欲饮水数升者,白虎加人参汤主之。愚生平治寒温,未有下后不解者,于仙露汤后曾详论之。然恒有经他医下后不解,更延愚为诊治者。其在下后多日,大便未行,脉象不虚弱者,即按《伤寒论》原方。若在甫下之后,或脉更兼虚弱即以山药代粳米,或更以生地代知母,莫不随手奏效。盖甫下之后,大便不实,骤用寒凉,易至滑泻。而山药收涩,地黄黏润,以之代粳米、知母,实有固下之力,而于脉之兼虚弱者,则尤宜也。况二药皆能滋真阴,下后不解,多系阴分素虚之人,阴分充足,自能胜外感之余热也。

寒温之证,过十余日大热已退,或转现出种种危象,有宜单治以人参,不必加人参于白虎汤中者。

王宇泰(指明代著名医学家王肯堂。编者注)曰:余每治伤寒温热等证,为庸医妄汗误下,已成坏证,危在旦夕者,以人参二两,童子小便煎之,水浸冰冷,饮之立效。

至产后之证,忌用寒凉。而果系产后温证,心中燥热,舌苔黄厚,脉象洪实,亦宜投以白虎加人参以山药代粳米汤,而更以玄参代知母则尤妥善。盖愚于产后温证之轻者,其热虽入阳明之腑,脉象不甚洪实,恒重用玄参一两或至二两,辄能应手奏效;若系剧者,必白虎加人参以山药代粳米汤,而更以玄参代知母方能有效。诚以石膏、玄参,《本经》皆明载其治产乳。故于产后温病之轻者,可单用玄参。至温病之剧者,不妨石膏、玄参并用也。然用石膏必须佐以人参,因其时当产后,其热虽实,而体则虚也。不用知母者,《本经》未载其治产乳,不敢师心自用,漫以凉药治产后也。

[注意事项]　若其为日既久,外感之火全消,而舌干神昏,或呼吸之间,常若气不舒,而时作太息者,此大气因服药下陷,病虽愈而不能自复也。宜单用人参两许煎汤服之,或少加柴胡亦可。若微有余热,可加玄参佐之。

[医案]

1. 温病

曾治一媪,年七十余,季冬得伤寒证,七八日间,延愚诊视。其脉洪长有力,表里俱热,烦渴异常,大便自病后未行。投以白虎加人参汤二剂,大便遂通,一日降下三次,病稍见愈,而脉仍洪长。细审病情,当有结粪未下,遂单用大黄三钱,煮数沸服之,下结粪四五枚,病遂见愈,仍非脉净身凉,又用拙拟白虎加人参以山药代粳米汤,服未尽剂而愈。然此乃百中之一二也。临证者,不可因此生平仅遇之证,遂执为成法,轻视白虎,而重视承气也。

按:石膏用于外感之阳证,虽不当其时,亦无大患。惟用于阴盛格阳,套寒假热证,则危不旋踵。然此等证,即误用他凉药,其害亦同。此非石膏之过，而医者审证不确之过也。今录古人治此等证验案数则于下，以备参观。庶不至误用寒凉之药，以治阴证也。（《医学衷中参西录·治伤寒温病同用方·仙露汤》）

岁在癸巳，应试都门，曾谒一部郎，其家有女仆，年三十余。得温病十余日，势至垂危，将异于外，问还有治否？因为诊视，其证昼夜泄泻，昏不知人，呼之不应，其脉数至七至，按之即无，而却无大热。遂用熟地二两，生山药、生杭芍各一两，甘草三钱，煎汤一大碗，趁热徐徐灌之，尽剂而愈。

一媪，年过七旬，于孟夏得温证，五六日间，身热燥渴，精神昏愦，舌似无苔，而舌皮数处作黑色，干而且缩。脉细数，按之无力。隔数日，其夫年与相等，亦受温病。四五日间，烦热燥渴。遣人于八十里外致冰一担，日夜食之，烦渴如故。复迎愚诊治。其脉洪滑而长，重按有力，舌苔白厚，中心微黄。知其年虽高而火甚实也。遂投以白虎加人参以山药代粳米汤。将方中石膏改用四两，连进两剂，而热渴俱愈。其家人疑而问曰：此证从前日食冰若干，热渴分毫不退，今方中用生石膏数两，连进两剂而热渴俱愈，是石膏之性凉于冰远矣。愚曰：非也。石膏原不甚凉，然尽量食冰不愈而重用生石膏即愈者，因石膏生用能使寒温之热有出路也。西人不善治寒温，故遇寒温实热证最喜用冰，然多有不愈者。至石膏生用，性能发汗，其热可由汗解。即使服后无汗，亦可宣通内蕴之热，由腠理毛孔息息达出，人自不觉耳。按：此证与前证，年岁同，受病之时亦同。而一则辅以熟地、枸杞之类，以滋真阴；一则重加生石膏，以清大热。此乃随病脉之虚实，活泼加减，所以投之辄效也。

一叟，年七旬。素有痨疾，薄受外感，即发喘逆。投以小青龙汤，去麻黄，加杏仁、生石膏辄愈。上元节后，因外感甚重，旧病复发，五六日间，热入阳明之腑。脉象弦长浮数，按之有力，而无洪滑之象此外感兼内伤之脉。投以寒解汤，加潞参三钱，一剂汗出而喘愈。再诊其脉，余热犹炽，继投以白虎加人参以山药代粳米汤

一大剂,分三次温饮下,尽剂而愈。(《医学衷中参西录·治温病方·寒解汤》)

按:熟地黄原非治寒温之药,而病至极危时,不妨用之,以救一时之急。故仲景治脉结代,有炙甘草汤,亦用干地黄(即今生地),结代亦险脉也。如无酸石榴时,可用龙骨煅捣、牡蛎煅捣各五钱代之。

又按:用熟地治寒温,恒为医家所訾。然遇其人真阴太亏,不能支持外感之热者,于治寒温药中,放胆加熟地以滋真阴,恒能挽回人命于顷刻。

曾治一室女,资禀素羸弱,得温病五六日,痰喘甚剧。治以《金匮》小青龙汤加石膏,一剂喘顿止。时届晚八点钟,一夜安稳。至寅时喘复作,不若从前之剧,而精神恍惚,心中怔忡。再诊其脉,如水上浮麻不分至数,按之即无,此将脱之候也。取药不暇,幸有预购山药两许,急煎服之,病少愈。此际已疏方取药,方系熟地四两、生山药一两、野台参五钱,而近处药房无野台参,并他参亦罄尽,再至他处,又恐误事,遂单煎熟地、山药饮之,病愈强半。一日之内,按其方连进三剂,病遂痊愈。

按:此证原当用拙拟来复汤(山茱萸二两、生龙骨一两、生牡蛎一两、生白芍六钱、野台参四钱、炙甘草二钱。编者注),其方重用山茱肉以收脱,而当时愚在少年,其方犹未拟出,亦不知重用萸肉,而自晨至暮,共服熟地十二两,竟能救此垂危之证,熟地之功用诚伟哉。又此证初次失处,在服小青龙汤后,未用补药。愚经此证后,凡遇当用小青龙汤而脉稍弱者,服后即以补药继之。或加人参于汤中,恐其性热,可将所加之石膏加重。

又按:张氏《八阵》、赵氏《医贯》、冯氏《锦囊》皆喜重用熟地,虽外感证亦喜用之。其立言诚有偏处。然当日必用之屡次见效,而后笔之于书。

一农家孺子,年十一。因麦秋农家忙甚,虽幼童亦作劳田间,力薄不堪重劳,遂得温病。手足扰动,不能安卧,谵语不休,所言者皆劳力之事,昼夜目不能瞑。脉象虽实,却非洪滑。拟投以此汤(白虎加人参以山药代粳米汤。编者注),又虑小儿少阳之体,外邪方炽,不宜遽用人参,遂用生石膏两半、蝉蜕一钱,煎服后,诸病如故。复来询方,且言其苦于服药,昨所服者,呕吐将半。愚曰:单用生石膏二两,煎取清汁,徐徐温饮之,即可不吐,乃如言服之,病仍不愈。再为诊视,脉微热退,谵语益甚,精神昏昏,不省人事。急用野台参两半、生石膏二两,煎汁一大碗,分数次温饮下。身热脉起,目遂得瞑,手足稍安,仍作谵语。又于原渣加生石膏、麦冬各一两,煎汁二盅,分两次温饮下,降大便一次,其色甚黑,病遂愈。

按:此证若早用人参,何至病势几至莫救。幸即能省悟,犹能竭力挽回,然亦危而后安矣。愚愿世之用白虎汤者,宜常存一加人参之想也。

2. 伤寒

一叟,年六旬余。素吸鸦片,羸弱多病,于孟冬感冒风寒,其脉微弱而浮。愚用生黄芪数钱,同表散之药治之,得汗而愈。间日,因有紧务事,冒寒出门,汗后重感,比前较剧。病卧旅邸,不能旋里。因延彼处医者诊治,时身热饮水,病在阳明之腑。医者因其脉微弱,转进温补,病益进。更延他医,以为上有浮热,下有实寒,用附子、吴茱萸,加黄连治之。服后,齿龈尽肿,且甚疼痛,时觉烦躁,频频饮水,不能解渴。不得已复来迎,愚至,诊其脉细而数,按之略实。遂投以此汤(白虎加人参以山药代粳米汤。编者注),加玄参六钱,以散其浮游之热。一剂牙疼即愈,烦躁与渴亦见轻。翌日用原方去玄参,将药煎成,调入生鸡子黄三枚,作三次温饮下,大便得通而愈。

治一老年伤寒,战而不汗,翌日届其时,犹有将汗之意。急与一大剂八味地黄汤以助其汗。服后,遂得大汗,阅数时周身皆凉,气息甚微,汗犹不止。精神昏昏,复与原汤一剂,汗止而精神亦复。夫用其药发汗,即用其药止汗,运用之妙,颇见慧心。

赵氏书中谓:六味地黄汤能退寒温之实热,致贻后世口实。然其言亦非尽不验。忆昔乙酉、丙戌数年间之寒温病,热入阳明腑后,凡于清解药中,能重用熟地以滋阴者,其病皆愈。此乃一时气运使然,不可笔之于书以为定法也。又冯氏所著本草,谓熟地能大补肾中元气,此亦确论。凡下焦虚损,大便滑泻,服他药不效者,单服熟地即可止泻。然须日用四五两,煎浓汤服之亦不作闷熟地少用则作闷,多用转不闷,少用则无效。又善治痨嗽气不归根。

一童子,年十三,于孟冬得伤寒证。七八日间,喘息鼻煽动,精神昏愦,时作谵语,所言者皆劳力之事。其脉微细而数,按之无力。欲视其舌,干缩不能外伸,启齿探视,舌皮有瘰点作黑色,似苔非苔,频饮凉水,毫无濡润之意。愚曰:此病必得之劳力之余,胸中大气下陷,故津液不能上潮,气陷不能托火外出,故脉道瘀塞,不然何以脉象若是,恣饮凉水而不滑泻乎?病家曰:先生之言诚然,从前延医服药,分毫无效,不知尚可救否?曰:此病按寻常法治,一日只服药一剂,即对证亦不能见效。听吾用药勿阻,定可挽回。遂治以白虎加人参以山药代粳米汤,煎汁一大碗,徐徐温饮下,一昼夜间连进二剂,其病遂愈。

按:脉虚数而舌干者,大便虽多日不行,断无可下之理,即舌苔黄而且黑亦不可下。惟按上所载治法,使其大便徐徐自通,方为稳善。若大便通后,而火犹炽,舌仍干者,可用潞参一两,玄参二两煮汁,徐徐饮之,以舌润火退为度。若或因服药失宜,大便通后,遂滑泻,其虚火上逆,舌仍干者,可用拙拟滋阴固下汤(生山药两半、怀熟地两半、野台参八钱、滑石五钱、生杭芍五钱、甘草二钱、酸石榴连皮捣烂一个。主治前证服药后,外感之火已消,而渴与泻仍未痊愈,或因服开破之药伤其气分,致滑泻不止;其人或兼喘逆,或兼咳嗽,或自汗,或心中怔忡者,皆宜急服此汤。编者注)去滑石,加沙参数钱。

3. 喘证

曾治一媪,劳喘甚剧,十年未尝卧寝。俾每日用熟地煎汤,当茶饮之,数日即安卧。其家反惧甚,以为如此改常恐非吉兆,而不知其病之愈也。由是观之,熟地能补肾中元气可知。至陈修园则一概抹倒,直视熟地为不可用,岂能知熟地哉。寒温传里之后,其人下焦虚惫太甚者,外邪恒直趋下焦作泄泻,亦非重用熟地不能愈。

一人,年二十,资禀素弱。偶觉气分不舒,医者用三棱、延胡等药破之。自觉短气,遂停药不敢服。隔两日,忽发喘逆,筋惕肉动,精神恍惚。脉数至六至,浮分摇摇,按之若无。肌肤甚热,上半身时出热汗,自言心为热迫,甚觉怔忡。其舌上微有白苔,中心似黄。统观此病情状,虽陡发于一日,其受外感,已非一日。盖其气分不舒时,即受外感之时,特其初不自觉耳。为其怔忡太甚,不暇取药,急用生鸡子黄四枚,温开水调和,再将其碗置开水盆中,候温服之,喘遂止,怔忡亦见愈。继投以此汤(白虎加人参以山药代粳米汤。编者注),煎汁一大碗,仍调入生鸡子黄三枚,徐徐温饮下。自晚十点钟至早七点钟,尽剂而病若失。因其从前服药伤气,俾用玄参一两、潞参五钱,连服数剂以善其后。

4. 便秘

一人,年二十余,素劳力太过,即觉气分下陷。一岁之间,为治愈三次。至秋杪感冒时气,胸中烦热满闷,燥渴引饮,滑泻不止,微兼喘促。舌上无苔,其色鲜红,兼有砂粒。延医调治,投以半补半破之剂。意欲止其滑泻兼治其满闷也。服药二剂,滑泻不止。后愚为诊视,其脉似有实热,重按无力。遂先用拙拟加味天水散(在第三卷,生山药一两、滑石六钱、甘草三钱。编者注)止其滑泻。方中生山药用两半、滑石用一两,一剂泻止。继服滋阴清火之剂,数剂喘促亦愈,火亦见退。唯舌干连喉几不能言,频频饮水,不少濡润,胸中仍觉满闷。愚恍悟曰:此乃外感时气,挟旧病复发,故其脉象虽热,按之不实。其舌干如斯者,津液因气分下陷而不上潮也。其胸中满闷者,气分下陷,胸中必觉短气,其人不善言病情,故漫言满闷也。此时大便不行已五日。遂投以白虎加人参以山药代粳米汤,一剂病愈十之七八,而舌之干亦减半。又服一剂,大便得通,病觉痊愈。舌上仍无津液,又用潞参一两、玄参两半,日服一剂,三日后舌上津液滋润矣。

5. 泄泻

一童子,年十四五。伤寒已过旬日,大便滑泻不止,心中怔忡异常,似有不能支持之状。脉至七至,按之不实。医者辞不治。投以熟地、生山药、生杭芍各一两,滑石八钱,甘草五钱。煎汤一大碗,徐徐温饮下,亦尽剂而愈。

6. 血证/便血

结代之脉虽并论,究之结脉轻于代脉,故结脉间有宜开通者。

曾治一叟,年六十余,大便下血。医治三十余日,病益进。日下血十余次,且多血块,精神昏聩。延为诊视,脉洪实异常,至数不数,惟右部有止时,其止无定数,乃结脉也。其舌苔纯黑,知系温病大实之证。从前医者,但知治其便血,不知治其温病可异也。投以白虎加人参以山药代粳米汤(生石膏三两、知母一两、人参六钱、生山药六钱、粉甘草三钱。主治寒温实热已入阳明之腑,燥渴嗜饮凉水,脉象细数者。编者注),将石膏改用四两,煎汤三盅,分三次温饮下。每次送服旱三七细末一钱。如此日服一剂,两日血止,大便仍滑泻,脉象之洪实减半,而其结益甚,且腹中觉胀。询其病因,知得诸恼怒之后。遂改用莱菔子六钱,而佐以白芍、滑石、花粉、茅根、甘草诸药,一剂胀消,脉之至数调匀,仍稍有洪实之象,滑泻亦减。再投以加味天水散(生山药一两、滑石六钱、甘草三钱。编者注)作汤服之,病遂痊愈。

7. 虚损

愚曾治一温证,已过两旬,周身皆凉,气息奄奄。确知其因误治,胸中大气下陷。遂用人参一两,柴胡二钱,作汤灌之,两剂痊愈。此证详案,在拙拟升陷汤(生黄芪六钱、知母三钱、柴胡一钱五分、桔梗一钱五分、升麻一钱;主治胸中大气下陷,气短不足以息。或努力呼吸,有似乎喘。或气息将停,危在顷刻。编者注)下可参观。(张锡纯《医学衷中参西录·治伤寒温病同用方·白虎加人参以山药代粳米汤》)

8. 产后温病

友人吴瑞五,深通医学,尤笃信《衷中参西录》诸方,用之辄能奏效。其侄文博亦知医,有戚家延之治产后病。临行瑞五嘱之曰:果系产后温热,阳明胃腑大实,非用《衷中参西录》中白虎加人参以山药代粳米汤,更以玄参代知母不可。及至诊之,果系产后温证,病脉皆甚实。文博遵所嘱,开方取药。而药坊皆不肯与,谓产后断无用生石膏之理。病家因此生疑,文博辞归。病家又延医治数日,病势垂危,复求为诊治。携药而往,如法服之,一剂而愈。

(二)荡胸汤

[组成]　蒌仁新炒者、捣,二两　生赭石研细,二两　苏子炒、捣,六钱　芒硝冲服,四钱

[用法]　用水四盅,煎取清汁两盅,先温服一盅。结开,大便通行,停后服。若其胸中结犹未开,过两点钟,再温服一盅。若胸中之结已开,而大便犹未通下,且不觉转矢气者,仍可温服半盅。

[功效]　宽胸理气,降逆化痰。

[主治]　治寒温结胸,其证胸膈痰饮,与外感之邪互相凝结,上塞咽喉,下滞胃口,呼吸不利,满闷短气,饮水不能下行,或转吐出。兼治疫证结胸。

[配伍]　愚不得已,将治结胸诸成方变通汇萃之。于大陷胸汤中取用芒硝,于小陷胸汤中取用蒌实。又于治心下痞硬之旋覆代赭石汤中取用赭石,而复加苏子以为下行之向导,可以代大陷胸汤、丸。少服之,亦可代小陷胸汤。非欲与《伤寒论》诸方争胜也,亦略以便流俗之用云尔。

[方论]　伤寒下早成结胸,至温病未经下者,亦可成结胸。

至疫病自口鼻传入,遇素有痰饮者,其疹疠之气,与上焦痰饮互相胶漆,亦成结胸;《伤寒论》陷胸汤、丸三方,皆可随证之轻重高下借用。特是大陷胸汤、丸中皆有甘遂,世俗医者,恒望而生畏。至小陷胸汤,性虽平和,又有吴又可瘟疫忌用黄连之说存于胸中,遂亦不肯轻用。及遇此等证,而漫用开痰、破气、利湿之品,若橘红、莱菔、苍术、白芥、茯苓、厚朴诸药,汇集成方。以为较陷胸诸汤、丸稳,而且病家服之,以为药性和平,坦然无疑。不知破其气而气愈下陷,利其湿而痰愈稠黏。如此用药,真令人长太息者也。

[医案]

1. 温病

奉天鼓楼南,连奉澡堂曲玉轩得温病。恶心呕吐,五日不能饮食,来院求为诊治。其脉浮弦,数近六至,重按无力,口苦心热,舌苔微黄。因思其脉象浮弦者,少阳、阳明二经之气化挟温热之气上逆也。按之无力者,吐久不能饮食,缺乏水谷之气也。至数近六至者,热而兼虚,故呈此数象也。因思石膏之性能清热镇逆,且无臭味,但以之煮水饮之,或可不吐。遂用生石膏细末两半,煎汤两茶杯,分两次温饮下。初次饮未吐,至二次仍吐出。病人甚觉惶恐,加以久不饮食,几难支持。愚曰:勿恐。再用药末数钱,必然能止呕吐。遂单用生赭石细末四钱,俾以开水送下。须臾觉恶心立止,胸次通畅,饥而思食。遂食薄粥一瓯,觉下行顺利,从此不复呕吐,而心中犹觉发热,舌根肿胀,言语不利。遂用生石膏一两,丹参、乳香、没药、连翘各三钱,两剂而愈。

一媪,年六十余。当孟夏晨饭之际,忽闻乡邻有斗者,出视之。见强者凌弱太甚,心甚不平;又兼饭后有汗受风,遂得温证。表里俱热,胃口堵塞,腹中疼痛,饮水须臾仍吐出。七八日间,大便不通。其脉细数,按之略实。自言心中燥渴,饮水又不能受,从前服药止吐,其药亦皆吐出。若果能令饮水不吐,病犹可望愈。愚曰:易耳。为开此汤(荡胸汤。编者注),加生石膏二两、野台参五钱,煎汤一大碗,分三次温饮下。晚间服药,翌晨大便得通而

愈。当大便未通时,曾俾用山萸肉去净核二两煎汤,以备下后心中
怔忡及虚脱。及大便通后,微觉怔忡,服之即安。

2. 伤寒

一室女,于中秋节后,感冒风寒。三四日间,胸膈满闷,不受
饮食,饮水一口亦吐出,剧时,恒以手自挠其胸。其脉象滑实,右
部尤甚。本拟用荡胸汤,恐其闻药味呕吐荡胸汤中不用大黄者,为其
气浓味苦。呕吐者,不待药力施行即吐出。然仍不如单用赭石更稳妥,遂
单用赭石两半,煎汤饮下,顿饭顷,仍吐出。盖其胃口皆为痰涎壅
滞,仅用赭石两半,药不胜病,下行不通,复转而吐出也。又用赭
石四两,煎汤一大碗,分三次,陆续温饮下。胸次虽通,饮水不吐,
翌日脉变洪长,其舌苔从前微黄,忽改黑色。遂重用白虎汤,连进
两剂,共用生石膏半斤,大便得通而愈。

3. 产后呕吐

奉天大东关安靴铺,安显之夫人,年四十许。临产双生,异常
劳顿。恶心呕吐,数日不能饮食,精神昏聩,形势垂危。群医辞不
治,延为诊视。其脉洪实,面有火色,舌苔厚而微黄。愚曰:此产
后温也。其呕吐若是者,乃阳明热实,胃腑之气上逆也。投以生
赭石、玄参《本经》谓玄参主产乳各一两,一剂而呕吐止,可进饮食。
继仍用玄参同白芍、连翘以清其余热,遂痊愈。(《医学衷中参西
录·治伤寒温病同用方·荡胸汤》)

(三)寒解汤

[组成] 生石膏捣细,一两 知母八钱 连翘一钱五分 蝉蜕
去足土,一钱五分

[功效] 清热泻火,发越热邪。

[主治] 治周身壮热,心中热而且渴,舌上苔白欲黄,其脉洪
滑。或头犹觉疼,周身犹有拘束之意者。

[配伍] 或问:此汤为发表之剂,而重用石膏、知母,微用连
翘、蝉蜕,何以能得汗?答曰:用此方者,特恐其诊脉不真,审证不
确耳。果如方下所注脉证,服之覆杯可汗,勿庸虑此方之不效也。

盖脉洪滑而渴,阳明腑热已实,原是白虎汤证。特因头或微疼,外表犹似拘束,是犹有一分太阳流连未去。故方中重用石膏、知母以清胃腑之热;而复少用连翘、蝉蜕之善达表者,引胃中化而欲散之热,仍还太阳作汗而解。斯乃调剂阴阳,听其自汗,非强发其汗也。况石膏性凉《本经》谓其微寒即凉也味微辛,有实热者,单服之即能汗乎。(《医学衷中参西录·治温病方·寒解汤》)

[医案]

1. 温病

门人高如璧曾治一媪,年近七旬。于春初得伤寒证,三四日间,烦热异常。又兼白痢,昼夜滞下无度。其脉洪滑兼浮。如璧投以寒解汤,加生杭芍三钱,一剂微汗而热解,痢亦遂愈。按:用凉药发汗,自古有之。

一妇人,年二十余,得温病。咽喉作疼,舌强直,几不能言,心中热而且渴,频频饮水,脉竟沉细异常,肌肤亦不发热。遂舍脉从证,投以拙拟寒解汤,得微汗,病稍见愈。明晨又复如故,舌之强直更甚。知药原对证,而力微不能胜病也。遂仍投以寒解汤,将石膏加倍,煎汤两盅,分两次温饮下,又得微汗,病遂愈。

按:伤寒脉若沉细,多系阴证。温病脉若沉细,则多系阳证。盖温病多受于冬,至春而发,其病机自内向外。有时病机郁而不能外达,其脉或即现沉细之象,误认为凉,必至误事。又此证寒解汤既对证见愈矣,而明晨舌之强直更甚,乃将方中生石膏倍作二两,分两次前后服下,其病即愈。由是观之,凡治寒温之热者,皆宜煎一大剂,分数次服下,效古人一剂三服之法也。

一人,年三十许。得温证,延医治不效,迁延十余日。愚诊视之,脉虽洪而有力,仍兼浮象。问其头疼乎?曰:然。渴欲饮凉水乎?曰有时亦饮凉水,然不至燥渴耳。知其为日虽多,而阳明之热,犹未甚实,太阳之表,犹未尽罢也。投以寒解汤,须臾汗出而愈。

一人,年三十余。于冬令感冒风寒,周身恶寒无汗,胸间烦躁。原是大青龙汤证,医者投以麻黄汤,服后汗无分毫,而烦躁益甚,几至疯狂。诊其脉,洪滑异常,两寸皆浮,而右寸尤甚。投以寒解汤,覆杯之顷,汗出如洗而愈。审是则寒解汤不但宜于温病,伤寒现此脉者,投之亦必效也。

《唐志》曰:袁州天庆观,主首道士王自正伤寒旬余,四肢乍冷乍热,头重气塞,唇寒面青,累日不能食,势已甚殆。医者诊之曰:脉极细虚,是为阴证,必须桂枝汤乃可。及医者去后,方将煎桂枝汤;若有语之者曰:何不服竹叶石膏汤。四顾无人,惟小童在侧。自正惑焉,急邀医者还,告之曰:或教我服竹叶石膏汤何如?医者曰:竹叶石膏汤与桂枝汤,寒燠如冰炭。君之疾状已危,不可再为药误。方酬答间,复闻人语如前。自正心悚然。医者去后,即买竹叶石膏汤煎之,又闻所告如初。于是断然曰:神明三次告我,是赐我再生之路也,汤成即服其半。先时身体重千斤,倏而轻清,唇亦渐暖,咽膈通畅。遂悉服之,少顷汗出如洗,径就睡,平旦脱然。自正为人素谨饬,常茹素,与人齐醮尽诚,故为神明所佑如此。

按:此虽阳证,状与阴证无异。然当时若问其小便,必黄热短涩,且必畏见沸汤,是其明证也。医者不知辨此,竟欲以桂枝汤强发其汗,危哉。幸邀神佑,得服竹叶石膏汤,大汗而愈。此即拙拟寒解汤,所谓调其阴阳,听其自汗也。

吴又可曰:里证下后,脉浮而微数,身微热,神思或不爽。此邪热浮于肌表,里无壅滞也。虽无汗,宜白虎汤,邪可从汗而解。若下后,脉空虚而数,按之豁然如无者,宜白虎加人参汤,覆杯则汗解。

按:白虎汤与白虎加人参汤,皆非解表之药。而用之得当,虽在下后,犹可须臾得汗,况在未下之前乎!不但此也,即承气汤,亦可为汗解之药,亦视乎用之何如耳。

洪吉人曰:余尝治热病八九日,用柴葛解之、芩连清之、硝黄下之,俱不得汗。昏愦扰乱,撮空摸床,危在顷刻。以大剂地黄汤必系减去桂、附者,重加人参、麦冬进之。不一时,通身大汗淋漓,恶证悉退,神思顿清。

按:此条与愚用补阴之药发汗相似,所异者,又加人参以助其气分也。上所论者皆发汗之理,果能汇通参观,发汗之理,无余蕴矣。

2. 喘证

一人,年四十余。为风寒所束不得汗,胸中烦热,又兼喘促。医者治以苏子降气汤,兼散风清火之品,数剂病益进。诊其脉,洪滑而浮,投以寒解汤,须臾上半身即出汗。又须臾,觉药力下行,至下焦及腿亦皆出汗,病若失。

3. 神昏

曾治一少年,孟夏长途劳役,得温病,医治半月不效。后愚诊视,其两目清白,竟无所见。两手循衣摸床,乱动不休。谵语不省人事。其大便从前滑泻,此时虽不滑泻,每日仍溏便一两次。脉浮数,右寸之浮尤甚,两尺按之即无。因此证目清白无见者,肾阴将竭也。手循衣摸床者,肝风已动也。病势之危,已至极点。幸喜脉浮,为病还太阳。右寸浮尤甚,为将汗之势。其所以将汗而不汗者,人身之有汗,如天地之有雨。天地阴阳和而后雨,人身亦阴阳和而后汗。此证尺脉甚弱,阳升而阴不能应,汗何由作。当用大润之剂,峻补真阴,济阴以应其阳,必能自汗。遂用熟地、玄参、阿胶、枸杞之类,约重六七两,煎汤一大碗,徐徐温饮下,一日连进二剂,即日大汗而愈。审是,则发汗原无定法,当视其阴阳所虚之处,而调补之,或因其病机而利道之,皆能出汗,非必发汗之药始能汗也。

按:寒温之证,原忌用黏腻滋阴、甘寒清火,以其能留邪也。而用以为发汗之助,则转能逐邪外出,是药在人用耳。

一妊妇,伤寒两三日。脉洪滑异常,精神昏愦,间作谵语,舌苔白而甚厚。为开寒解汤方,有一医者在座,问方中之义何居?愚曰:欲汗解耳。曰此方能汗解乎?愚曰:此方遇此证,服

之自能出汗。若泛作汗解之药服之,不能汗也。饮下须臾,汗出而愈,医者讶为奇异。(《医学衷中参西录·治温病方·寒解汤》)

(四)和解汤

[组成] 连翘五钱 蝉蜕去足土,二钱 生石膏捣细,六钱 生杭芍五钱 甘草一钱

[功效] 清热养阴,疏散风邪。

[主治] 治温病表里俱热,时有汗出,舌苔白,脉浮滑者。

[加减] 若脉浮滑,而兼有洪象者,生石膏当用一两。(《医学衷中参西录·治温病方·和解汤》)

(五)凉解汤

[组成] 薄荷叶三钱 蝉蜕去足土,二钱 生石膏捣细,一两 甘草一钱五分

[功效] 辛寒解表,疏风清热。

[主治] 治温病,表里俱觉发热,脉洪而兼浮者。

[方论] 春温之证,多有一发而表里俱热者。至暑温尤甚,已详论之于前矣。而风温证,两三日间,亦多见有此脉证者。此汤皆能治之,得汗即愈。西人治外感,习用阿司匹林法。用阿司匹林一瓦,和乳糖可代以白蔗糖服之,得汗即愈。愚屡次试之,其发汗之力甚猛,外感可汗解者,用之发汗可愈。若此凉解汤,与前清解汤,皆可以此药代之,以其凉而能散也。若后之寒解汤,即不可以此药代之,盖其发汗之力有余,而清热之力仍有不足也。(《医学衷中参西录·治温病方·凉解汤》)

(六)青盂汤

[组成] 荷叶用周遭边浮水者良、鲜者尤佳,一个 生石膏捣细,一两 真羚羊角另煎兑服,二钱 知母六钱 蝉蜕去足土,三钱 僵蚕二钱 金线重楼切片,二钱 粉甘草钱半

[功效] 清热解毒,凉血透斑。

[主治] 治瘟疫表里俱热,头面肿疼,其肿或连项及胸,亦治

阳毒发斑疹。

[配伍]　荷生水中,藕茎皆中空,亦萑苇类也。其叶边平兜,茎在中央,更有震卦仰盂之象,故能禀初阳上升之气,为诸药之舟楫,能载清火解毒之药上至头面,且其气清郁,更能解毒逐秽,施于疫毒诸证尤宜也。至于叶宜取其浮水者,以水为二分氢气,一分氧气,化合而成。浮水者,贴水而生,得水面氢气最多,故善发表。如浮萍之生于水面,而善发汗也。

金线重楼,一名蚤休,一名紫河车草,味甘而淡,其解毒之功,可仿甘草。然甘草性温,此药性凉,以解一切热毒,尤胜于甘草,故名蚤休。言若中一切蛊毒,或蝎蜇蛇咬,或疮疡用之而皆可早早止住。

羚羊角与犀角,皆性凉而解毒。然犀禀水土之精气而生,为其禀土之精,故能入胃,以消胃腑之实热。为其禀水之精,故又能以水胜火兼入心中,以消心脏本体之热力。而疫邪之未深入者,转因服犀角后,心气虚冷,不能捍御外邪,致疫邪之恣横,竟犯君主之宫,此至紧要之关系,医者不可不知。羚羊角善清肝胆之火,兼清胃腑之热。其角中天生木胎,性本条达,清凉之中,大具发表之力。与石膏之辛凉,荷叶、连翘之清轻升浮者并用,大能透发温疫斑疹之毒火郁热,而头面肿处之毒火郁热,亦莫不透发消除也。

僵蚕乃蚕将蜕皮时,因受风不能蜕下,而僵之蚕。因其病风而僵,故能为表散药之向导,而兼具表散之力。是以痘疹不出者,僵蚕最能表出之。不但此也,僵蚕僵而不腐,凡人有肿疼之处,恐其变为腐烂,僵蚕又能治之,此气化相感之妙也。

病疫相传染者,以其气自口鼻而入也。其初弥漫于上焦,或烦热头疼,外薄于营卫,或身热无汗,与温病初得者相似。然温病初得,用辛凉解肌即可愈,若疫病,则必须兼用解毒之药。至其传经已深,所现之证有与寒温相似者,皆可用治寒温之药治之,然始终宜佐以解毒之药。究之其变证多端,万言难罄。

[医案]

1. 温病

一妇人,年四十许,得大头瘟证。头面肿大疼痛,两目肿不能开,上焦烦热,心中怔忡。彼家误为疮毒,竟延疡医治疗。医者自出药末,敷头面,疼稍愈。求其出方治烦热怔忡。彼言专习外科,不管心中之病。时愚应他家延请,适至其村,求为诊治。其脉洪滑有力,关前益甚,投以青盂汤,将方中石膏改用二两,煎汁两茶盅,分二次温饮下,尽剂而愈。

一人,年三十余,初则感冒发颐,数日额下颈项皆肿,延至膺胸,复渐肿而下。其牙关紧闭,惟自齿缝可进稀汤,而咽喉肿疼,又艰于下咽。延医调治,服清火解毒之药数剂,肿热转增。时当中秋节后,淋雨不止,因病势危急,冒雨驱车三十里迎愚诊治。见其颌下连颈,壅肿异常,状类时毒疡家有时毒症,抚之硬而且热,色甚红,纯是一团火毒之气,下肿已至心口,自牙缝中进水半口,必以手掩口,十分努力方能下咽。且痰涎壅滞胸中,上至咽喉,并无容水之处,进水少许,必换出痰涎一口。且觉有气自下上冲,时作呃逆,连连不止,诊其脉洪滑而长,重按有力,兼有数象。愚曰:此病俗所称虾蟆瘟也。毒热炽盛,盘踞阳明之腑,若火之燎原,必重用生石膏清之,乃可缓其毒热之势。从前医者在座,谓曾用生石膏一两,毫无功效。愚曰:石膏乃微寒之药,《本经》原有明文,如此热毒,仅用两许,何能见效?遂用生石膏四两,金线重楼此药须色黄味甘无辣味者方可用,无此则不用亦可、清半夏各三钱,连翘、蝉蜕各一钱为咽喉肿甚,表散之药,不敢多用。煎服后,觉药停胸间不下,其热与肿似有益增之势。知其证兼结胸,火热无下行之路,故益上冲也。幸药坊即在本村,复急取生石膏四两,生赭石三两,又煎汤徐徐温饮下,仍觉停于胸间。又急取生赭石三两,蒌仁二两,芒硝八钱,又煎汤饮下,胸间仍不开通。此时咽喉益肿,再饮水亦不能下,病家惶恐无措。愚晓之曰:我所以亟亟连次用药者,正为此病肿势浸增,恐稍迟缓则药不能进。今其胸中既贮如许多药,断无不下行之理。药下行则结开便通,毒火随之下降,而上焦之肿热必消矣。时当晚十句钟,至夜半药力下行,黎明下燥粪数枚,上焦肿热觉轻,水浆可进。晨饭时牙关亦微开,服茶汤一碗。午后肿热又渐增,抚其胸热犹烙手,脉仍洪实。意其燥结必未尽下,遂投以大黄六钱,芒硝五钱,又下燥粪兼有溏粪,病遂大愈。而肿处之硬者仍不甚消,胸间抚之犹热,脉象亦仍有余热。又用生石膏三两,金银花、连翘各数钱,煎汁一大碗,分数次温饮下,日服一剂,三日痊愈按此证二次即当用芒硝、大黄。

一人,年二十余,得瘟疫,三四日间头面悉肿,其肿处皮肤内含黄水,破后且溃烂,身上间有斑点。闻人言,此证名大头瘟。其溃烂之状,又似瓜瓤瘟,最不易治。惧甚,求为诊视。其脉洪滑而长,舌苔白而微黄。问其心中,惟觉烦热,嗜食凉物。遂晓之曰:此证不难治。头面之肿烂,周身之斑点,无非热毒入胃而随胃气外现之象。能放胆服生石膏,可保痊愈。遂投以青盂汤,方中石膏改用三两,知母改用八钱,煎汁一大碗,分数次温饮下。一剂病愈强半。翌日,于方中减去荷叶、蝉蜕,又服一剂痊愈。

按:发斑之证异于疹者,以其发处不高,以手拂之,与肤平也。其证有阳毒、阴毒之分。阳毒发斑,系阳明毒热伤血所致。阴毒发斑,或为寒疫之毒,或因汗吐下后中气虚乏,或因过服凉药,遂成阴证,寒伏于下,逼其无根之火上独熏肺而发斑。其色淡红,隐隐见于肌表,与阳证发斑色紫赤者不同。愚生平所治发斑,皆系阳证,至阴证实未之见,其证之甚少可知。然正不可因阴证者甚少,而阴阳之际不详辨也。今采古人阳毒、阴毒发斑治验之案数条于下,以备参观。庶几胸有定见,临证时不至误治也。

2. 斑

吕沧洲云:一人伤寒十余日,身热而静,两手脉尽伏。医者以为坏证弗与药。余诊之,三部脉举按皆无。舌苔滑,两颧赤如火,语言不乱。因告之曰:此子必大发赤斑,周身如锦纹。夫血脉之波澜也,今血为邪热所搏,掉而为斑,外现于皮肤,呼吸之气无形可倚,犹沟渠之水虽有风不能成波澜也,斑消则脉出矣。及揭其衾,而赤斑烂然。与白虎加人参汤化其斑,脉乃复常。

按:发斑至于无脉,其证可谓险矣。即遇有识者,细诊病情,以为可治,亦必谓毒火郁热盘踞经络之间,以阻塞脉道之路耳。而沧洲独断为发斑则伤血,血伤则脉不见。是诚沧洲之创论,然其言固信而有征也。

忆己亥春,尝治一少年吐血证。其人大口吐血,数日不止,脉若有若无,用药止其血后,脉因火退,转分毫不见。愚放胆用药调补之,竟得无恙此证详案在第二卷寒降汤下。夫吐血过多可至无脉,以征沧洲血伤无脉之说确乎可信,此阳毒发斑也。

许叔微治一人,内寒外热而发斑。六脉沉细,肩背胸胁斑出数点,随出随隐,旋更发出,语言狂乱,非谵语也,肌表虽热,以手按之,须臾冷透如冰。与姜、附等药数服后,得大汗而愈,此阴毒发斑也。

吴仁斋治一人,伤寒七八日,因服凉药太过,遂变身冷,手足厥逆,通身黑斑,惟心头温暖,乃伏火也。诊其六脉沉细,昏沉不知人事,亦不能言语,状似尸厥。遂用人参三白汤,加熟附子半枚,干姜二钱,水煎服下。待一时许,斑色渐红,手足渐暖。而苏醒后,复有余热不清,此伏火后作也。以黄连解毒汤、竹叶石膏汤调之而愈,此阴毒发斑中有伏阳也。

3. 疹

曾治一六岁孺子,出疹三四日间,风火内迫,喘促异常。单投以羚羊角三钱,须臾喘止,其疹自此亦愈。

夫疹之毒热,最宜表散清解,乃至用他药表散清解无功,势已垂危,而单投以一味羚羊角,即能挽回,其最能清解而兼能表散可知也。且其能避蛊毒,《本经》原有明文。疫病发斑,皆挟有毒疠之气也。(《医学衷中参西录·治治瘟疫瘟疹方·青盂汤》)

(七)清解汤

[**组成**] 薄荷叶四钱 蝉蜕去足土,三钱 生石膏捣细,六钱 甘

草一钱五分

[**功效**] 辛凉解表,疏风清热。

[**主治**] 治温病初得,头疼,周身骨节酸疼,肌肤壮热,背微恶寒无汗,脉浮滑者。

[**配伍**] 方中薄荷叶,宜用其嫩绿者。至其梗,宜用于理气药中,若以之发汗,则力减半矣。若其色不绿而苍,则其力尤减。若果嫩绿之叶,方中用三钱即可。薄荷气味近于冰片,最善透窍。其力内至脏腑筋骨,外至腠理皮毛,皆能透达。故能治温病中之筋骨作疼者。若谓其气质清轻,但能发皮肤之汗,则浅之乎视薄荷矣。

蝉蜕去足者,去其前之两大足也。此足甚刚硬,有开破之力。若用之退目翳消疮疡,带此足更佳。若用之发汗,则宜去之,盖不欲其于发表中,寓开破之力也。蝉蜕性微凉味淡,原非辛散之品,而能发汗者,因其以皮达皮也。此乃发汗中之妙药,有身弱不任发表者,用之最佳。且温病恒有兼瘾疹者,蝉蜕尤善托瘾疹外出也。

石膏性微寒,《本经》原有明文,虽系石药,实为平和之品。且其质甚重,六钱不过一大撮耳。其凉力,不过与知母三钱等。而其清火之力则倍之,因其凉而能散也。尝观后世治温之方,至阳明腑实之时,始敢用石膏五六钱,岂能知石膏者哉。然必须生用方妥,煅者用至一两,即足偾事,此编例言中,曾详论之。又此方所主之证,或兼背微恶寒,乃热郁于中,不能外达之征,非真恶寒也。白虎汤证中,亦恒有如此者,用石膏透达其热,则不恶寒矣。

[**方论**] 《伤寒论》曰:太阳病,发热而渴,不恶寒者,为温病。若发汗已,身灼热者,名曰风温。风温为病,脉阴阳俱浮,自汗出,身重,多眠睡,息必鼾,言语难出。此仲景论温病之提纲也。乃提纲详矣,而后未明言治温病之方。及反复详细观之,乃知《伤寒论》中原有治温病方,且亦明言治温病方,特涉猎观之不知耳。

六十一节云：发汗后，不可更行桂枝汤。汗出而喘，无大热者，可与麻黄杏仁甘草石膏汤主之。夫此证既汗后不解，必是用辛热之药，发不恶寒证之汗，即温病提纲中，所谓若发汗已也提纲中所谓若发汗，是用辛热之药强发温病之汗。其汗出而喘，无大热者，即温病提纲中，所谓若发汗已，身灼热及后所谓自汗出，多眠睡，息必鼾也。睡而息鼾，醒则喘矣。此证既用辛热之药，误发于前，仲景恐医者见其自汗，再误认为桂枝汤证，故特诫之曰：不可更行桂枝汤，而宜治以麻杏甘石汤。此节与温病提纲遥遥相应，合读之则了如指掌。

然麻杏甘石汤，诚为治温病初得之的方矣。而愚于发表药中不用麻黄，而用薄荷、蝉蜕者，曾于葛根黄芩黄连汤解后详论之，兹不再赘。（《医学衷中参西录·治温病方·清解汤》）

今者论温病之书甚伙，而郑卫红紫，适足乱真。愚本《内经》、仲景，间附以管见，知温病大纲，当分为三端。今逐端详论，胪列于下，庶分途施治，不至错误。

一为春温。其证因冬月薄受外感，不至即病。所受之邪，伏于膜原之间，阻塞脉络，不能宣通，暗生内热。迨至春日阳生，内蕴之热，原有萌动之机，而复薄受外感，与之相触，则陡然而发，表里俱热，《内经》所谓"冬伤于寒，春必病温"者是也。宜治以拙拟凉解汤。热甚者，拙拟寒解汤。有汗者，宜仲景葛根黄连黄芩汤，或拙拟和解汤，加生石膏。若至发于暑月，又名为暑温，其热尤甚。初得即有脉洪长，渴嗜凉水者，宜投以大剂白虎汤，或拙拟仙露汤。

一为风温。犹是外感之风寒也，其时令已温，外感之气已转而为温，故不名曰伤寒、伤风，而名风温。即《伤寒论》中所谓风温之为病者是也。然其证有得之春初者，有得之春暮者，有得之夏秋者，当随时序之寒热，参以脉象，而分别治之。若当春初秋末，时令在寒温之间。初得时虽不恶寒，脉但浮而无热象者，宜用拙拟清解汤，加麻黄一二钱，或用仲景大青龙汤。若当暑热之日，其脉象浮而且洪者,用拙拟凉解汤,或寒解汤。若有汗者,用拙拟和解汤,或酌加生石膏。

一为湿温。其证多得之溽暑。阴雨连旬,湿气随呼吸之气,传入上焦,窒塞胸中大气。因致营卫之气不相贯通,其肌表有似外感拘束,而非外感也。其舌苔白而滑腻,微带灰色。当用解肌利便之药,俾湿气由汗与小便而出,如拙拟宣解汤是也。仲景之猪苓汤,去阿胶,加连翘亦可用。至湿热蓄久,阳明腑实,有治以白虎汤加苍术者,其方亦佳。而愚则用白虎汤,以滑石易知母,又或不用粳米,而以生薏米代之。至于“冬不藏精,春必病温”,《内经》虽有明文,其证即寓于风温、春温之中。盖内虚之人,易受外感,而阴虚蕴热之人,尤易受温病。故无论风温、春温,兼阴虚者,当其发表、清解、降下之时,皆宜佐以滋阴之品,若生山药、生地黄、玄参、阿胶、生鸡子黄之类均可酌用。或宜兼用补气之品,若白虎汤之加人参,竹叶石膏汤之用人参,诚以人参与凉润之药并用,不但补气,实大能滋阴也。

上所论温病,乃别其大纲及其初得治法。至其证之详悉,与治法之随证变通,皆备于后之方案中。至于疫病,乃天地之疠气,流行传染,与温病迥异。

[医案]

曾治一人,年二十余。当仲夏夜寝,因夜凉,盖单衾冻醒,发懒,仍如此睡去。须臾又冻醒,晨起微觉恶寒。至巳时已觉表里大热,兼喘促,脉洪长而浮。投以清解汤,方中生石膏,改用两半,又加牛蒡子炒捣三钱,服后得汗而愈。

由斯观之,其初非中于太阳乎,然不专在太阳也。人之所以觉凉者,由于衣衾之薄。其气候究非寒凉,故其中于人不专在太阳,而兼在阳明。且当其时,人多蕴内热,是以转阳明甚速也。然此所论者风温耳。若至冬受春发,或夏发之温,恒有与太阳无涉者。故《伤寒论》温病提纲中,特别之曰:“风温之为病”,明其异于冬伤于寒,春必病温之温病也。又杏仁与牛蒡子,皆能降肺定喘,而杏仁性温、牛蒡子性凉。伤寒喘证,皆用杏仁,而温病不宜用温药,故以牛蒡子代之。

一人,年二十余。伤寒六七日,头疼恶寒,心中发热,咳吐黏涎。至暮尤寒热交作,兼眩晕,心之热亦甚。其脉浮弦,重按有力,大便五日未行。投以此汤(清解汤。编者注),加生石膏六钱、芒硝四钱,下大便二次。上半身微见汗,诸病皆见轻。惟心中犹觉发热,脉象不若从前之浮弦,而重按仍有力。拟投以白虎加人参汤,恐当下后,易作滑泻,遂以生山药代粳米,连服两剂痊愈。(《医学衷中参西录·治伤寒方·通变大柴胡汤》)

(八)清疹汤

[组成] 生石膏捣细,一两　知母六钱　羚羊角二钱　金线重楼切片,钱半　薄荷叶二钱　青连翘二钱　蝉蜕去足土,钱半　僵蚕二钱

[用法] 用水煎取清汤一盅半,分两次温饮下,以服后得微汗为佳。若一次得微汗者,余药仍可再服。若服一次即得大汗者,余药当停服。此药分量,系治七八岁以上者,若七八岁以下者,可随其年之大小,斟酌少用。或将药减半或用三分之一皆可。

[功效] 清热解毒,凉血透疹。

[主治] 治小儿出疹,表里俱热,或烦躁引饮,或喉疼声哑,或喘逆咳嗽。

[加减] 喉疼声哑者可将石膏加重五钱,合前得两半。若疹出不利者,用鲜苇根活水中者更佳一大握去节水煎沸,用其水煎药。

[配伍] 疹证多在小儿,想小儿脏腑间原有此毒,又外感时令之毒气而发,则一发表里俱热。若温病初得之剧者,其阳明经腑之间,皆为热毒之所弥漫。故治此证,始则发表,继则清解,其有实热者,皆宜用石膏。至喉疼声哑者,尤为热毒上冲,石膏更宜放胆多用。惟大便滑泻者,石膏、知母皆不宜用,可去此二药,加滑石一两,甘草三钱。盖即滑泻亦非凉证,因燥渴饮水过多,脾胃不能运化故也。故加滑石以利其小便,甘草以和其脾胃,以缓水

饮下趋之势。若其滑泻之甚者,可用拙拟滋阴宣解汤(滑石一两、甘草三钱、连翘三钱、蝉蜕三钱、生白芍四钱、生山药一两;主治温病,太阳未解,渐入阳明,其人胃阴素亏,阳明腑证未实,已燥渴多饮,饮水过多,不能运化,遂成滑泻,而燥渴益甚。或喘,或自汗,或小便秘。编者注),既可止泻,又可表疹外出也。然此证最忌滑泻,恐其毒因滑泻内陷即不能外出。若服以上方而滑泻不止,可用生山药两许,轧细煮作粥,再将熟鸡子黄两三枚捏碎调粥中服之,其滑泻必止。泻止后,再徐徐以凉药清补之。

　　羚羊角最为治疹良药,于前青盂汤后曾论及之。惜此药今昂贵,坊间且多以他角伪充。若系整者,其角上有节若螺纹,而非若螺纹之斜绕,至其角尖二寸许则无螺纹矣。其中有木胎,作苍黄参半之色其色似木非真木也,是为真者。可锉取其周遭及角尖,用时另煮,兑药中服,或与所煮他药,前后随服皆可。益以其药珍重,不欲以他药渣混之也。若已切成片,真伪亦可辨。其真者,片甚硬,其中碎片甚多,以其硬而脆故也。其色有直白者,有间带苍黄色者,即其近木胎处也。以火燃之,无腥臭气,而转有清郁之气角上之节有假作旋成者,细审可辨。

　　[医案]　奉天北关友人,朱贡九之喆嗣文治,年五岁。于庚申立夏后,周身壮热,出疹甚稠密。脉甚洪数,舌苔白厚,知其疹而兼瘟也。欲以凉药清解之,因其素有心下作疼之病,出疹后贪食鲜果,前一日犹觉疼,又不敢投以重剂。遂勉用生石膏、玄参各六钱,薄荷叶、蝉蜕各一钱,连翘二钱。晚间服药,至翌日午后视之,其热益甚,喉疼,气息甚粗,鼻翅煽动,且自鼻中出血少许,有烦躁不安之意。愚不得已,重用生石膏三两,玄参、麦冬带心各四钱,仍少佐以薄荷叶、连翘诸药。俾煎汤二茶盅,分三次温饮下。至翌日视之,则诸证皆轻减矣。然余热犹炽,而大便虽下一次,仍系燥粪。询其心犹发热,脉仍有力。遂于凉解药中,仍用生石膏一两,连服两剂,壮热始退。继用凉润清解之剂调之痊愈。

　　按:此证初次投以生石膏、玄参各六钱,其热不但不退而转见增加,则石膏之性原和平,确非大凉可知也。至其证现种种危象,而放胆投以生石膏三两,又立能挽回,则石膏对于有外感实热诸证,直胜金丹可知。近世笃信西术者,恒目石膏为无用之物,彼亦曾亲自试验,若愚之放胆用生石膏乎。盖彼所谓石膏无用者,不过用石膏四五钱极多或至一两,如此以治壮盛之火则诚无用矣。若更用煅者,则不惟无用,而且足害人矣。夫人非圣神,何能出言皆是。世人素重其人,竟于其出言偶差者,亦笃信之,误人即不可胜计。愚愿负当世哲学之名者,其于出言之际,尚自加审慎哉。此证因心下素有疼病,故石膏、玄参初只用六钱。若稍涉游移,并石膏、玄参亦不敢用,再认定疹毒,宜托之外出而多用发表之品,则翌日现证之危险,必更加剧。即后投以大剂凉药,亦不易挽回也。目睹耳闻,知孺子罹瘟疹之毒,为俗医药误者甚多。故于记此案时,而再四详而申明。夫孺子何辜,疾厄可悯,孰任救人之责者,尚其深思愚言哉。

壬寅之岁,曾训蒙于邑之仁村,愚之外祖家也。季春夜半,表弟刘铭轩叩门求方,言其子年六岁于数日间出疹,因其苦于服药,强令服即作呕吐,所以未来询方。今夜忽大喘不止,有危在顷刻之势,不知还可救否?遂与同往视之。见其不但喘逆迫促,且精神恍惚,肢体骚扰不安。脉象摇摇而动,按之无根。知其毒火内攻,而肝风已动也。为其苦于服药,遂但取羚羊角三钱,幸药坊即在本村,须臾药至,急煎成汤。视其服下,过二十分钟即安然矣,其疹从此亦愈。其舅孙宝轩沧州名医也。翌日适来省视,见愚所用羚羊角,讶为仙方。

瘟疫之证,虽宜重用寒凉,然须谨防其泄泻。若泄泻,则气机内陷,即无力托毒外出矣。是以愚用大剂寒凉,治此等证时,必分三四次徐徐温服下,俾其药力长在上焦,及行至下焦,其寒凉之性已为内热所化,自无泄泻之弊。而始终又须以表散之药辅之,若薄荷、连翘、蝉蜕、僵蚕之类。则火消毒净,疹愈之后亦断无他患矣。至若升麻、羌活之药,概不敢用。

友人刘仲华,济南博雅士也,精通医学。曾治一孺子,出疹刚见点即回。医者用一切药,皆不能表出。毒气内攻,势甚危急,众皆束手。仲华投以《伤寒论》麻杏甘石汤,一剂疹皆发出,自此遂愈。夫麻杏甘石汤,为汗后、下后,汗出而喘无大热者之方,仲华用以治疹,竟能挽回人命于顷刻,可为善用古方者矣用此方者,当视其热度之高低,热度高者石膏用一两,麻黄用一钱,热度低者石膏用一两,麻黄用二钱。(张锡纯《医学衷中参西录·治治瘟疫瘟疹方·清疹汤》)

(九)石膏粳米汤

[组成]　生石膏轧细,二两　生粳米二两半

[用法]　上二味,用水三大碗,煎至米烂熟,约可得清汁两大碗。乘热尽量饮之,使周身皆汗出,病无不愈者。若阳明腑热已实,不必乘热顿饮之,徐徐温饮下,以消其热可也。

[功效]　清热泻火,辛凉解肌。

[主治]　治温病初得,其脉浮而有力,身体壮热。并治一切感冒初得,身不恶寒而心中发热者。若其热已入阳明之腑,亦可用代白虎汤。

[配伍]　或问:外感初得,即中有蕴热,阳明胃腑,不至燥实,何至遽用生石膏二两?答曰:此方妙在将石膏同粳米煎汤,乘热饮之。俾石膏寒凉之性,随热汤发散之力,化为汗液尽达于外也。

西人谓,胃本无化水之能,亦无出水之路。而壮实之人,饮水满胃,须臾水气旁达,胃中即空。盖胃中原多微丝血管,能引水气以入回血管,由回血管过肝入心,以运行于周身。由肺升出为气,由皮肤渗出为汗,余透肾至膀胱为溺。石膏煎汤,毫无气味,毫无汁浆,直与清水无异。且又乘热饮之,则敷布愈速,不待其寒性发作,即被胃中微丝血管吸去,化为汗、为气,而其余为溺,则表里之热,亦随之俱化。此寒因热用,不使伤胃之法也。且与粳米同煮,其冲和之气,能助胃气之发达,则发汗自易。其稠润之汁,又能逗留石膏,不使其由胃下趋,致寒凉有碍下焦。不但此也,清水煎开

后,变凉甚速,以其中无汁浆,不能留热也。此方粳米多至二两半,汤成之后,必然汁浆甚稠。饮至胃中,又善留蓄热力,以为作汗之助也。是以人之欲发汗者,饮热茶不如啜热粥也。

[医案]

1. 伤寒

丙辰正月上旬,愚随巡防营,自广平移居德州。自邯郸上火车,自南而北,复自北而南,一昼夜绕行千里余。车窗多破,风寒彻骨。至德州,同行病者五六人,皆身热无汗。遂用生石膏、粳米各十余两,饭甑煮烂熟,俾病者尽量饮其热汤,皆周身得汗而愈,一时称快。

2. 温病

沈阳县知事朱霭亭夫人,年五旬。于戊午季秋,得温病甚剧。时愚初至奉天,霭亭系愚同乡,求为诊治。见其以冰囊作枕,复悬冰囊,贴面之上侧。盖从前求东人调治,如此治法,东人之所为也。合目昏昏似睡,大声呼之,毫无知觉。其脉洪大无伦,按之甚实。愚谓霭亭曰:此病阳明腑热,已至极点。外治以冰,热愈内陷。然此病尚可为,非重用生石膏不可。霭亭韪愚言,遂用生石膏细末四两、粳米八钱,煎取清汁四茶杯,徐徐温灌下。约历十点钟,将药服尽,豁然顿醒。后又用知母、花粉、玄参、白芍诸药,少加连翘以清其余热,服两剂痊愈。霭亭喜甚,命其公子良佐,从愚学医云。(《医学衷中参西录·治伤寒温病同用方·石膏粳米汤》)

(十)仙露汤

[组成] 生石膏捣细,三两　玄参一两　连翘三钱　粳米五钱

[用法] 上四味,用水五盅,煎至米熟,其汤即成。约可得清汁三盅,先温服一盅。若服完一剂,病犹在者,可仍煎一剂,服之如前。使药力昼夜相继,以病愈为度。

[功效] 清热养阴,发越火邪。

[主治] 治寒温阳明证,表里俱热,心中热,嗜凉水,而不至

燥渴。脉象洪滑,而不至甚实,舌苔白厚,或白而微黄,或有时背微恶寒者。

[配伍]《伤寒论》白虎汤,为阳明腑病之药,而兼治阳明经病;此汤为阳明经病之药,而兼治阳明腑病。为其所主者,责重于经,故于白虎汤方中,以玄参之甘寒《本经》言苦寒,细嚼之实甘而微苦,古今药或有不同,易知母之苦寒,又去甘草,少加连翘。欲其轻清之性,善走经络,以解阳明在经之热也。方中粳米,不可误用糯米俗名浆米。粳米清和甘缓,能逗留金石之药于胃中,使之由胃输脾,由脾达肺,药力四布,经络贯通。糯米质黏性热,大能固闭药力,留中不散,若错用之,即能误事。

按:《伤寒论》阳明篇中,白虎汤后继以承气汤,以攻下肠中燥结,而又详载不可攻下诸证。诚以承气力猛,倘或审证不确,即足误事。愚治寒温三十余年,得一避难就易之法。凡遇阳明应下证,亦先投以大剂白虎汤一两剂。大便往往得通,病亦即愈。即间有服白虎汤数剂,大便犹不通者,而实火既消,津液自生,肠中不致干燥,大便自易降下。用玄明粉三钱,加蜂蜜或柿霜两许,开水冲调服下,大便即通。若仍有余火未尽,而大便不通者,单用生大黄末一钱若凉水调服生大黄末一钱可抵煮服者一两,蜜水调服,通其大便亦可。且通大便于服白虎汤后,更无下后不解之虞。盖下证略具,而脉近虚数者,遽以承气下之,原多有下后不解者,以其真阴亏元气虚也。惟先服白虎汤或先服白虎加人参汤,去其实火,即以复其真阴,培其元气,而后微用降药通之,下后又何至不解乎?此亦愚百用不至一失之法也。

又按:重用石膏以退火之后,大便间有不通者,即可少用通利之药通之。此愚常用之法,而随证制宜,又不可拘执成见。

《神农本草经》药性有寒、有微寒,微寒即后世所谓凉也。石膏之性,《本经》明言微寒,不过为凉药中之一药耳。且为石之膏,而并非石质,诚为凉药中极纯良之品。世俗医者,何至畏之若是。能重用石膏一味,即能挽回寒温中垂危之大证。此愚屡经试验,上所列案中，已略举一二。即使石膏果系大寒，而当阳明腑热方炽之时，用生石膏五六两，煎汤一大碗，一次只饮药一口，以火退为度。若觉微凉，即便停止，何至遽将人凉坏。况愚用此方以救寒温之热，其热退至八九分，石膏即可停止，初不待其觉凉也。又尝思之，寒温中之实火，直等燔柴之烈，惟石膏则可比救燔荣之水。设使人在燔柴中不能出，救之者若不急用水泼灭其火，而复从容周旋，徐为调停，则其人必为忍人。乃何以本属可救之实热，而竟以不敢重用石膏者误之耶？且愚于可重用石膏之证，又得一确实征验，其人能恣饮新汲井泉水而不泻者，即放胆用生石膏治之必愈。此百用不至一失之法也。

[注意事项]　然每次临服药，必详细问询病人。若腹中微觉凉，或欲大便者，即停药勿服。候两三点钟，若仍发热未大便者，可少少与服之。若已大便，即非溏泻而热犹在者，亦可少少与服。

[医案]

1. 温病

曾治一人，年四十余。素吸鸦片，于仲冬得伤寒，二三日间，烦躁无汗。原是大青龙汤证，因误服桂枝汤，烦躁益甚。迎愚诊视，其脉关前洪滑，两尺无力。为开仙露汤，因其尺弱，嘱其徐徐饮下，一次只饮药一口，防其寒凉侵下焦也。病家忽愚所嘱，竟顿饮之，遂致滑泻数次，多带冷沫。上焦益觉烦躁，鼻如烟熏，面如火炙。其关前脉，大于前一倍，又数至七至。知其已成戴阳之证，急用人参一两，煎好兑童便半茶盅，将药碗置凉水盆中，候冷顿饮之。又急用玄参、生地、知母各一两，煎汤一大碗，候用。自服参后，屡诊其脉，过半点钟，脉象渐渐收敛，至数似又加数。遂急将候用之药炖热，徐徐饮下，一次饮药一口，阅两点钟尽剂，周身微汗而愈。此因病家不听所嘱，致有如此之失，幸而救愈，然亦险矣。审是则凡药宜作数次服者，慎勿顿服也。盖愚自临证以来，无论内伤外感，凡遇险证，皆煎一大剂，分多次服下。此以小心行其放胆，乃万全之策，非孤注之一掷也。温病中，有当日得之，即宜服仙露汤者。

　　曾治一少年,伤寒已过旬日,阳明火实,大便燥结,投一大剂白虎汤,一日连进二剂,共用生石膏六两,至晚九点钟,火似见退,而精神恍惚,大便亦未通行,再诊其脉,变为弦象,夫弦主火衰,亦主气虚。知此证清解已过,而其大便仍不通者,因其元气亏损,不能运行白虎汤凉润之力也。遂单用人参五钱,煎汤俾服之,须臾大便即通,病亦遂愈。

　　盖治此证的方,原是白虎加人参汤。因临证时审脉不确,但投以白虎汤,遂致病有变更。幸迷途未远,犹得急用人参,继所服白虎汤后以成功。诚以日间所服白虎汤尽在腹中,得人参以助之,始能运化。是人参与白虎汤,前后分用之,亦无异于一时同用之也。益叹南阳制方之神妙,诚有令人不可思议者也。

　　吴又可谓:如人方肉食而病适来,以致停积在胃,用承气下之,惟是臭水稀粪而已;于承气汤中,单加人参一味,虽三四十日停积之物于是方下。盖承气借人参之力鼓舞胃气,宿物始动也。又可此论,亦即愚用人参于白虎汤后,以通大便之理也。以其肠中有匿藏之结粪也。

2. 伤寒

　　一人,年三十余,素有痰饮,得伤寒证,服药调治而愈。后因饮食过度而复,三四日间,延愚诊视。其脉洪长有力,而舌苔淡白,亦不燥渴。食梨一口,即觉凉甚,食石榴子一粒,心亦觉凉。愚舍证从脉,投以大剂白虎汤,为其素有痰饮,加半夏数钱。有一医者在座,问曰:此证心中不渴不热,而畏食寒凉,以余视之,虽清解药亦不宜用,子何所据而用白虎汤也? 愚曰:此脉之洪实,原是阳明实热之证,治以白虎汤,乃为的方。其不觉渴与热者,因其素有痰饮湿胜故也。其畏食寒凉者,因胃中痰饮与外感之热互相胶漆,致胃腑转从其化与凉为敌也。病家素晓医理,信用愚方。两日夜间,服药十余次。共用生石膏斤许,脉始和平,愚遂旋里。隔两日复来迎愚,言病人反复甚剧,形状异常,有危在顷刻之虞。因思此证治愈甚的,何骤如此反复。及至,见其痰涎壅盛,连连咳吐不竭,精神恍惚,言语错乱,身体颤动。诊其脉,甚平和,微嫌胃气不畅舒。愚恍悟曰:前因饮食过度而复,今必又戒饮食过度而复也。其家人果谓,有鉴前失,所与饮食甚少。愚曰:此次无须用药,饱食即可愈矣。其时已届晚八钟,至明饮食三次,病若失。

石膏性本微寒,而以治寒温之热百倍于他药者,以其味微辛,阴中含阳而善发汗也。然宜生用,而不宜煅用。煅之则辛散之力顿消,转能收敛外邪,凝聚痰火使之不散,用至一两,即足伤人,用石膏者当切戒之。至买此石膏时,又当细心考察,勿为药坊所欺,致以煅者冒充生者。例言中石膏条下,言之甚详,可参观。寒温为病中第一险证,而石膏为治寒温第一要药。愚生平习用生石膏,未尝少有失误,而俗医见愚重用生石膏之方,病虽治愈,亦骇为鲁莽,或目为行险侥幸。

3. 咳嗽

向曾患咳嗽,百药不效,后每服松脂干末一钱,用凉茶送服,月余咳嗽痊愈,至今十年,未尝反复,精神比前更强壮。观此,松脂实有补髓健骨之力。

又一方,家母年五十时患咳嗽,百药不效,严冬时卧不安枕。遇一老医,传授一方,系米壳四两,北五味三钱,杏仁去皮炒熟五钱,枯矾二钱,共为细末,炼蜜为丸,梧桐子大,每服二十丸,白糖开水送下。吞服数日,病若失,永不复发。家母生于甲辰,现年八十有六,貌若童颜。此丸不但止嗽,而且延年。以后用此丸疗治咳嗽痊愈者,笔难悉述。

4. 喘证

友人张少白曾治一阎姓叟,年近七旬,素有痨疾,发则喘而且嗽。于丙午冬,感冒风寒,上焦烦热,痨疾大作,痰涎胶滞,喘促异常。其脉上部洪滑,按之有力。少白治以生石膏二两,以清时气之热,因兼痨疾,加沉香五钱,以引气归肾。且以痰涎太甚,石膏能润痰之燥,不行痰之滞,故又借沉香辛温之力,以为石膏之反佐也。一日连服两剂,于第二剂,加清竹沥二钱,其病若失。瘰疬自此亦愈,至今数年,未尝反复。

观此案,则石膏之功用,不几令人不可思议哉。然非其人感冒伤寒,又孰能重用石膏,为拔除其瘰疬哉。

5. 肺痈

又丁卯夏,川鄂战争。敝会出发至战地救一兵士,子弹由背透胸出,由伤处捡出碎骨若干,每日令食牛乳、山药,数日饮食稍进,口吐臭脓,不能坐立;后每日令服松脂两次,每次一钱,三日后臭脓已尽;伤口内另长新骨,月余伤口全平,行步如常。敝会送路费及路票,回川来书道谢。

6. 痢疾

曾治一少年,素伤于烟色。夏月感冒时气,心中发热,因多食西瓜,遂下利清谷,上焦烦躁异常。急迎愚诊视,及至已昏不知人。其脉上盛下虚,摇摇无根,数至六至。为疏方用附子钱半,干姜二钱,炙甘草三钱,人参四钱,葱白五寸,生芍药五钱,又加龙骨、牡蛎_{皆不用煅}、玄参各四钱。煎汤一大盅,顿饮之。须臾苏醒,下利与烦躁皆愈。时有医者二人在座,皆先愚至而未敢出方,见愚治愈,问先生何处得此良方。答曰:此仲景方,愚不过加药三味耳,诸君岂未之见耶。遂为发明通脉四逆汤之精义,并谓其善治戴阳证。二医者皆欣然,以为闻所未闻云。

7. 中风

族家姊,年七旬有三,忽得瘫痪证。迎愚诊视,既至见有医者在座,用药一剂,其药系散风补气理痰之品,甚为稳善。愚亦未另立方。翌日,脉变洪长,知其已成伤寒证。先时愚外祖家近族有病者,订于斯日迎愚,其车适至。愚将行,谓医者曰:此证乃瘫痪基础预伏于内,今因伤寒而发,乃两病偕来之证。然瘫痪病缓,伤寒病急。此证阳明实热,已现于脉,非投以白虎加人参汤不可,君须放胆用之,断无差谬。后医者终畏石膏寒凉,又疑瘫痪证不可轻用凉药。迟延二日,病势垂危,复急迎愚。及至则已夜半矣。

诊其脉,洪而且数,力能搏指,喘息甚促,舌强直,几不能言。幸喜药坊即在本村,急取白虎加人参汤一剂,方中生石膏用三两,煎汤两盅,分两次温饮下,病稍愈。又单取生石膏四两,煮汁一大碗,亦徐徐饮下,至亭午尽剂而愈。后瘫痪证调治不愈,他医竟归咎于愚。谓从前用过若干石膏,所以不能调治。吁!年过七旬而瘫痪者,愈者几人!独不思愚用石膏之时,乃挽回已尽之人命也。且《金匮》治热瘫痫有风引汤,原石膏与寒水石并用,彼谤愚者,生平盖未见《金匮》也。

(十一)宣解汤

[组成] 滑石一两　甘草二钱　连翘三钱　蝉蜕去足土,三钱　生杭芍四钱

[功效] 清热利尿,宣散风邪。

[主治] 治感冒久在太阳,致热蓄膀胱,小便赤涩。或因小便秘,而大便滑泻。兼治湿温初得,憎寒壮热,舌苔灰色滑腻者。

[加减] 若滑泻者,甘草须加倍。

[医案] 一叟,年六十五,得风温证。六、七日间,周身悉肿,肾囊肿大似西瓜,屡次服药无效。旬日之外,求为诊视。脉洪滑微浮,心中热渴,小便涩热,痰涎上泛,微兼喘息,舌苔白厚。投以此汤,加生石膏一两,周身微汗,小便通利,肿消其半,犹觉热渴。遂将方中生石膏加倍,服后又得微汗,肿遂尽消,诸病皆愈。

按:此乃风温之热,由太阳经入于膀胱之腑,阻塞水道,而阳明胃腑亦将实也。由是观之,彼谓温病入手经,不入足经者,何其谬哉。(《医学衷中参西录·治温病方·宣解汤》)

(十二)犹龙汤

[组成] 连翘一两　生石膏捣细,六钱　蝉蜕去足土,二钱　牛蒡子炒、捣,二钱

[功效] 辛凉解表,止咳平喘。

[主治] 治胸中素蕴实热,又受外感。内热为外感所束,不能发泄。时觉烦躁,或喘,或胸胁疼。其脉洪滑而长者。

[加减]　喘者,倍牛蒡子。胸中疼者加丹参、没药各三钱。胁下疼者,加柴胡、川楝子各三钱。

[配伍]　用连翘发汗,必色青者方有力。盖此物嫩则青,老则黄。凡物之嫩者,多具生发之气,故凡发汗所用之连翘,必须青连翘。

[方论]　此方所主之证,即《伤寒论》大青龙汤所主之证也。然大青龙汤宜于伤寒,此则宜于温病。至伤寒之病,其胸中烦躁过甚者,亦可用之以代大青龙,故曰犹龙也。

[医案]

1. 胸胁疼痛

一妇,年三十余。胸疼连胁,心中发热。服开胸、理气、清火之药不效。后愚诊视,其脉浮洪而长。知其上焦先有郁热,又为风寒所束,则风寒与郁热相搏而作疼也。治以此汤(犹龙汤。编者注),加没药、川楝子各四钱,一剂得汗而愈。(《医学衷中参西录·治温病方·犹龙汤》)

2. 喘证

一叟,年过七旬。素有劳病。因冬令伤寒,劳病复发,喘而且咳,两三日间,痰涎壅盛,上焦烦热。诊其脉,洪长浮数。投以此汤(犹龙汤。编者注),加玄参、潞参各四钱,一剂汗出而愈。(《医学衷中参西录·治温病方·犹龙汤》)

(十三)镇逆白虎汤

[组成]　生石膏捣细,三两　知母两半　清半夏八钱　竹茹粉六钱

[用法]　用水五盅,煎汁三盅,先温服一盅,病已愈者,停后服。若未痊愈者,过两点钟,再温服一盅。

[功效]　清热泻火,降逆止呕。

[主治]　治伤寒温病,邪传胃腑,燥渴身热,白虎证俱,其人胃气上逆,心下满闷者。

[配伍]　《伤寒论》白虎汤,治阳明腑热之圣药也。盖外邪炽

盛,势若燎原,胃中津液,立就枯涸,故用石膏之辛寒以祛外感之邪,知母之凉润以滋内耗之阴。特是石膏质重虽煎作汤性亦下坠,知母味苦,苦降与重坠相并,下行之力速,胃腑之热或难尽消。且恐其直趋下焦而为泄泻也。故又借粳米之浓汁,甘草之甘味,缓其下趋之势。以待胃中微丝血管徐徐吸去,由肺升出为气,由皮肤渗出为汗,余入膀胱为溺,而内蕴之热邪随之俱清,此仲景制方之妙也。然病有兼证,即用药难拘成方。犹是白虎汤证也,因其人胃气上逆,心下胀满,粳米、甘草不可复用,而以半夏、竹茹代之,取二药之降逆,以参赞石膏、知母成功也。

[医案] 一妇人,年三十余,得温证。始则呕吐,五六日间,心下满闷,热而且渴。脉洪滑有力,舌苔黄厚。闻其未病之先,曾有郁怒未伸,因得斯证,俗名夹恼伤寒。然时当春杪,一得即不恶寒,乃温病,非伤寒也,为疏此方(镇逆白虎汤。编者注),有一医者在座,系病家姻亲,非但延之治病,且以视他医之用方也。疑而问曰:此证因胃气上逆作胀痛,始将白虎汤方,另为更定。何以方中不用开通气分之药,若承气汤之用厚朴、枳实,而惟用半夏、竹茹乎?答曰:白虎汤用意,与承气迥异。盖承气汤,乃导邪下行之药,白虎汤乃托邪外出之药。故服白虎汤后,多有得汗而解者。间有服后未即得汗,而大热既消,其饮食之时,恒得微汗,余热亦由此尽解。若因气逆胀满,恣用破气之药,伤其气分,不能托邪外出,将邪陷愈深,胀满转不能消,或更增剧。试观《伤寒论》多有因误下伤其气分成结胸、成心下痞硬证,不可不知也。再试观诸泻心,不轻用破气之品,却有半夏泻心汤;又仲景治"伤寒解后,气逆欲呕"有竹叶石膏汤,半夏与石膏并用;治"妇人乳中虚、烦乱呕逆"有竹皮大丸,竹茹与石膏并用,是半夏、竹茹善降逆气可知也。今师二方之意,用之以易白虎汤中之甘草、粳米,降逆气而不伤正气,服后仍可托邪外出,由汗而解,而胀满之证,亦即消解无余。

此方愚用之屡矣,未有不随手奏效者。医者闻言省悟,听愚用药。服后,病人自觉胀满之处,如以手推下行,病亦遂愈。(《医

学衷中参西录·治伤寒温病同用方·镇逆白虎汤》》

(十四)镇逆承气汤

[组成]　芒硝六钱　赭石研细,二两　生石膏捣细,二两　潞党参五钱

[用法]　上药四味,用水四盅,先煎后三味,汤将成,再加芒硝,煎一两沸,取清汁二盅,先温服一盅。过三点钟,若腹中不觉转动,欲大便者,再温服余一盅。

[功效]　清热通腑,荡涤热结。

[主治]　治寒温阳明腑实,大便燥结,当用承气下之,而呕吐不能受药者。

[医案]

1. 温病

一邻妇,年二十余。得温病已过十日,上焦燥热、呕吐,大便燥结,自病后未行。延医数次服药皆吐出,适愚自他处归,诊其脉,关前甚洪实。一息五至余,其脉上盛于下一倍,所以作呕吐。其至数数者,吐久伤津液也。为拟此汤(镇逆承气汤。编者注),一剂热退呕止,大便得通而愈。

或问:此证胃腑热实大肠燥结,方中何以复用党参？答曰:此证多有呕吐甚剧,并水浆不能存者,又有初病即呕吐,十数日不止者,其胃气与胃中津液,必因呕吐而大有伤损,故用党参补助胃中元气;且与凉润之石膏并用,大能滋胃中津液,俾胃中气足液生,自能运转药力下至魄门以通大便也。愚用此方救人多矣,果遇此等证,放胆投之,无不效者。

2. 伤寒

一人,年四十许。二便不通,呕吐其剧,不受饮食,遣人询方。疑系外感之热所致,问其心中发热否？言来时未尝言及。遂为约略疏方,以赭石二两以止其呕吐,生杭芍一两以通小便,芒硝三钱以通大便。隔日,其人复来,言服后呕吐即止,二便亦通,此时心中发热且渴如故。既曰如故,是其从前原有热渴之病,阳明之腑

证已实,特其初次遣人未尝详言也。投以大剂白虎加人参汤,一剂而愈。

按:此证亦镇逆承气汤证,因其证两次始述明,遂致将方中药品前后两次分用之,其病亦即前后两次而愈矣。(《医学衷中参西录·治伤寒温病同用方·镇逆承气汤》)

(十五)滋阴固下汤

[组成] 生山药两半 怀熟地两半 野台参八钱 滑石五钱 生杭芍五钱 甘草二钱 酸石榴连皮捣烂,一个

[用法] 上药七味,用水五盅,先煎酸石榴十余沸,去滓再入诸药,煎汤两盅,分两次温饮下。若无酸石榴,可用牡蛎煅研一两代之。

[功效] 健脾补肾,滋阴清热。

[主治] 外表已解,其人或不滑泻,或兼喘息,或兼咳嗽,频吐痰涎,确有外感实热,而脉象甚虚数者。服药后,外感之火已消,而渴与泻仍未痊愈,或因服开破之药伤其气分,致滑泻不止,其人或兼喘逆,或兼咳嗽,或自汗,或心中怔忡者,皆宜急服此汤。

[加减] 汗多者,加山萸肉去净核六钱。若心下或胸胁疼痛,加乳香、没药、楝子、丹参诸药,腹疼者加芍药,皆可止疼。若因表不解,束其郁热作疼者,解表清热,其疼自止。

[注意事项]

寒温诸证,最忌误用破气之药。(《医学衷中参西录·治温病方·滋阴固下汤》)

(十六)滋阴清燥汤

[组成] 滑石一两 甘草三钱 生杭芍四钱 生山药一两

[功效] 清散实热,益气养阴。

[主治] 外表已解,其人或不滑泻,或兼喘息,或兼咳嗽,频吐痰涎,确有外感实热,而脉象甚虚数者。

若前证(治温病,太阳未解,渐入阳明。其人胃阴素亏,阳明腑证未实,已燥渴多饮,饮水过多,不能运化,遂成滑泻,而燥渴益

甚。或喘,或自汗,或小便秘。编者注),服滋阴宣解汤后,犹有余热者,亦可继服此汤。

[**加减**]　其方即滋阴宣解汤,去连翘、蝉蜕。

[**配伍**]　用山药以止滑泻,而山药实能滋阴退热,滑石以清燥热,而滑石实能利水止泻,二药之功用,相得益彰。又佐以芍药之滋阴血、利小便,甘草之燮阴阳和中宫,亦为清热止泻之要品。

[**医案**]

1. 温病

陆军第二十八师师长汲海峰之太夫人,年近七旬。身体赢弱,谷食不能消化,惟饮牛乳,或间饮米汤少许,已二年卧床,不能起坐矣。于戊午季秋,受温病。时愚初至奉天,自锦州邀愚诊视。脉甚细数,按之微觉有力。发热咳嗽,吐痰稠黏,精神昏愦,气息奄奄。投以滋阴清燥汤,减滑石之半,加玄参五钱,一剂病愈强半。又煎渣取清汤一茶盅,调入生鸡子黄一枚,服之痊愈。愈后身体转觉胜于从前。

奉天大东关,旗人号崧宅者,有孺子年四岁,得温病,邪犹在表。医者不知为之清解,遽投以苦寒之剂,服后滑泻,四五日不止。上焦燥热,闭目而喘,精神昏愦。延为诊治,病虽危险,其脉尚有根柢,知可挽回。俾用滋阴清燥汤原方,煎汁一大茶杯。为其幼小,俾徐徐温饮下,尽剂而愈。然下久亡阴,余有虚热。继用生山药、玄参各一两以清之,两剂热尽除。

大抵医者遇此等证,清其燥热,则滑泻愈甚;补其滑泻,其燥热亦必愈甚。惟此方用山药以止滑泻,而山药实能滋阴退热;滑石以清燥热,而滑石实能利水止泻,二药之功用,相得益彰。又佐以芍药之滋阴血、利小便,甘草之燮阴阳和中宫,亦为清热止泻之要品。汇集成方,所以效验异常。愚用此方,救人多矣,即势至垂危,投之亦能奏效。

2. 神昏

一室女,伤寒过两旬矣,而瘦弱支离,精神昏愦,过午发热,咳而且喘,医者辞不治。诊其脉,数至七至,微弱欲无。因思此证若系久病至此,不可为矣。然究系暴虚之证,生机之根柢当无损。勉强投以滋阴清燥汤,将滑石减半,又加玄参、熟地黄各一两,野台参五钱,煎汤一大碗,徐徐温饮下。饮完煎滓重饮,俾药力昼夜相继。两日之间,连服三剂。滑石渐减至二钱,其病竟愈。

按:此证始终不去滑石者,恐当伤寒之余,仍有余邪未净。又恐补药留邪,故用滑石引之下行,使有出路也。又按:凡煎药若大剂,需多煎汤数杯,徐徐服之。救险证宜如此,而救险证之阴分亏损者,尤宜如此也。

3. 小产后喘证

一妇人,受妊五月,偶得伤寒。三四日间,胎忽滑下。上焦燥渴,喘而且呻,痰涎壅盛,频频咳吐。延医服药,病未去而转添滑泻,昼夜十余次。医者辞不治,且谓危在旦夕。其家人惶恐,迎愚诊视。其脉似洪滑,重诊指下豁然,两尺尤甚。本拟治以滋阴清燥汤,为小产才四五日,不敢遽用寒凉,遂先用生山药二两、酸石榴一个,连皮捣烂,同煎汁一大碗,分三次温饮下。滑泻见愈,他病如故。再诊其脉,洪滑之力较实。因思此证虽虚,确有外感实热,若不先解其实热,他病何以得愈。时届晚三点钟,病人自言,每日此时潮热,又言精神困倦已极,昼夜苦不得睡。遂于斯日,复投以滋阴清燥汤。

方中生山药重用两半,煎汁一大碗,徐徐温饮下,一次只饮药一口,诚以产后,脉象又虚,不欲寒凉侵下焦也。斯夜遂得安睡,渴与滑泻皆愈,喘与咳亦愈其半。又将山药、滑石各减五钱,加龙骨、牡蛎各八钱,一剂而愈。(《医学衷中参西录 • 治温病方 • 滋阴清燥汤》)

(十七)滋阴宣解汤

[组成] 滑石一两　甘草三钱　连翘三钱　蝉蜕三钱　生杭芍四钱　生山药一两

此方即宣解汤加生山药一两，甘草改用，三钱。

［功效］　清热疏散，益气养阴。

［主治］　治温病，太阳未解，渐入阳明。其人胃阴素亏，阳明腑证未实，已燥渴多饮，饮水过多，不能运化，遂成滑泻，而燥渴益甚。或喘，或自汗，或小便秘。温疹中多有类此证者，尤属危险之候，用此汤亦宜。

［加减］　若滑泻者，甘草须加倍。

［配伍］　此乃胃腑与膀胱同热，又兼虚热之证也。滑石性近石膏，能清胃腑之热，淡渗利窍，能清膀胱之热，同甘草生天一之水，又能清阴虚之热，一药而三善备，故以之为君。而重用山药之大滋真阴，大固元气者，以为之佐使。且山药生用，则汁浆稠黏，同甘草之甘缓者，能逗留滑石于胃中，使之由胃输脾，由脾达肺，水精四布，循三焦而下通膀胱，则烦热除，小便利，而滑泻止矣。又兼用连翘、蝉蜕之善达表者，以解未罢之太阳，使膀胱蓄热，不为外感所束，则热更易于消散。且蝉之性，饮而不食，有小便无大便，故其蜕，又能利小便，而止大便也。愚自临证以来，遇此等证，不知凡几。医者率多束手，而投以此汤，无不愈者。若用于温疹，兼此证者，尤为妥善，以连翘、蝉蜕，实又表散温疹之妙药也。

［医案］

1. 温病

一媪，年近七旬，素患漫肿。为调治月余，肿虽就愈，而身体未复。忽于季春得温病，上焦烦热。病家自剖鲜地骨皮，煮汁饮之稍愈，又饮数次，遂滑泻不止，而烦热益甚。其脉浮滑而数，重诊无力。病家因病者年高，又素有疾病，加以上焦烦热，下焦滑泻，惴惴惟恐不愈，而愚毅然以为可治。投以滋阴宣解汤，一剂泻止，烦热亦觉轻。继用拙拟白虎加人参以山药代粳米汤，煎汁一大碗，一次只温饮一大口，防其再滑泻也，尽剂而愈。

2. 疹

一室女，感冒风热，遍身瘾疹，烦渴滑泻，又兼喘促。其脉浮数无力。愚踌躇再四,亦投以滋阴宣解汤,两剂诸病皆愈。

按:服滋阴宣解汤,皆不能出大汗,且不宜出大汗,为其阴分虚也。间有不出汗者,病亦可愈。(《医学衷中参西录·治温病方·滋阴宣解汤》)

第三节 治肺病方

一、咳 嗽

安肺宁嗽丸

[组成] 嫩桑叶一两 儿茶一两 硼砂一两 苏子炒、捣,一两 粉甘草一两

[用法] 上药五味为细末,蜜作丸三钱重,早晚各服一丸,开水送下。

[功效] 宣肺通窍,敛肺止咳。

[主治] 治肺郁痰火及肺虚热作嗽,兼治肺结核。

[配伍] 肺脏具阖辟之机,治肺之药,过于散则有碍于阖,过于敛则有碍于辟。桑得土之精气而生根皮甚黄适应夏季是其明征,故长于理肺家之病,以土生金之义也。至其叶凉而宣通,最解肺中风热,其能散可知。又善固气化,治崩带脱肛肺气旺自无诸疾,其能敛可知。敛而且散之妙用,于肺脏阖辟之机尤投合也。硼砂之性凉而滑,能通利肺窍,儿茶之性凉而涩,能安敛肺叶。二药并用,与肺之阖辟亦甚投合。又佐以苏子之降气定喘,甘草之益土生金,蜂蜜之润肺清燥,所以治嗽甚效也。

[方论] 硼砂、儿茶,医者多认为疮家专药。不知其理痰宁嗽,皆为要品。且二药外用,能解毒化腐生肌,故内服亦治肺结核,或肺中损烂,亦甚有效验。

或问:《本经》谓桑根白皮主五劳六极。此方治痨嗽,不用皮而用叶,且不用霜桑叶,而用嫩叶者何居?答曰:树之有叶,犹人

之有肺,是故人以肺为呼吸,植物即以叶为呼吸化学家谓叶能吸碳气而吐氧气。以其叶治肺,实有同声相应,同气相求之妙也。且桑根白皮,虽有补益之力,而与嗽之夹杂外感者,实有不宜。吴鞠通曾详论之,其言固不可废也。至桑叶必用嫩者,因嫩叶含有液质嫩叶采下叶蒂必出白浆,故能于人有所补益。若霜桑叶,乃干枯腐败之物,作柴用之尚可,岂可以之为药乎?(《医学衷中参西录·治肺病方·安肺宁嗽丸》)

二、喘　证

(一)参赭镇气汤

[组成]　野台参四钱　生赭石轧细,六钱　生芡实五钱　生山药五钱　萸肉去净核,六钱　生龙骨捣细,六钱　生牡蛎捣细,六钱　生杭芍四钱　苏子炒、捣,二钱

[功效]　补气养阴,降逆平喘。

[主治]　治阴阳两虚,喘逆迫促,有将脱之势。亦治肾虚不摄,冲气上干,致胃气不降作满闷。

[配伍]　仲景旋覆代赭石汤,赭石、人参并用,治"伤寒汗、吐、下解后,心下痞硬,噫气不除"。参赭镇气汤中,人参借赭石下行之力,挽回将脱之元气,以镇安奠定之,亦旋覆代赭石汤之义也。赭石诚为救颠扶危之大药也。乃如此良药,今人罕用,间有用者,不过二三钱,药不胜病,用与不用同也。且愚放胆用至数两者,非鲁莽也。诚以临证既久,凡药之性情能力及宜轻宜重之际,研究数十年,心中皆有定见而后敢如此放胆,百用不至一失。且赭石所以能镇逆气,能下有形瘀滞者,以其饶有重坠之力,于气分实分毫无损。况气虚者又佐以人参,尤为万全之策也。其药虽系石质,实与他石质不同,即未经火煅,为末服之,亦与肠胃无伤。此从精心实验而知,故敢确凿言之。

或曰:赭石质甚重坠,故《别录》谓其堕胎,诸案中如此重用赭石,以治他证犹可,以治妊妇恶阻,肠胃坚结,纵能治愈,独不近于

行险乎？答曰：此中理甚精奥，非细心研究不知也。赭石之原质，系铁七氧三化合而成，其质原与铁锈相似铁与氧气化合则生锈。铁锈善补血，赭石亦善补血。故《本经》谓其主赤沃漏下；《别录》谓其治带下，养血气；《日华》谓其治月经不止；《普济方》用治血崩。统视以上主治，则赭石善于理血养血可知。既能养血，其血足不自能荫胎乎？而《别录》谓其堕胎者，指五六月以后之胎而言也。盖五六月以后之胎，已成形体，赭石重坠有压力，故可迫之下坠。若恶阻时，胞室之血脉初次凝结，无所谓形体也。此时惟过用破血之药可以堕胎。岂善于养血之赭石，服之亦虑其堕胎乎？且恶阻至于肠胃坚结，百药不效，惟重用赭石，犹可救挽，纵有堕胎之弊，犹当权其事之轻重缓急而放胆用之。此孙思邈所谓"心欲小而胆欲大"也。况用之又断不至堕胎乎！

按：赭石色赤，氧气与铁化合之色也。其原质类铁锈，故与铁锈同色。铁锈研末服之，不妨肠胃，故赭石生研服之，亦于肠胃无损也。铁锈之生，层层作薄片，而赭石亦必层层作薄片。且其每片之两面，一面点点作凸形，一面点点作凹形者，方为真赭石。故有钉头赭石及龙眼赭石之名。

[医案]

1. 喘证

一妇人，年二十余，因与其夫反目，怒吞鸦片，已经救愈。忽发喘逆，迫促异常，须臾又呼吸顿停，气息全无，约十余呼吸之顷，手足乱动，似有蓄极之势，而喘复如故。若是循环不已，势近垂危，延医数人，皆不知为何病。后愚诊视其脉，左关弦硬，右寸无力，精思良久，恍然悟曰：此必怒激肝胆之火，上冲胃气。夫胃气本下行者也，因肝胆之火冲之，转而上逆，并迫肺气亦上逆，此喘逆迫促所由来也。逆气上干，填塞胸膈，排挤胸中大气，使之下陷。夫肺悬胸中，须臾无大气包举之，即须臾不能呼吸，此呼吸顿停所由来也此理参观第四卷升陷汤后跋语方明。迨大气蓄极而通，仍上达胸膈，鼓动肺脏，使得呼吸、逆气遂仍得施其击撞，此又病势之所以循环也。《神农本草经》载,桂枝主上气咳逆、结气、喉痹、吐吸吸不归根即吐出,其能降逆气可知。其性温而条达,能降逆气,又能升大气可知。遂单用桂枝尖三钱,煎汤饮下,须臾气息调和如常。夫以桂枝一物之微,而升陷降逆,两擅其功,以挽回人命于顷刻,诚天之生斯使独也。然非亲自经验者,又孰信其神妙如是哉。继用参赭镇气汤,去山药、苏子,加桂枝尖三钱、知母四钱,连服数剂,病不再发。此喘证之特异者,故附记于此。

按:生赭石压力最胜,能镇胃气、冲气上逆,开胸膈,坠痰涎,止呕吐,通燥结,用之得当,诚有捷效。虚者可与人参同用。

2. 呕吐

友人毛仙阁曾治一妇人,胸次郁结,饮食至胃不能下行,时作呕吐。仙阁用赭石细末六钱,浓煎人参汤送下,须臾腹中如爆竹之声,胸次、胃中俱觉通豁,至此饮食如常。

友人高夷清曾治一人,上焦满闷,艰于饮食,胸中觉有物窒塞。医者用大黄、蒌实、陷胸之品十余剂,转觉胸中积满,上至咽喉,饮水一口即溢出。夷清用赭石二两、人参六钱为方煎服,顿觉窒塞之物降至下焦。又加当归、肉苁蓉,再服一剂,降下瘀滞之物若干,病若失。

3. 呃逆

门人高如璧曾治一叟,年七十余,得呃逆证,兼小便不通,剧时觉堵塞咽喉,息不能通,两目上翻,身躯后挺,更医数人治不效。如璧诊其脉浮而无力。遂用赭石、台参、生山药、生芡实、牛蒡子为方投之,呃逆顿愈。又加竹茹服一剂,小便亦通利。

4. 痰饮

一人,伤寒病瘥后,忽痰涎上涌,堵塞咽喉几不能息。其父用手大指点其天突穴,息微通。急迎愚调治,遂用香油二两熬热,调麝香一分灌之,旋灌旋即流出痰涎若干。继用生赭石一两、人参六钱、苏子四钱煎汤,徐徐饮下,痰涎顿开。(《医学衷中参西录·治喘息方·参赭镇气汤》)

5. 疮疡

一人，当上脘处发疮，大如核桃，破后调治三年不愈。疮口大如钱，觉自内溃烂，循胁渐至背后，每日自背后以手排挤至疮口，流出脓水若干。求治于愚，自言自患此疮后，三年未尝安枕，强卧片时，即觉有气起自下焦上逆冲心。愚曰：此即汝疮之病根也。俾用生芡实一两，煮浓汁送服生赭石细末五钱，遂可安卧。又服数次，彻夜稳睡。盖气上逆者，乃冲气之上冲，用赭石以镇之，芡实以敛之，冲气自安其宅也。继用拙拟活络效灵丹（当归五钱、丹参五钱、生明乳香五钱、生明没药五钱。若为散，一剂分作四次服，温酒送下。主治气血凝滞，癥瘕，心腹疼痛，腿疼臂疼，内外疮疡，一切脏腑积聚，经络湮淤。编者注），加生黄芪、生赭石各三钱煎服，日进一剂，半月痊愈。

6. 妊娠呕吐

一妇人，连连呕吐，五六日间勺水不存，大便亦不通行，自觉下脘之处疼而且结，凡药之有味者，入口即吐；其无味者，须臾亦复吐出，医者辞不治。后愚诊视，脉有滑象，上盛下虚，疑其有妊。询之，言月信不见者五十日矣。然结证不开，危在目前。《内经》谓：有故无殒亦无殒也。遂单用赭石二两煎汤饮下。觉药力至结处不能下行，复返而吐出，继改用赭石四两，又重罗出细末两许，将余三两煎汤调细末服下，其结遂开，大便亦通，自此安然无恙，至期方产。（《医学衷中参西录·治喘息方·参赭镇气汤》）

(二)薯蓣纳气汤

[组成]　生山药一两　大熟地五钱　萸肉去净核,五钱　柿霜饼冲服,四钱　生杭芍四钱　牛蒡子炒、捣,二钱　苏子炒、捣,二钱　甘草蜜炙,二钱　生龙骨捣细,五钱

[功效]　补肾纳气，降气平喘。

[主治]　治阴虚不纳气作喘逆。

[配伍]　方中用地黄、山药以补肾，萸肉、龙骨补肝即以敛

肾,芍药、甘草甘苦化阴,合之柿霜之凉润多液,均为养阴之妙品,苏子、牛蒡又能清痰降逆,使逆气转而下行,即能引药力速于下达也。至方名薯蓣纳气汤者,因山药补肾兼能补肺,且饶有收敛之力,其治喘之功最弘也。(张锡纯《医学衷中参西录·治喘息方·薯蓣纳气汤》)

[方论] 方书谓肝肾虚者,其人即不能纳气,此言亦近理,然须细为剖析。空气中有氧气,乃养物之生气也氧气详解在后补络补管汤下。人之肺脏下无透窍,而吸入之氧气,实能隔肺胞,息息透过,以下达腹中,充养周身。肝肾居于腹中,其气化收敛,不至膨胀,自能容纳下达之气,且能导引使之归根。有时肾虚气化不摄,则上注其气于冲,以冲下连肾也。夫冲为血海,实亦主气,今因为肾气贯注,则冲气又必上逆于胃,以冲上连胃也。由是,冲气兼挟胃气上逆,并迫肺气亦上逆矣,此喘之所由来也。又《内经》谓肝主疏泄,肾主闭藏。夫肝之疏泄,原以济肾之闭藏,故二便之通行,相火之萌动,皆与肝气有关,方书所以有肝行肾气之说。今因肾失其闭藏之性,肝遂不能疏泄肾气使之下行,更迫于肾气之膨胀,转而上逆。由斯,其逆气可由肝系直透膈上,亦能迫肺气上逆矣,此又喘之所由来也。(《医学衷中参西录·治喘息方·薯蓣纳气汤》)

(三)滋培汤

[组成] 生山药一两 于术炒,三钱 广陈皮二钱 牛蒡子炒、捣,二钱 生杭芍三钱 玄参三钱 生赭石轧细,三钱 炙甘草二钱

[功效] 健脾化痰,益气养阴,止嗽平喘。

[主治] 治虚劳喘逆,饮食减少,或兼咳嗽,并治一切阴虚羸弱诸证。

[配伍] 痰郁肺窍则作喘,肾虚不纳气亦作喘。是以论喘者恒责之肺肾二脏,未有责之于脾胃者。不知胃气宜息息下行,有时不下行而转上逆,并迫肺气亦上逆即可作喘。脾体中空,能容纳诸回血管之血,运化中焦之气,以为气血宽闲之地,有时失其中

空之体,或变为紧缩,或变为胀大,以致壅激气血上逆迫肺,亦可作喘。且脾脉缓大,为太阴湿土之正象,虚劳喘嗽者,脉多弦数,与缓大之脉反对,乃脾土之病脉也。

故重用山药以滋脾之阴,佐以于术以理脾之阳,脾脏之阴阳调和,自无或紧缩、或胀大之虞。特是,脾与胃脏腑相依,凡补脾之药皆能补胃。而究之脏腑异用,脾以健运磨积,宣通津液为主;胃以熟腐水谷,传送糟粕为主。若但服补药,壅滞其传送下行之机,胃气或易于上逆,故又宜以降胃之药佐之,方中之赭石、陈皮、牛蒡是也。且此数药之性,皆能清痰涎,利肺气,与山药、玄参并用,又为养肺止嗽之要品也。用甘草、白芍者,取其甘苦化合,大有益于脾胃,兼能滋补阴分也。并治一切虚劳诸证者,诚以脾胃健壮,饮食增多,自能运化精微以培养气血也。

[方论] 或问:药之健脾胃者,多不能滋阴分,能滋阴分者,多不能健脾胃,此方中芍药、甘草同用,何以谓能兼此二长?答曰:《本经》谓芍药味苦,后世本草谓芍药味酸。究之,芍药之味苦酸皆有。陈修园笃信《本经》谓芍药但苦不酸。然嚼服芍药钱许,恒至龃齿,兼有酸味可知。若取其苦味与甘草相合,有甘苦化阴之妙甘苦化阴说始于叶天士,故能滋阴分。若取其酸味与甘草相合,有甲己化土之妙甲木味酸,己土味甘,故能益脾胃。此皆取其化出之性以为用也。

陈修园曰:芍药苦平破滞,本泻药非补药也。若与甘草同用,则为滋阴之品;与生姜、大枣、桂枝同用,则为和营卫之品;与附子、干姜同用,则能收敛元阳,归根于阴,又为补肾之品。本非补药,昔贤往往取为补药之主,其旨微矣。按:此论甚精,能示人用药变化之妙,故连类及之。(张锡纯《医学衷中参西录·治喘息方·滋培汤》)

[医案] 一人,年二十二,喘逆甚剧,脉数至七至,用一切治喘药皆不效,为制此方(滋培汤。编者注)。将药煎成,因喘剧不能服,温汤三次始服下,一剂见轻,又服数剂痊愈。(《医学衷中参

西录·治喘息方·滋培汤》)

三、肺 痈

(一)清金解毒汤

[组成] 生明乳香三钱 生明没药三钱 粉甘草三钱 生黄芪三钱 玄参三钱 沙参三钱 牛蒡子炒、捣,三钱 贝母三钱 知母三钱 三七捣细、药汁送服,二钱

[功效] 清热养阴,活血通络,益气化痰。

[主治] 治肺脏损烂,或将成肺痈,或咳嗽吐脓血者,又兼治肺结核。

[加减] 将成肺痈者去黄芪,加金银花三钱。

[医案] 一人,年四十八,咳吐痰涎甚腥臭,夜间出汗,日形羸弱。医者言不可治,求愚诊视。脉数至六至,按之无力,投以此汤(清金解毒汤。编者注),加生龙骨六钱,又将方中知母加倍,两剂汗止,又服十剂痊愈。(《医学衷中参西录·治肺病方·清金解毒汤》)

(二)清凉华盖饮

[组成] 甘草六钱 生明没药不去油,四钱 丹参四钱 知母四钱

[功效] 清泻肺热,活血消肿。

[主治] 治肺中腐烂,浸成肺痈,时吐脓血,胸中隐隐作疼,或旁连胁下亦疼者。

[加减] 病剧者加三七二钱,捣细送服。脉虚弱者,酌加人参、天冬各数钱。

[配伍] 肺痈者,肺中生痈疮也。然此证肺中成疮者,十之一二,肺中腐烂者,十之八九。故治此等证,若葶苈、皂荚诸猛烈之药,古人虽各有专方,实不可造次轻用,而清火解毒化腐生肌之品,在所必需也。甘草为疮家解毒之主药,且其味至甘,得土气最厚,故能生金益肺,凡肺中虚损糜烂,皆能愈之。是以治肺痈便

方,有单用生粉草四两煎汤,频频饮之者。而西人润肺药水,亦单有用甘草制成者。特其性微温,且有壅滞之意,而调以知母之寒滑,则甘草虽多用无碍,且可借甘草之甘温,以化知母之苦寒,使之滋阴退热,而不伤胃也。丹参性凉清热,色赤活血,其质轻松,其味微辛,故能上达于肺,以宣通脏腑之毒血郁热而消融之。乳香、没药同为疮家之要药,而消肿止疼之力,没药尤胜,故用之以参赞丹参,而痈疮可以内消。三七化瘀解毒之力最优,且化瘀血而不伤新血,其解毒之力,更能佐生肌药以速于生肌,故于病之剧者加之。至脉虚者,其气分不能运化药力,方虽对证无功,又宜助以人参。而犹恐有肺热还伤肺之虞,是以又用天冬以解其热也。

[医案] 一人,年三十余,昼夜咳嗽,吐痰腥臭,胸中隐隐作疼,恐成肺痈,求为诊治。其脉浮而有力,右胜于左,而按之却非洪实。投以清金解毒汤(生明乳香三钱、生明没药三钱、粉甘草三钱、生黄芪三钱、玄参三钱、沙参三钱、牛蒡子三钱、贝母三钱、知母三钱、三七二钱。主治肺脏损烂,或将成肺痈,或咳嗽吐脓血者,又兼治肺结核。编者注),似有烦躁之意,大便又滑泻一次。自言从前服药,略补气分,即觉烦躁,若专清解,又易滑泻,故屡次延医无效也。遂改用粉甘草两半,金银花一两、知母、牛蒡子各四钱,煎汤一大碗,分十余次温饮下,俾其药力常在上焦,十剂而愈。后两月,因劳力过度旧证复发,胸中疼痛甚于从前,连连咳吐,痰中兼有脓血。再服前方不效,为制此汤(清凉华盖散。编者注),两剂疼止。为脉象虚弱,加野台参三钱,天冬四钱,连服十剂痊愈。

徐灵胎曰:苏州钱复庵咳血不止,诸医以血证治之,病益剧。余往诊,见其吐血满地,细审血中似有脓而腥臭。因谓之曰:此肺痈也,脓已成矣。《金匮》云:脓成则死。然有生者。余遂多方治之,病家亦始终相信,一月而愈。盖余平日,因此证甚多,集唐人以来验方,用清凉之药以清其火,滋肺之药以养其血,滑降之药以祛其痰,芳香之药以通其气,更以珠黄之药解其毒,金石之药填其空,兼数法而行之,屡试必效。今治复庵,亦兼此数法而痊。

按:此论诚为治肺痈者之准绳,故录之。

四、肺　痨

黄芪膏

[组成]　生箭芪四钱　生石膏搗细,四钱　鲜茅根切碎、如无鲜者可用干者二钱代之,四钱　粉甘草细末,二钱　生怀山药细末,三钱　净蜂蜜一两

[用法]　上药六味,先将黄芪、石膏、茅根煎十余沸去渣,澄取清汁二杯,调入甘草、山药末同煎,煎时以箸搅之,勿令二末沉锅底,一沸其膏即成。再调入蜂蜜,令微似沸,分三次温服下,一日服完,如此服之,久而自愈。然此乃预防之药,喘嗽未犯时,服之月余,能拔除病根。

[功效]　健脾补肺,滋阴清热。

[主治]　治肺有劳病,薄受风寒即喘嗽,冬时益甚者。

[配伍]　故用黄芪以补肺之阳,山药以滋肺之阴,茅根以通肺之窍,俾肺之阴阳调和,窍络贯通,其阖辟之力自适均也。用石膏者,因其凉而能散,其凉也能调黄芪之热,其散也能助茅根之通也。用甘草者,因其味甘,归脾益土,即以生金也。用蜂蜜者,因其甘凉滑润,为清肺润肺,利痰宁嗽之要品也。

茅根不但中空,周遭廾上兼有十余小孔,乃通体玲珑之物,与肺胞之形体大有相似,故善通肺胞之窍络。又治病之法,当兼取对宫之药,茅根系崔苇之属,于卦为震,禀初春少阳之气,升而能散,原肺脏对宫,肝家之药也。夫肺金主敛,肝木主散,此证因肺金之敛太过,故用茅根导引肝木之气,入肺以宣散之,俾其阖辟之机自若,而喘嗽均不作矣。

[方论]　肺胞之体,原玲珑通彻者也。为其玲珑通彻,故其阖辟之机,而司呼吸之气。其阖辟之机无碍,即呼吸之气自如也。有时肺脏有所损伤,其微丝血管及肺胞涵津液之处,其气化皆湮

淤凝滞,致肺失其玲珑之体,即有碍于阖辟之机,呼吸即不能自如矣。然当气候温和时,肺叶舒畅,呼吸虽不能自如,犹不至甚剧。有时薄受风寒,及令届冱寒之时,肺叶收缩,则瘀者益瘀,能阖而不能辟,而喘作矣。肺中之气化,瘀而且喘,痰涎壅滞,而嗽亦作矣。

或问:凡药之名膏者,皆用其药之原汁,久而熬炼而成膏。今仅取黄芪、石膏、茅根之清汁,而调以山药、甘草之末与蜜,以成膏者何以?答曰:古人煎药。皆有火候,及药之宜先入后入,或浸水掺入;及药之宜汤、宜膏、宜丸、宜散之区别,然今人不讲久矣。如此方黄芪、茅根过炼,则宣通之力微,石膏过炼,则清凉之力减,此三味所以不宜熬膏也。然犹恐药入胃之后,由中焦而直趋下焦,其力不能灌注于肺,故加山药、蜂蜜之润而黏,甘草之和而缓者,调入成膏。使人服之,能留恋胃中不遽下,俾其由胃输脾、由脾达肺也。

或曰:调之成膏者,恃山药、蜂蜜也。至甘草何不与黄芪、石膏同煎取汁,而亦为末调入?答曰:西人谓甘草微有苟苟即薄荷辣之味,煎之则甘味减,而苟辣之味转增。是以西人润肺之甘草水,只以开水浸之,取其味甘且清轻之气上升也。此方将甘草调入汤中,此煎一沸,亦犹西人作甘草水之意也。(张锡纯《医学衷中参西录·治肺病方·黄芪膏》)

五、肺 痿

(一)清金益气汤

[组成] 生黄芪三钱 生地黄五钱 知母三钱 粉甘草三钱 玄参三钱 沙参三钱 川贝母去心,二钱 牛蒡子炒、捣,三钱

[功效] 益气养阴,润肺化痰。

[主治] 治尪羸少气,劳热咳嗽,肺痿失音,频吐痰涎,一切肺金虚损之病。

[医案] 一妇人,年四十,上焦发热,咳吐失音,所吐之痰自

觉腥臭,渐渐羸瘦,其脉弦而有力。投以清火润肺之药,数剂不效。为制此汤(清金益气汤。编者注),于大队清火润肺药中,加生黄芪一味以助元气,数剂见轻,十余剂后,病遂痊愈。

或问:脉既有力矣,何以复用补气之药?答曰:脉之有力,有真有假。凡脉之真有力者,当于敦厚和缓中见之,此脾胃之气壮旺,能包括诸脏也脾胃属土,能包括金、木、水、火诸脏腑。其余若脉象洪而有力,多系外感之实热。若滑而有力,多系中焦之热痰。若弦而有力,多系肝经之偏盛,尤为有病之脉,此证之脉是也。盖肺属金,肝属木,金病不能镇木,故脉现弦而有力之象。此肝木横恣,转欲侮金之象也。凡肺痿、肺痈之病,多有胁下疼者,亦系肝木偏胜所致。

一人,年三十余,肺中素郁痰火,又为外感拘束,频频咳嗽,吐痰腥臭。恐成肺痈,求为诊治。其脉浮而有力,关前兼滑。遂先用越婢汤(麻黄、石膏、生姜、甘草、大枣。编者注),解其外感,咳嗽见轻,而吐痰腥臭如故。次用葶苈生者三钱纱袋装之大枣七枚劈开汤,泻其肺中壅滞之痰,间日一服。又用三七、川贝、粉甘草、金银花为散,鲜地骨皮煎汤,少少送服,日三次。即用葶苈大枣汤之日,亦服一次。如此调治数日,葶苈大枣汤用过三次,痰涎顿少,亦不腥臭。继用清金益气汤,贝母、牛蒡子各加一钱,连服十余剂,以善其后。(《医学衷中参西录·治肺病方·清金益气汤》)

(二)宁嗽定喘饮

[组成]　生怀山药两半　甘蔗自然汁一两　酸石榴自然汁六钱　生鸡子黄四个

[用法]　先将山药煎取清汤一大碗,再将余三味调入碗中,分三次温饮下,约两点钟服一次。

[功效]　健脾益气,养阴生津。

[主治]　治伤寒温病,阳明大热已退,其人或素虚或在老年,至此益形怯弱,或喘或嗽或痰涎壅盛,气息似甚不足者。

若药亦凉,再服时须将药碗置开水中温之,然不可过热,恐鸡子黄熟,服之即无效。

[医案] 一周姓叟,年近七旬,素有痨疾,且又有鸦片嗜好,于季秋患温病,阳明腑热炽盛,脉象数而不实,喘而兼嗽,吐痰稠黏。投以白虎加人参汤,以生山药代粳米。一剂,大热已退,而喘嗽仍不愈,且气息微弱,似不接续。其家属惶恐,以为难愈。且言如此光景,似难再进药。愚曰:勿须用药,寻常服食之物即可治愈矣。为开此方(宁嗽定喘饮。编者注),病家视之,果系寻常食物。知虽不对证,亦无妨碍。遂如法服之,二剂痊愈。(《医学衷中参西录·治伤寒温病同用方》)

(三)一味莱菔子汤

[组成] 莱菔子_{生者一两、熟者一两}

[用法] 共捣碎,煎汤一大茶杯,顿服之。

[功效] 宽胸化痰。

[主治] 治寒温结胸,其证胸膈痰饮,与外感之邪互相凝结,上塞咽喉,下滞胃口,呼吸不利,满闷短气,饮水不能下行,或转吐出。兼治疫证结胸。

[医案] 奉天烟酒公卖局科员许寿庵,年二十余,得温病。三四日觉中脘郁结,饮食至其处不下行,仍上逆吐出。来院求为诊治。其脉沉滑而实,舌苔白而微黄。表里俱觉发热,然不甚剧。自言素多痰饮,受外感益甚。因知其中脘之郁结,确系外感之邪与痰饮相凝滞也。先投以荡胸汤(蒌仁二两、生赭石二两、苏子六钱、芒硝四钱。主治寒温结胸,其证胸膈痰饮,与外感之邪互相凝结,上塞咽喉,下滞胃口,呼吸不利,满闷短气,饮水不能下行,或转吐出。兼治疫证结胸。编者注),两点钟后,仍复吐出。为拟此方(指一味莱菔子汤。编者注),一剂结开,可受饮食。继投以清火理痰之品,两剂痊愈。

按:此证若服荡胸汤,将方中赭石细末留出数钱,开水送下,再服汤药亦可不吐,其结亦必能开。非莱菔子汤之力胜于荡胸汤也,而试之偶效,尤必载此方者,为药性较荡胸汤尤平易,临证者与病家,皆可放胆用之而无疑也。若此方不效者,亦可改用荡胸汤,先将赭石细末送下数钱之法。(《医学衷中参西录·治伤寒温病同用方·一味莱菔子汤》)

第四节　治心病方

一、心悸不寐

(一)安魂汤

[组成]　龙眼肉六钱　酸枣仁炒、捣四钱　生龙骨捣末,五钱　生牡蛎捣末,五钱　清半夏三钱　茯苓片三钱　生赭石轧细,四钱

[功效]　养心安神,豁痰定悸。

[主治]　治心中气血虚损,兼心下停有痰饮,致惊悸不眠。

[配伍]　方书谓痰饮停于心下,其人多惊悸不寐。盖心,火也,痰饮,水也。火畏水刑,故惊悸至于不寐也。然痰饮停滞于心下者,多由思虑过度,其人心脏气血,恒因思虑而有所伤损。故方中用龙眼肉以补心血,酸枣仁以敛心气,龙骨、牡蛎以安魂魄,半夏、茯苓以清痰饮,赭石以导引心阳下潜,使之归藏于阴,以成瞌睡之功也。

[医案]

一媪,年五十余,累月不能眠,屡次服药无效。诊其脉有滑象,且其身形甚丰腴。知其心下停痰也。为制此汤(安魂汤。编者注),服两剂而愈。

一妇人,年三十许,一月之间未睡片时,自言倦极仿佛欲睡,即无端惊恐而醒。诊其脉左右皆有滑象,遂用苦瓜蒂十枚,焙焦轧细,空心时开水送服,吐出胶痰数碗,觉心中异常舒畅,于临眠之先又送服熟枣仁细末二钱,其夜遂能安睡。后又调以利痰养心安神之药,连服十余剂,其证永不反复矣。(《医学衷中参西录·

治心病方·安魂汤》)

(二)半夏秫米汤

[组成]　半夏一钱　秫米五钱

[用法]　《内经》邪客篇有治目不得瞑方。用流水千里以外者八升,扬之万遍,取其清五升煮之,炊以苇薪。水沸,置秫米一升,制半夏制好之半夏五合,徐炊令竭为一升半。去其渣,饮汁一小杯,日三稍益,以知为度知觉好也。故其病新发者,覆杯则卧,汗出而已矣,久则三饮而已也。

水用长流水,更扬之万遍,名曰:"劳水",取其甘缓能滋养也。薪用苇薪,取其能畅发肾气上升,以接引心气下降,而交其阴阳也。观古人每处一方,并其所用之薪与水及其煎法、服法,莫不详悉备载,何其用心之周至哉!

[功效]　通阴阳,和脾胃。

[主治]　失眠不寐。

[配伍]　观此方之义,其用半夏,并非为其利痰,诚以半夏生当夏半,乃阴阳交换之时,实为由阳入阴之候,故能通阴阳和表里,使心中之阳渐渐潜藏于阴,而入睡乡也。秫米即芦稷之米俗名高粱,取其汁浆稠润甘缓,以调和半夏之辛烈也。

[医案]　门生高如璧治天津河北玄纬路刘姓,年四十二,四月未尝少睡,服药无效,问治法于愚,告以半夏秫米汤方。如璧因其心下发闷,遂变通经方,先用鲜莱菔四两切丝,煎汤两茶杯,再用其汤煎清半夏四钱服之。时当晚八点钟,其人当夜即能安睡,连服数剂,心下之满闷亦愈。

按:《内经》之方多奇验,半夏秫米汤,取半夏能通阴阳,秫米能和脾胃,阴阳通、脾胃和,其人即可安睡。故《内经》谓:饮药后,覆杯即瞑。言其效之神速也。乃后世因其药简单平常,鲜有用者,则良方竟埋没矣。(张锡纯《医学衷中参西录·治心病方·安魂汤》)

(三)定心汤

[组成]　龙眼肉-两　酸枣仁炒、捣，五钱　萸肉去净核，五钱　柏子仁炒、捣，四钱　生龙骨捣细，四钱　生牡蛎捣细，四钱　生明乳香-钱　生明没药-钱

[功效]　滋阴养心，安神止悸。

[主治]　治心虚怔忡。

[加减]　心因热怔忡者，酌加生地数钱，若脉沉迟无力者，其怔忡多因胸中大气下陷，详观拙拟升陷汤后跋语及诸案自明治法。

[配伍]　《内经》谓"心藏神"，神既以心为舍宇，即以心中之气血为保护，有时心中气血亏损，失其保护之职，心中神明遂觉不能自主而怔忡之疾作焉。故方中用龙眼肉以补心血，枣仁、柏仁以补心气，更用龙骨入肝以安魂，牡蛎入肺以定魄。魂魄者心神之左辅右弼也，且二药与萸肉并用，大能收敛心气之耗散，并三焦之气化亦可因之团聚。特是心以行血为用，心体常有舒缩之力，心房常有启闭之机，若用药一于补敛，实恐于舒缩启闭之运动有所妨碍，故又少加乳香、没药之流通气血者以调和之。其心中兼热用生地者，因生地既能生血以补虚，尤善凉血而清热，故又宜视热之轻重而斟酌加之也。

[方论]　西人论心跳证有真假。真者，手扪之实觉其跳；假者，手扪之不觉其跳。其真跳者又分两种：一为心体自病，若心房门户变大小窄阔之类，可用定心汤，将方中乳香、没药皆改用三钱，更加当归、丹参各三钱；一为心自不病，因身弱而累心致跳，当用第一卷治痨瘵诸方治之。至假心跳即怔忡证也，其收发血脉之动力，非大于常率，故以手扪之不觉其跳。特因气血虚而神明亦虚，即心之寻常舒缩，徐徐跳动，神明当之，亦若有冲激之势，多生惊恐，此等证治以定心汤时，磨取铁锈水煎药更佳。至于用铁锈之说，不但如西人之说，取其能补血分，实借其镇重之力以安心神也。惟怔忡由于大气下陷者，断不宜用。

二、癫 狂

(一)荡痰汤

[组成]　生赭石轧细,二两　大黄一两　朴硝六钱　清半夏三钱　郁金三钱

[功效]　重镇开窍,清热化痰。

[主治]　治癫狂失心,脉滑实者。(《医学衷中参西录·治癫狂方·荡痰汤》)

(二)荡痰加甘遂汤

[组成]　生赭石轧细,二两　大黄一两　朴硝六钱　清半夏三钱　郁金三钱　甘遂末二钱

[用法]　他药煎好,将甘遂末调汤中服。

[功效]　重镇开窍,清热化痰。

[主治]　治癫狂失心,脉滑实,顽痰凝结之甚者。

[注意事项]　凡用甘遂,宜为末,水送服。或用其末,调药汤中服。若入汤剂煎服,必然吐出。又凡药中有甘遂,不可连日服之,必隔两三日方可再服,不然亦多吐出。又其性与甘草相反,用者须切记。

按:甘遂性猛烈走窜,后世本草,称其以攻决为用,为下水之圣药。痰亦水也,故其行痰之力,亦百倍于他药。非其证大实不可轻投。

[方论]　神明之功用,原心与脑相辅而成。愚于资生汤(生山药一两、玄参五钱、于术三钱、生鸡内金二钱、牛蒡子三钱。主治劳瘵羸弱已甚,饮食减少,喘促咳嗽,身热脉虚数者,闭经。编者注)、定心汤后曾发明之。癫狂之证,乃痰火上泛,瘀塞其心与脑相连窍络,以致心脑不通,神明皆乱。故方中重用赭石,借其重坠之力,摄引痰火下行,俾窍络之塞者皆通,则心与脑能相助为理,神明自复其旧也。是以愚治此证之剧者,赭石恒有用至四两者,且又能镇甘遂使之专于下行,不至作呕吐也。

癫者,性情颠倒,失其是非之明。狂者,无所畏惧,妄为妄言,甚或见闻皆妄。大抵此证初起,先微露癫意,继则发狂。狂久不愈,又渐成癫,甚或知觉全无。盖此证,由于忧思过度,心气结而不散,痰涎亦即随之凝结。又加以思虑过则心血耗,而暗生内热。痰经热炼,而胶黏益甚,热为痰锢,而消解无从。于是痰火充溢,将心与脑相通之窍络,尽皆瘀塞,是以其神明淆乱也。其初微露癫意者,痰火犹不甚剧也,迨痰火积而益盛,则发狂矣。是以狂之甚者,用药下其痰,恒作红色,痰而至于红,其热可知。迨病久,则所瘀之痰,皆变为顽痰。其神明淆乱之极,又渐至无所知觉而变为癫证。且其知觉欲无,从前之忧思必减,其内热亦即渐消,而无火以助其狂,此又所以变为癫也。然其初由癫而狂易治,其后由狂而癫难治。故此证,若延至三四年者,治愈者甚少。

[医案]

曾治一少年癫狂,医者投以大黄六两,连服两剂,大便不泻。后愚诊视,为开此方(荡痰加甘遂汤。编者注),惟甘遂改用三钱。病家谓,从前服如许大黄,未见行动,今方中止用大黄两许,岂能效乎? 愚曰:但服,无虑也。服后,大便连泻七八次,降下痰涎若干,癫狂顿愈。见者以为奇异,彼盖不知甘遂三钱之力,远胜于大黄六两之力也。痰脉多滑,然非顽痰也。愚治此证甚多。凡癫狂之剧者,脉多瘀塞,甚或六脉皆不见,用开痰药通之,其脉方出,以是知顽痰之能闭脉也。

曾治一少妇癫狂,强灌以药,不能下咽。遂俾以朴硝代盐,每饭食之,病人不知,月余而愈。诚以朴硝咸寒属水,为心脏对宫之药,以水胜火,以寒胜热,能使心中之火热消解无余,心中之神明,自得其养,非仅取朴硝之能开痰也。(《医学衷中参西录·治癫狂方·荡痰加甘遂汤》)

(三)加味磁朱丸

[组成]　磁石能吸铁者、研极细水飞出、切忌火煅,二两　赭石二两　清半夏二两　朱砂一两

[用法] 上药各制为细末,再加酒曲半斤,轧细过罗,可得细曲四两。炒熟二两,与生者二两,共和药为丸,桐子大。铁锈水煎汤,送服二钱,日再服。

[功效] 重镇安神,化痰止痉。

[主治] 治痫风。

[配伍] 磁石,为铁氧二种原质化合,含有磁气。其气和异性相引,同性相拒,颇类电气,故能吸铁。煅之则磁气全无,不能吸铁,用之即无效。然其石质甚硬,若生用入丸散中,必制为极细末,再以水飞之,用其随水飞出者方妥。或和水研之,若拙拟磨翳散之研飞炉甘石法,更佳。朱砂无毒,而煅之则有毒。按化学之理,朱砂原硫黄、水银二原质合成。故古人书皆谓朱砂内含真汞,汞即水银也。若煅之,则仍将分为硫黄、水银二原质,所以有毒。又原方原用神曲,而改用酒曲者,因坊间神曲窨发皆未能如法,多带酸味,转不若造酒曲者,业有专门,曲发甚精,用之实胜于神曲也。

磁朱丸方,乃《千金方》中治目光昏耗,神水宽大之圣方也。李濒湖解曰:磁石入肾,镇养真阴,使肾水不外移。朱砂入心,镇养心血,使邪火不上侵。佐以神曲消化滞气,温养脾胃生发之气。乃道家媒合婴儿姹女之理。

按:道家以肾为婴儿,心为姹女,脾为黄婆。每当呼气外出之时,肾气随呼气上升,是婴儿欲有求于姹女也。当此之际,即借脾土镇静之力,引心气下降,与肾气相会。此所谓心肾相交,即道家所谓黄婆媒合婴儿姹女之理也。然从前但知治眼疾而不知治痫风。至柯韵伯称此方治痫风如神,而愚试之果验。然不若加赭石、半夏之尤为效验也。

此方所以能治痫风者,因痫风之根伏藏于肾。有时肾中相火暴动,痫风即随之而发。以致痰涎上涌,昏不知人。夫相火为阴中之火,与雨间之电气为同类。夫电气喜缘铁传递,磁石中含铁质,且能吸铁,故能伏藏电气,即兼能伏藏与电气同类之相火也。

又相火之发动,恒因君火之潜通,有朱砂之宁静心火,则相火愈不妄动矣。又电气入土则不能发声。故喻嘉言谓,伏制阴分之火,当以培养脾土为主。盖以土能制电,即能制水中之火,有神曲以温补脾胃,则相火愈深潜藏矣。原方只此三味,为加赭石、半夏者,诚以痫风之证,莫不气机上逆,痰涎上涌。二药并用,既善理痰,又善镇气降气也。送以铁锈汤者,以相火生于命门,寄于肝胆,相火之暴动实于肝胆有关。此肝胆为木脏,即为风脏,内风之煽动,亦莫不于肝胆发轫;铁锈乃金之余气,故取金能制木之理,镇肝胆以熄内风;又取铁能引电之理,借其重坠之性,以引相火下行也。

[医案]　友人祁伯卿之弟患痫风,百药不效。后得一方,用干熊胆,若黄豆粒大一块约重分半。凉水少许浸开服之冬月宜温水浸开温服,数次而愈。伯卿向愚述之,因试其方果效。(《医学衷中参西录·治痫风方·加味磁朱丸》)

(四)调气养神汤

[组成]　龙眼肉八钱　柏子仁五钱　生龙骨捣碎,五钱　生牡蛎捣碎,五钱　远志不炙,二钱　生地黄六钱　天门冬四钱　甘松二钱　生麦芽三钱　菖蒲二钱　甘草钱半　镜面朱砂研细用头次煎药汤两次送服,三分

[用法]　磨取铁锈浓水煎药。

[功效]　补血养心,重镇安神。

[主治]　治其人思虑过度,伤其神明。或更因思虑过度,暗生内热,其心肝之血,消耗日甚,以致心火肝气,上冲头部,扰乱神经,致神经失其所司,知觉错乱,以是为非,以非为是,而不至于疯狂过甚者。

[配伍]　此乃养神明、滋心血、理肝气、清虚热之方也。龙眼肉色赤入心,且多津液,最能滋补血分,兼能保合心气之耗散,故以之为主药。柏树杪向西北,禀金水之精气,其实采于仲冬,饮受霜露,且多含油质,故善养肝,兼能镇肝水能养木,金能镇木,又与龙骨、牡蛎之善于敛戢肝火、肝气者同用,则肝火、肝气自不挟心火

上升,以扰乱神经也。用生地黄者,取其能泻上焦之虚热,更能助龙眼肉生血也。用天门冬者,取其凉润之性,能清心宁神,即以开燥痰也。用远志、菖蒲者,取其能开心窍、利痰涎,且能通神明也。用朱砂、铁锈水者,以其皆能镇安神经,又能定心平肝也。用生麦芽者,诚以肝为将军之官,中寄相火,若但知敛之镇之,或激动其反应之力,故又加生麦芽,以将顺其性,盖麦芽炒用能消食,生用则善舒肝气也。至于甘松,即西药中之缬草,其性在中医用之以清热、开瘀、逐痹,在西医则推为安养神经之妙药,而兼能治霍乱转筋,盖神经不失其所司,则筋可不转,此亦足见安养神经之效也。此取西说,以补中说所未备也。惟甘松在中药中医者罕用。若恐其陈蠹乏力,可向西药房中买缬草用之。(《医学衷中参西录·治癫狂方·调气养神汤》)

(五)通变黑锡丹

[**组成**]　铅灰研细,二两　硫化铅研细,一两　麦曲炒熟,两半

[**用法**]　上三味,水和为丸,桐子大。每服五六丸,多至十丸。用净芒硝四五分,冲水送服。若服药后,大便不利者铅灰、硫化铅皆能涩大便,芒硝又宜多用。

取铅灰法用黑铅数斤,熔化后,其面上必有浮灰。屡次熔化,即可屡次取之。

制硫化铅法用黑铅四两,铁锅内熔化。再用硫黄细末四两,撒于铅上。硫黄皆着,急用铁铲拌炒。铅经硫黄烧炼,结成砂子,取出晾冷,碾轧成饼者系未化透之铅去之,余者,再用乳钵研极细。

[**功效**]　重镇解毒,祛痰止痫。

[**主治**]　治痫风。

[**配伍**]　古方有黑锡丹,用硫黄与铅化合,以治上热下凉,上盛下虚之证,洵为良方。而犹未尽善者,因其杂以草木诸热药,其性易升浮,即不能专于下达。向曾变通其方,专用硫化铅,和熟麦曲为丸。以治痫风数日一发者,甚有效验。乃服至月余,因觉热停服,旬余病仍反复。遂又通变其方,多用铅灰,少用硫化铅,俾

其久服不致生热,加以累月之功,痫风自能除根。更佐以健脾、利痰、通络、清火之汤剂,治法尤为完善七卷中有愈痫丹方宜参观。(《医学衷中参西录·治痫风方·通变黑锡丹》)

(六)一味铁氧汤

[**组成**]　方用长锈生铁和水磨取其锈,磨至水皆红色,煎汤服之。

[**功效**]　镇肝降逆,补养血分。

[**主治**]　治痫风及肝胆之火暴动成胁疼,或头疼目眩,或气逆喘吐,上焦烦热,至一切上盛下虚之证皆可。用其汤煎药,又兼能补养血分。

[**配伍**]　化学家名铁锈为铁氧,以铁与氧气化合而成锈也。其善于镇肝胆者,以其为金之余气,借金以制木也。其善治上盛下虚之证者,因其性重坠,善引逆上之相火下行。相火为阴中之火,与电气为同类,此即铁能引电之理也。其能补养血分者,因人血中原有铁锈,且取铁锈嗅之,又有血腥之气,此乃以质补质,以气补气之理。且人身之血,得氧气则赤,铁锈原铁与氧气化合,故能补养血分也。西人补血之药,所以有铁酒。

[**方论**]　西药治痫风者,皆系麻醉脑筋之品,强制脑筋使之不发,鲜能被除病根。然遇痫风之剧而且勤,身体羸弱,不能支持者,亦可日服其药两次,以图目前病不反复,而徐以健脾、利痰、通络、清火之药治之。迨至身形强壮,即可停止西药,而但治以健脾、利痰、通络、清火之品。或更佐以镇惊若朱砂、磁石类、祛风若蜈蚣、全蝎类、透达脏腑若麝香、牛黄类之品,因证制宜,病根自能拔除无余也。

[**医案**]

一六岁幼女,初数月一发痫风,后至一日数发,精神昏昏若睡,未有醒时。且两目露睛,似兼慢惊。遂先用《福幼编》治慢惊之方治之,而露睛之病除。继欲治其痫风,偶忆方书有用三家磨刀水洗疮法。因思三乃木数,可以入肝,铁锈又能镇肝,以其水煎药,必能制肝胆上冲之火,以熄内风。乃磨水者,但以水贮罐中,而煎药者,误认为药亦在内,遂但煎其水服之,其病竟愈。后知药未服,仍欲煎服。愚曰:磨刀水既对证,药可不服。自此日煎磨刀水服两次。连服数日,痫风永不再发。

一人,年三十许,痫风十余年不愈,其发必以夜。授以前加味磁朱丸方(磁石二两、赭石二两、清半夏二两、朱砂一两。制为细末,再加酒曲半斤,轧细过罗,可得细曲四两。炒熟二两,与生者二两,共和药为丸,桐子大。铁锈水煎汤,送服二钱,日再服。主治痫风。编者注),服之而愈。

友人韩鳌廷曾治一人,当恼怒之后,身躯忽然后挺,气息即断,一日数次。鳌廷诊其脉,左关虚浮。遂投以萸肉去净核、龙骨、牡蛎皆不用煅、白芍诸药,用三家磨刀水煎之,一日连服两剂,病若失。

第五节 治脾胃病方

一、呕 吐

(一)薯蓣半夏汤

[组成] 生山药轧细,一两　清半夏一两

[用法] 上二味,先将半夏用微温之水淘洗数次,不使分毫有矾味。用做饭小锅勿用药瓶煎取清汤约两杯半,去渣调入山药细末,再煎两三沸,其粥即成,和白砂糖食之。

[功效] 健脾和胃,降逆止呕。

[主治] 治胃气上逆,冲气上冲,以致呕吐不止,闻药气则呕吐益甚,诸药皆不能下咽者。

[加减] 若上焦有热者,以柿霜代砂糖,凉者用粥送服干姜细末半钱许。

[配伍] 从来呕吐之证,多因胃气冲气并而上逆。

半夏为降胃安冲之主药。故《金匮》治呕吐,有大、小半夏汤。故是呕者,最忌矾味,而今之坊间鬻者,虽清半夏亦有矾,故必将矾味洗净,而后以治呕吐,不至同于抱薪救火也。其多用至一两者,诚以半夏味本辛辣,因坊间治法太过,辣味全消,又经数次淘洗,其力愈减,必额外多用之,始能成降逆止呕之功也。而必与山药作粥者,凡呕吐之人,饮汤则易吐,食粥则借其稠黏留滞之力,可以略存胃腑,以待药力之施行。且山药,在上大能补肺生津,则多用半夏,不虑其燥,在下大能补肾敛冲,则冲气得养,自安其位。且与半夏皆无药味,故用于呕吐甚剧,不能服药者尤宜也。

[**方论**]　吐后口舌干燥,思饮水者,热也。吐后口舌湿润,不思饮水者,凉也。若呕吐既久,伤其津液,虽有凉者亦可作渴,又当细审其脉,滑疾为热,弦迟为凉。滑而无力,为上盛下虚,上则热而下或凉。弦而有力,为冲胃气逆,脉似热却非真热。又当问其所饮食,消化与否,所呕吐者,改味与否,细心询问体验,自能辨其凉热虚实不误也。

[**注意事项**]　故是呕者,最忌矾味,而今之坊间鬻者,虽清半夏亦有矾,故必将矾味洗净,而后以治呕吐,不至同于抱薪救火也。

[**医案**]　有因"胆倒"而呕吐者,《续名医类案》载:许宣治一儿十岁,从戏台倒跌而下,呕吐苦水,绿如菜汁。许曰:此"胆倒"也,胆汁倾尽则死矣。方用温胆汤,加枣仁、代赭石,正其胆腑,可名正胆汤,一服吐止。(《医学衷中参西录·治呕吐方·薯蓣半夏粥》)

(二)镇逆汤

[**组成**]　生赭石轧细,六钱　青黛二钱　清半夏三钱　生杭芍四钱　龙胆草三钱　吴茱萸一钱　生姜二钱　野台参二钱

[**功效**]　重镇降逆,清泻胆火,和胃止呕。

[**主治**]　治呕吐,因胃气上逆,胆火上冲者。(《医学衷中参

西录·治呕吐方·镇逆汤》)

二、噎膈

参赭培气汤

[组成] 潞党参六钱　天门冬四钱　生赭石轧细,八钱　清半夏三钱　淡苁蓉四钱　知母五钱　当归身三钱　柿霜饼服药后含化徐徐咽之,五钱

[功效] 益气养阴,降逆止呕,润肠通便。

[主治] 治膈食第五期《衷中参西录》第三卷论胃病噎膈治法及反胃治法宜参看。

[加减] 若服数剂无大效,当系贲门有瘀血,宜加三棱、桃仁各二钱。大便秘者,可加代赭石。

[配伍] 人之一身,自飞门以至魄门,一气主之,亦一气悬之。故人之中气充盛,则其贲门胃之上口宽展,自能容受水谷,下通幽门胃之下口以及小肠大肠,出为二便,病何由而作? 若中气衰惫,不能撑悬于内,则贲门缩小,以及幽门、小肠、大肠皆为之紧缩。观膈证之病剧者,大便如羊矢,固因液短,实亦肠细也。况中气不旺,胃气不能息息下降,而冲气转因胃气不降,而乘虚上干,致痰涎亦随逆气上并,以壅塞贲门。夫此时贲门已缩如藕孔,又加逆气痰涎以壅塞其间,又焉能受饮食以下达乎。

故治此证者,当以大补中气为主,方中之人参是也。以降逆安冲为佐,以清痰理气为使,方中之赭石、半夏、柿霜是也。又虑人参性热、半夏性燥,故又加知母、天冬、当归、柿霜以清热润燥、生津生血也。用苁蓉者,以其能补肾,即能敛冲,冲气不上冲,则胃气易于下降。且患此证者,多有便难之虞,苁蓉与当归、赭石并用,其润便通结之功又甚效也。

[鉴别] 仲景《伤寒论》有旋覆代赭石汤,原治伤寒汗、吐、下解后,心下痞硬,噫气不除。周扬俊、喻嘉言皆谓,治膈证甚效。拙拟此方,重用赭石,不用旋覆花者,因旋覆花《本经》原言味咸,

今坊间所鬻旋覆花,苦而不咸,用之似无效验。惟邑武帝台为汉武帝筑台望海之处,地多咸卤,周遭所产旋覆花,大于坊间鬻者几一倍,其味咸而兼辛,以治膈食甚效,诚无价之良药也。夫植物之中,含咸味者甚少,惟生于咸卤之地,故能饶有咸味,与他处产者迥异。为僻在海滨,无人采取购买,其处居民亦不识为药物俗名六月兰,但取其作柴,惜哉!

[**方论**] 或问:《本经》旋覆花,未言苦亦未言辛。药坊之苦者,既与《本经》之气味不合,岂武帝台之辛者,独与《本经》之气味合乎?答曰:古人立言尚简,多有互文以见义者。《本经》为有文字后第一书,其简之又简可知。故读《本经》之法,其主治未全者,当于气味中求之;其气味未全者,即可于主治中求之。旋覆花《本经》载其主结气,胁下满,惊悸,除水,去五脏间寒热,补中下气。三复《本经》主治之文,则覆花当为平肝降气之要药,应借金之辛味,以镇肝木,其味宜咸而兼辛明矣。至于苦味,性多令人涌吐,是以旋覆花不宜兼此味也。且其花开于六月,而能预得七月庚金之气,故《尔雅》又名之曰"盗庚"。庚者金也,其味辛也,顾其名而思其义,则旋覆花宜咸而兼辛尤明矣。有用拙拟之方者,有可用之旋覆花,其味不至甚苦,亦可斟酌加入也。

[**医案**]

奉天北镇县萧叟,年六十七岁,友人韩玉书之戚也。得膈证延医治不愈。迁延五六月,病浸加剧,饮水亦间有难下之时。因玉书介绍,来院求为诊治。其脉弦长有力,右部尤甚。知其冲气上冲过甚,迫其胃气不下降也。询其大便,干燥不易下,多日不行,又须以药通之。投以参赭培气汤,赭石改用一两。数剂后,饮食见顺,脉亦稍和,觉胃口仍有痰涎堵塞,为加清半夏三钱,连服十剂,饮食大顺,脉亦复常,大便亦较易。遂减赭石之半,又服数剂,大便一日两次。遂去赭石、柿霜饼、当归、知母,加于术三钱。数剂后自言,觉胃中消化力稍弱。此时痰涎已清,又觉胃口似有疙瘩,稍碍饮食之路。遂将于术改用六钱,又加生鸡内金捣细二钱,佐于术以健运脾胃,即借以消胃口之障碍,连服十余剂痊愈。

堂侄女,年四十八岁,素羸弱多病。侄婿与两甥皆在外营业,因此自理家务,劳心过度,恒彻夜不寐。于癸卯夏日得膈证。时愚远出,遂延他医调治,屡次无效。及愚旋里,病势已剧。其脉略似滑实,重按无力。治以此汤(参赭培气汤。编者注),加龙眼肉五钱,两剂见轻,又服十余剂痊愈。

一叟,年六十余,得膈证,向愚求方。自言犹能细嚼焦脆之物,用汤水徐徐送下,然一口咽之不顺,即呕吐不能再食,且呕吐之时,带出痰涎若干。诊其脉关后微弱,关前又似滑实,知其上焦痰涎壅滞也。用此汤(参赭培气汤。编者注)加邑武帝台所产旋覆花二钱,连服四剂而愈。

友人吴瑞五奉天铁岭治姜姓叟,年六十余,得膈食证。屡次延医调治,服药半载,病转增进。瑞五投以参赭培气汤,为其脉甚弦硬,知其冲气上冲,又兼血液枯少也。遂加生芡实以收敛冲气,龙眼肉以滋润血液,一剂能进饮食,又连服七八剂,饮食遂能如常。

族家姑,年五旬有六,初觉饮食有碍,后浸增重,惟进薄粥,其脉弦细无力。盖生平勤俭持家,自奉甚薄,劳心劳力又甚过。其脉之细也,因饮食菲薄而气血衰;其脉之弦也,因劳心过度而痰饮盛也。姑上有两姊,皆以此疾逝世,气同者其病亦同,惴惴自恐不愈。愚毅然以为可治,投以此汤(参赭培气汤。编者注),加白术二钱、龙眼肉三钱,连服十余剂痊愈。(《医学衷中参西录·治膈食方·参赭培气汤》)

三、便　秘

(一)硝菔通结汤

[组成]　净朴硝四两　鲜莱菔五斤

[用法]　将莱菔切片,同朴硝和水煮之。初次煮,用莱菔片一斤,水五斤,煮至莱菔烂熟捞出。就其余汤,再入莱菔一斤。如此煮五次,约得浓汁一大碗,顿服之。若不能顿服者,先饮一半,

停一点钟,再温饮一半,大便即通。

[功效]　软坚通结。

[主治]　治大便燥结久不通,身体兼羸弱者。

[加减]　若脉虚甚,不任通下者,加人参数钱,另炖同服。

[配伍]　软坚通结,朴硝之所长也。然其味咸性寒,若遇燥结甚实者,少用之则无效,多用之则咸寒太过,损肺伤肾。其人或素有痨疾或下元虚寒者,尤非所宜也。惟与莱菔同煎数次,则朴硝之咸味,尽被莱菔提出,莱菔之汁浆,尽与朴硝融化。夫莱菔味甘,性微温,煨熟食之,善治痨嗽短气方附在第一卷水晶桃下,其性能补益可知。取其汁与朴硝同用,其甘温也,可化朴硝之咸寒,其补益也,可缓朴硝之攻破。若或脉虚不任通下,又借人参之大力者,以为之扶持保护。然后师有节制,虽猛悍亦可用也。

[方论]　按:用朴硝炼玄明粉法,原用莱菔。然此法今人不讲久矣,至药坊所鬻者,乃风化硝,非玄明粉也。今并载其法,以备参观。实心救人者,亦可照法炼之,以备施用。其法于冬至后,用洁净朴硝十斤,白莱菔五斤切片,同入锅中,用水一斗五升,煮至莱菔烂熟,将莱菔捞出。用竹筛一个,铺绵纸二层,架托于新缸之上,将硝水滤过。在庭露三日,其硝凝于缸边,将余水倾出,晒干。将硝取出,用砂锅熬于炉上,融化后,搅以铜铲,熬至将凝,用铲铲出。再装于瓷罐,未满者寸许,盖以瓦片。用钉三个,钉地作鼎足形,钉头高二寸,罐置其上。用砖在罐周遭,砌作炉形,多留风眼,炉砖离罐三寸。将木炭火置于炉中,罐四围上下都被炭火壅焙,以煅至硝红为度。次日取出,再用绵纸铺于静室地上,将硝砚细,用绢罗筛于纸上厚一分。将户牖皆遮蔽勿透风,三日后取出,其硝洁白如粉,轻虚成片。其性最能降火化痰,清利脏腑,怪证服之可瘳,狂躁用之即愈。搜除百病,安效心神。大人服二三钱,小儿服五分至一钱,用白汤或葱汤融化,空腹服之。服药之日,不宜食他物,惟饮稀粥。服二三次后,自然精神爽健,脏腑调和,津液顿生,百病如失矣。惟久病泄泻者,服之不宜。

[医案]

一媪,年近七旬,伤寒。初得无汗,原是麻黄汤证。因误服桂枝汤,遂成白虎汤证。上焦烦热太甚,闻药气即呕吐。但饮所煎石膏清水,亦吐。俾用鲜梨片蘸生石膏细末,嚼咽之。药用石膏两半,阳明之大热遂消,而大便旬日未通,其下焦余热,仍无出路,欲用硝、黄降之,闻药气仍然呕吐。且其人素患痨嗽,身体羸弱,过用咸寒,尤其所忌。为制此方(硝菔通结汤。编者注),煎汁一大碗,仍然有朴硝余味,复用莱菔一个,切成细丝,同葱添油醋,和药汁调作羹。病人食之香美,并不知是药,大便得通而愈。

一媪,年七旬,痨嗽甚剧,饮食化痰涎,不化津液,致大便燥结,十余日不行,饮食渐不能进。亦拟投以此汤(硝菔通结汤。编者注),为羸弱已甚,用人参三钱,另炖汁,和药服之。一剂便通,能进饮食。复俾煎生山药稠汁,调柿霜饼服之,痨嗽亦见愈。
(《医学衷中参西录·治燥结方·硝菔通结汤》)

(二)赭遂攻结汤

[组成] 生赭石轧细,二两　朴硝五钱　干姜二钱　甘遂轧细、药汁送服,一钱半

[功效] 攻逐燥结,降气通便。

[主治] 治宿食结于肠间,不能下行,大便多日不通。

[加减] 热多者,去干姜。寒多者,酌加干姜数钱。呕多者,可先用赭石一两、干姜半钱煎服,以止其呕吐。呕吐止后,再按原方煎汤,送甘遂末服之。

[配伍] 其证或因饮食过度,或因恣食生冷,或因寒火凝结,或因呕吐既久,胃气冲气皆上逆不下降。朴硝虽能软坚,然遇大便燥结过甚,肠中毫无水气者,其软坚之力,将无所施。甘遂辛窜之性,最善行水,能引胃中之水直达燥结之处,而后朴硝因水气流通,乃得大施其软坚之力,燥结虽久,亦可变为溏粪,顺流而下也。特是甘遂力甚猛悍,以攻决为用,能下行亦能上达,若无以驾驭之,服后恒至吐泻交作。况此证多得之涌吐之余,或因气机不能

下行,转而上逆,未得施其攻决之力,而即吐出者。故以赭石之镇逆,干姜之降逆,协力下行,以参赞甘遂成功也。且干姜性热,朴硝性寒,二药并用,善开寒火之凝滞。寒火之凝滞于肠间者开,宿物之停滞于肠间者亦易开也。愚用此方救人多矣,即食结中脘、下脘,亦未有不随手奏效者。

[医案]　乙卯之岁,客居广平,忽有车载病人,造寓求诊者。其人年过五旬,呻吟不止,言自觉食物结于下脘,甚是痛楚,数次延医调治,一剂中大黄用至两半不下。且凡所服之药,觉行至所结之处,即上逆吐出,饮食亦然。此时上焦甚觉烦躁,大便不通者已旬日矣。诊其脉,虽微弱,至数不数,重按有根。知犹可任攻下,因谓之曰:此病易治。特所服药中,有猛悍之品,服药时,必吾亲自监视方妥。然亦无须久淹,能住此四点钟,结处即通下矣。遂用此汤(赭遂攻结汤。编者注)去干姜,方中赭石改用三两,朴硝改用八钱。服后须臾,腹中作响,迟两点半钟,大便通下而愈。后月余,又患结证如前,仍用前方而愈。(《医学衷中参西录·治燥结方·赭遂攻结汤》)

(三)通结用葱白熨法

[组成]　大葱白切作细丝,四斤　干米醋多备待用

[用法]　将葱白丝和醋炒至极热,分作两包,乘热熨脐上。凉则互换,不可间断。其凉者,仍可加醋少许。再炒热。然炒葱时,醋之多少,须加斟酌。以炒成布包后,不至有汤为度。熨至六点钟,其结自开。

[功效]　辛温宣通,软坚下结。

[主治]　治宿食结于肠间,不能下行,大便多日不通。

[配伍]　猪胆汁导法,乃《伤寒论》下燥结之法也。原用猪胆汁和醋少许,以灌谷道中。今变通其法,用醋灌猪胆中,手捻令醋与胆汁融和。再用以通气长竹管,一端装猪胆中,用细绳扎住,一端纳谷道中。用手将猪胆汁由竹管挤入谷道。若谷道离大便犹远,宜将竹管深探至燥粪之处。若结之甚者,又必连用两三个。

若畏猪胆汁凉,或当冷时,可将猪胆置水中温之。若无鲜猪胆,可将干者用醋泡开,再将醋灌猪胆中,以手捻至胆汁之凝结者皆融化,亦可用。若有灌肠注射器,则用之更便。

[方论] 古方治小便忽然不通者,有葱白灸法。用葱白一握,捆作一束,将两端切齐,中留二寸。以一端安脐上,一端用炭火灸之。待灸至脐中发热,小便自通。此盖借其温通之性,自脐透达,转入膀胱,以启小便之路也。然仅以火灸其一端,则热力之透达颇难。若以拙拟葱白熨法代之。则小便之因寒不通,或因气滞不通者,取效当更速也。此熨法不但可通二便,凡疝气初得,用此法熨之,无不愈者。然须多熨几次,即熨至疝气消后,仍宜再熨两三次。或更加以小茴香、胡椒诸末,同炒亦佳用胡椒末时不宜过五钱,小茴香可多用。

按:《金匮》大黄附子细辛汤,诚为开结良方。愚尝用以治肠结腹疼者甚效。即薛氏保赤万应散,三剂作一剂服之,以治大人,亦为开结良方。愚用过屡次皆效。而以治此证,二方皆不效者,以其证兼呕吐,二方皆不能止其呕吐故也。病人自言,从前所服之药,皆觉下行未至病所,即上逆吐出。独此次服药,则沉重下达,直抵病结之处,所以能攻下也。

[医案] 一人,年四十三。房事后,恣食生冷,忽然少腹抽疼,肾囊紧缩。大便四日不通,上焦兼有烦躁之意。医者投以大黄附子细辛汤,两胁转觉疼胀。诊其脉,弦而沉,两尺之沉尤甚。先治以葱白熨法,腹中作响,大有开通之意。肾囊之紧缩见愈,而大便仍未通。又用赭石二两,附子五钱,当归、苏子各一两,煎汤,甫饮下,即觉药力下坠。俾复煎渣饮之,有顷,降下结粪若干,诸病皆愈。

按:此证用葱白熨之,虽未即通,而肠中之结已开。至所服之药,重用赭石者,因此证,原宜用热药以温下焦,而上焦之烦躁,与大便之燥结,又皆与热药不宜。惟重用赭石以佐之,使其热力下达,自无僭上之患。而其重坠之性,又兼有通结之功。上焦之浮热,因之归根,下焦之凝寒,因之尽化矣。

一人,年四十许,素畏寒凉。愚俾日服生硫黄服生硫黄法在第八卷,如黑豆粒大两块,大见功效,已年余矣。偶因暑日劳碌,心中有火,恣食瓜果,又饱餐肉食,不能消化,肠中结而不行,且又疼痛,时作呕吐。医者用大黄附子细辛汤降之,不效。又用京都薛氏保赤万应散,三剂并作一剂服之,腹疼减去,而仍不通行。后愚诊视,其脉近和平,微弦无力。盖此时不食数日,不大便十日矣。遂治以葱白熨法,觉腹中松畅,且时作开通之声。而仍然恶心,欲作呕吐。继用赭石二两,干姜钱半,俾煎服以止其恶心。仍助以葱白熨法,通其大便。外熨内攻,药逾五点钟,大便得通而愈。

一童子,年十五六。因薄受外感,腹中胀满,大便数日不通,然非阳明之实热燥结也。医者投以承气汤,大便仍不通,而腹转增胀。自觉为腹胀所迫,几不能息,且时觉心中怔忡。诊其脉,甚微细,按之即无。脉虚证实,几为束手。亦用葱白熨法,腹胀顿减。又熨三点钟,觉结开,行至下焦。继用猪胆汁导法,大便得通而愈。(《医学衷中参西录·治燥结方·通结用葱白熨法》)

四、泄　泻

(一)扶中汤

[组成]　于术炒,一两　生山药一两　龙眼肉一两

[功效]　健脾养血。

[主治]　治泄泻久不止,气血俱虚,身体羸弱,将成痨瘵之候。

[加减]　小便不利者加椒目炒捣三钱。

[配伍]　龙眼肉,味甘能补脾,气香能醒脾,诚为脾家要药。且心为脾母,龙眼肉色赤入心,又能补益心脏,俾母旺自能荫子也。愚治心虚怔忡,恒俾单购龙眼肉斤许,饭甑蒸熟,徐徐服之,皆大有功效,是能补心之明征。又大便下血者,多因脾虚不能统血,亦可单服龙眼肉而愈,是又补脾之明征也。

[注意事项] 特其平素常觉腰际凉甚,利小便之药,凉者断不可用。

[医案] 一妇人,年四十许。初因心中发热,气分不舒,医者投以清火理气之剂,遂泄泻不止。更延他医,投以温补之剂,初服稍轻,久服,则泻仍不止。一日夜四五次,迁延半载,以为无药可治。后愚为诊视,脉虽濡弱,而无弦数之象,知犹可治。但泻久身弱,虚汗淋漓,心中怔忡,饮食减少,踌躇久之,为拟此方,补脾兼补心肾。数剂泻止,而汗则加多。遂于方中(扶中汤。编者注)加龙骨、牡蛎皆不用煅各六钱,两剂汗止,又变为漫肿。盖从前泻时,小便短少,泻止后,小便仍少,水气下无出路,故蒸为汗,汗止又为漫肿也。斯非分利小便,使水下有出路不可。特其平素常觉腰际凉甚,利小便之药,凉者断不可用。遂用此方,加椒目三钱,连服十剂痊愈。(《医学衷中参西录·治泄泻方·扶中汤》)

(二)加味四神丸

[组成] 补骨脂酒炒,六两　吴茱萸盐炒,三两　五味子炒,四两　肉豆蔻面裹煨,四两　花椒微焙,一两　生硫黄六钱　大枣八十一枚　生姜切片,六两

[用法] 先煮姜十余沸,入枣同煮,至烂熟去姜,余药为细末,枣肉为丸,桐子大。

[功效] 补肾温阳,健脾止泻。

[主治] 治黎明腹疼泄泻。

[配伍] 人禀天地之气而生,人身一小天地也。天地之一阳生于子,故人至夜半之时,肾系命门之处,有气息萌动,即人身之阳气也。至黎明寅时,为三阳之候,人身之阳气,亦应候上升,自下焦而将达中焦。其人或元阳之根柢素虚,当脐之处,或兼有凝寒遮蔽,即互相薄激,致少腹作疼。久之阳气不胜凝寒,上升之机转为下降,大便亦即溏下,此黎明作泻之所由来也。夫下焦之阳气,少火也,即相火也,其火生于命门,而寄于肝胆。故四神方中,用补骨脂以补命门,吴茱萸以补肝胆,此培火之基也。然泻者关

乎下焦,实又关乎中焦,故又用肉豆蔻之辛温者,以暖补脾胃。且其味辛而涩,协同五味之酸收者,又能固涩大肠,摄下焦气化。且姜、枣同煎,而丸以枣肉,使辛甘化合,自能引下焦之阳以达于中焦也。然此药病轻者可愈,病重者服之,间或不愈,以其补火之力犹微也。故又加花椒、硫黄之大补元阳者以助之,而后药力始能胜病也。(《医学衷中参西录·治泄泻方·加味四神丸》)

(三)加味天水散

[组成]　生山药一两　滑石六钱　粉甘草三钱

[用法]　作汤服。

[功效]　益气健脾,清热利尿。

[主治]　作汤服治暑日泄泻不止,肌肤烧热,心中燥渴,小便不利,或兼喘促。小儿尤多此证,用此方更佳。

[配伍]　此久下亡阴,又兼暑热之证也。故方中用天水散以清溽暑之热。而甘草分量,三倍原方原方滑石六甘草一,故亦名六一散,其至浓之味,与滑石之至淡者相济,又能清阴虚之热。又重用山药之大滋真阴,大固元气者以参赞之。真阴足,则小便自利,元气固,则泄泻自止。且其汁浆稠黏,与甘草之甘缓者同用,又能逗留滑石,不至速于淡渗。俾其清凉之性由胃输脾,由脾达肺,水精四布,下通膀胱,则周身之热与上焦之燥渴喘促,有不倏然顿除者乎?

[方论]　小儿少阳之体,最不耐热,故易伤暑。而饮食起居,喜贪寒凉,故又易泄泻。泻久则亡阴作热,必愈畏暑气之热,病热循环相因,所以治之甚难也。此方药只三味,而用意周匝,内伤外感,兼治无遗。一两剂后,暑热渐退,即滑石可以渐减,随时斟酌用之,未有不应手奏效者。小儿暑月泻久,虚热上逆,与暑热之气相并,填塞胃口,恒至恶心呕吐,不受饮食。此方不但清暑滋阴,和中止泻,其重坠之性,又能镇胃安冲,使上逆之热与暑气之热,徐徐下行,自小便出,而其恶心呕吐自止。

[注意事项]　一两剂后,暑热渐退,即滑石可以渐减,随时斟

酌用之,未有不应手奏效者。

[医案] 初定此方时,授门人高如璧录之。翌日,如璧还里,遇一孺子,泄泻月余,身热燥渴,嗜饮凉水,强与饮食,即恶心呕吐,多方调治不愈。如璧投以此汤(加味天水散。编者注),一剂,燥渴与泄泻即愈其半。又服一剂,能进饮食,诸病皆愈。(《医学衷中参西录·治泄泻方·加味天水散》)

(四)薯蓣苤苜粥

[组成] 生山药轧细,一两 生车前子四钱

[用法] 上二味,同煮作稠粥服之,一日连服三次,小便自利,大便自固。

[功效] 健脾益气,利湿止泄。

[主治] 治阴虚肾燥,小便不利,大便滑泻,兼治虚劳有痰作嗽。

[配伍] 盖山药能固大便,而阴虚小便不利者服之,又能利小便。车前子能利小便,而性兼滋阴,可为补肾药之佐使五子衍宗丸中用之,又能助山药以止大便。况二药皆汁浆稠黏,同作粥服之,大能留恋肠胃,是以效也。治虚劳痰嗽者,车前宜减半。盖用车前者,以其能利水,即能利痰,且性兼滋阴,于阴虚有痰者尤宜。而仍不敢多用者,恐水道过利,亦能伤阴分也。

按:车前子能利小便,而骤用之亦无显然功效。惟将车前子炒熟此药须买生者自家经手炒,以微熟为度,过熟则无力,嚼服少许,须臾又服,约六点钟服尽一两,小便必陡然利下,连连不止。此愚实验而得之方也。

[医案] 邻村黄姓妪,大便滑泻,百药不效。或语以此方(又单用车前子两半,煮稠粥,顿服之,治大便滑泻亦甚效验。编者注),一服即愈。然必用生者煮之,始能成粥,若炒熟者,则不能成粥矣。(《医学衷中参西录·治泄泻方·薯蓣苤苜粥》)

(五)薯蓣鸡子黄粥

[组成] 生怀山药一斤 熟鸡子黄三枚

［用法］　轧细过罗服用药七八钱,或至一两。和凉水调入锅内,置炉上,不住以箸搅之,两三沸,即成粥,服之。若小儿服,或少调以白糖亦可。

［功效］　健脾益气,涩肠止泄。

［主治］　治泄泻久而肠滑不固者。阴虚劳热,或喘,或嗽,或大便滑泻,小便不利,一切羸弱虚损之证。

［配伍］　盖鸡子黄,有固涩大肠之功,且较鸡子白易消化也。以后此方用过数次,皆随手奏效。

［医案］　一人,年近五旬。泄泻半载不愈,羸弱已甚。遣人来询方,言屡次延医服药,皆分毫无效。授以薯蓣粥方,数日又来,言服之虽有效验,泻仍不止。遂俾用鸡子数枚煮熟,取其黄捏碎,调粥中服之,两次而愈。(《医学衷中参西录·治泄泻方·薯蓣鸡子黄粥》)

(六)薯蓣粥

［组成］　生怀山药_{轧细过罗,一斤}

［用法］　上药一味,每服用药七八钱,或至一两。和凉水调入锅内,置炉上,不住以箸搅之,两三沸即成粥,服之。若小儿服,或少调以白糖亦可。

［功效］　健脾益气。

［主治］　治阴虚劳热,或喘,或嗽,或大便滑泻,小便不利,一切羸弱虚损之证。

［加减］　此粥多服久服间有发闷者,掺以西药白布圣一瓦同服,则无此弊,且更多进饮食。

［配伍］　山药之功效,一味薯蓣饮_{在第一卷后曾详言之}。至治泄泻,必变饮为粥者,诚以山药汁本稠黏,若更以之作粥,则稠黏之力愈增,大有留恋肠胃之功也。

惟山药脾肾双补,在上能清,在下能固,利小便而止大便,真良药也。且又为寻常服食之物,以之作粥,少加砂糖调和,小儿必喜食之。一日两次煮服,数日必愈。若系哺乳稚子,不能食粥,即食之亦不能多者,但浓煮生山药汁,饮之亦可。愚以此方治小儿多矣。志在救人者,甚勿以为寻常服食之物而忽之也。

[医案]

1. 泄泻

奉天大东关,学校教员郑子绰之女,年五岁。秋日为风寒所束,心中发热。医者不知用辛凉表散,而纯投以苦寒之药,连服十余剂,致脾胃受伤,大便滑泻,月余不止,而上焦之热益炽。医者皆辞不治,始求愚为诊视。其形状羸弱已甚,脉象细微浮数,表里俱热,时时恶心,不能饮食,昼夜犹泻十余次。治以此粥(薯蓣粥。编者注),俾随便饮之,日四五次,一次不过数羹匙,旬日痊愈。

忆二十年前,岁试津门,偶患泄泻,饮食下咽,觉与胃腑不和,须臾肠中作响,遂即作泻。浓煎甘草汤,调赤石脂细末,服之不效。乃用白粳米慢火煮烂熟作粥,尽量食之,顿觉脾胃舒和,腹中亦不作响,泄泻遂愈。是知无论何物作粥,皆能留恋肠胃。而山药性本收涩,故煮粥食之,其效更捷也。且大便溏泻者,多因小便不利。山药能滋补肾经,使肾阴足,而小便自利,大便自无溏泻之患。

按:生芡实轧细作粥,收涩之力过于山药,而多服久服易作满闷,不若山药作粥,可日日服之也。

2. 子痫

一娠妇,日发痫风。其脉无受娠滑象,微似弦而兼数。知阴分亏损,血液短少也。亦俾煮山药粥,服之即愈。又服数次,永不再发。

3. 产后喘证

奉天大东关,关氏少妇,素有痨疾,因产后暴虚,喘嗽大作。治以此粥,日服两次,服至四五日,喘嗽皆愈。又服数日,其痨疾自此除根。(《医学衷中参西录·治泄泻方·薯蓣粥》)

(七)益脾饼

[组成] 白术四两　干姜二两　鸡内金二两　熟枣肉半斤

[用法]　上药四味,白术、鸡内金皆用生者,每味各自轧细焙熟先轧细而后焙者,为其糖之易匀也。再将干姜轧细,共和枣肉,同捣如泥,作小饼。木炭火上炙干,空心时,当点心,细嚼咽之。

[功效]　温中健脾,消食止泄。

[主治]　治脾胃湿寒,饮食减少,长作泄泻,完谷不化。

[医案]　曾为友人制此方,和药一料,服之而愈者数人。后屡试此方,无不效验。

一妇人,年三十许,泄泻数月。用一切治泻诸药皆不效。其脉不凉,亦非完谷不化。遂单用白术、枣肉,如法为饼(白术轧细焙熟,共和枣肉,同捣如泥,作小饼。木炭火上炙干,空心时,当点心,细嚼咽之。编者注),服之而愈。此证并不用鸡内金者,因鸡内金虽有助脾胃消食之力,而究与泻者不宜也。(《医学衷中参西录·治泄泻方·益脾饼》)

五、痢　疾

(一)化滞汤

[组成]　生杭芍一两　当归五钱　山楂六钱　莱菔子炒、捣,五钱　甘草二钱　生姜二钱

[功效]　补血活血,缓急止痛。

[主治]　治下痢赤白,腹疼,里急后重初起者。

[加减]　若身形壮实者,可加大黄、朴硝各三钱下之。

若服药后病未痊愈,继服后方(燮理汤。编者注)。(《医学衷中参西录·治痢方·化滞汤》)

(二)解毒生化丹

[组成]　金银花一两　生杭芍六钱　粉甘草三钱　三七捣细,二钱　鸭蛋子去皮拣成实者,六十粒

[用法]　上药五味,先将三七、鸭蛋子用白砂糖化水送服,次将余药煎汤服。病重者,一日须服两剂始能见效。

[功效]　清热解毒,行血止痛。

[**主治**]　治痢久郁热生毒,肠中腐烂,时时切疼,后重,所下多似烂炙,且有腐败之臭。

[**方论**]　此证乃痢之最重者。若初起之时,气血未亏,用拙拟化滞汤(生杭芍、当归、山楂、莱菔子、甘草、生姜。编者注),或加大黄、朴硝下之即愈。若未痊愈,继服燮理汤(山药、金银花、杭芍、牛蒡子、甘草、黄连、肉桂。编者注)数剂,亦可痊愈。若失治迁延日久,气血两亏,浸至肠中腐烂,生机日减,致所下之物色臭皆腐败,非前二方所能愈矣。此方则重在化腐生肌,以救肠中之腐烂,故服之能建奇效也。

[医案]

1. 痢疾

一妇人,年五十许,素吸鸦片。又当恼怒之余,初患赤痢,滞下无度。因治疗失宜,渐至血液腐败,间如烂炙,恶心懒食,少腹切疼。其脉洪数,纯是热象。亦治以此汤(解毒生化丹。编者注),加知母、白头翁各四钱,当日煎渣。又另取鸭蛋子六十粒、三七二钱,送服。每日如此服药两次,三日痊愈。

2. 血证/便血

一人,年五十二,因大怒之后,中有郁热,又寝于冷屋之中,内热为外寒所束,愈郁而不散,大便下血。延医调治,医者因其得于寒凉屋中,谓系脾寒下陷,投以参、芪温补之药,又加升麻提之。服药两剂,病益增重,腹中切疼,常常后重,所便之物多如烂炙。更延他医,又以为下元虚寒,而投以八味地黄丸,作汤服之,病益加重。后愚诊视,其脉数而有力,两尺愈甚。确知其毒热郁于肠中,以致肠中腐烂也。为拟此方(解毒生化丹。编者注),两剂而愈。(《医学衷中参西录·治痢方·解毒生化丹》)

(三)三宝粥

[**组成**]　生山药轧细,一两　三七轧细,二钱　鸭蛋子去皮,五十粒

[**用法**]　上药三味,先用水四盅,调和山药末煮作粥。煮时,

不住以箸搅之，一两沸即熟，约得粥一大碗。即用其粥送服三七末、鸭蛋子。

[**功效**]　益气活血，清热解毒。

[**主治**]　治痢久，脓血腥臭，肠中欲腐，兼下焦虚惫，气虚滑脱者。

[**方论**]　由是观之，即纯系赤痢，亦诚有寒者，然不过百中之二三耳。且尝实验痢证，若因寒者，虽经久不愈，犹可支持。且其后重、腹疼，较因热者亦轻也。且《伤寒论》有桃花汤，治少阴病下利、便脓血者，原赤石脂与干姜并用，此为以热药治寒痢之权舆。注家不知，谓少阴之火伤阴络所致，治以桃花汤，原系从治之法。又有矫诬药性，谓赤石脂性凉，重用至一斤，干姜虽热，只用一两，其方仍以凉论者。今试取其药十分之一，煎汤服之，果凉乎热乎？此皆不知《伤寒论》此节之义，而强为注解者也。

[**医案**]　曾治一人，因久居潮湿之地，致下痢，三月不愈。所下者紫血杂以脂膜，腹疼后重。或授以龙眼肉包鸭蛋子方，服之，下痢与腹疼益剧。后愚诊视，其脉微弱而沉，左部几不见。俾用生硫黄研细，掺熟面少许，作丸。又重用生山药、熟地、龙眼肉煎浓汤送服。连服十余剂，共计服生硫黄两许，其痢始愈。

斯秋中元节后，愚自汉口赴奉，路过都门小住数日。有刘发起者，下痢两月不愈。持友人名片，造寓求为诊治。其脉近和平，按之无力，日便五六次，血液腐败，便时不甚觉疼，后重亦不剧。亦治以此方（三宝粥。编者注），一剂病愈强半。翌日将行，嘱以再接原方服两剂当愈。后至奉，接其来函言：服第二剂，效验不如从前；至三剂，病转似增重。因恍悟，此证下痢两月，其脉毫无数象，且按之无力，其下焦当系寒凉。俾仍用山药粥送服炒熟小茴香末一钱，连服数剂痊愈。

尝观《荛园随笔录》，言其曾患牙疳，医者治以三黄、犀角纯寒之品，满口肉烂尽，而色白不知疼。后医者，改用肉桂、附子等品，一服知疼，连服十余剂而愈。（《医学衷中参西录·治痢方·三宝

粥》)

(四)天水涤肠汤

[组成]　生山药一两　滑石一两　生杭芍六钱　潞党参三钱　白头翁三钱　粉甘草二钱

[功效]　健脾养血，清热解毒。

[主治]　治久痢不愈，肠中浸至腐烂，时时切疼，身体因病久羸弱者。

[加减]　此证若服此汤不效，则前方之三七、鸭蛋子、金银花亦可酌加，或加生地榆亦可。试观生地榆为末、香油调，涂汤火伤神效，其能治肠中因热腐烂可知也。

[配伍]　因河间天水散即六一散，原为治热痢之妙药，此方中重用滑石、甘草，故名之天水涤肠汤。党参其产于潞者，性平不热，于痢证尤宜也。

[医案]　一媪，年六十一岁，于中秋痢下赤白，服药旋愈，旋又反复。如此数次，迁延两月。因少腹切疼，自疑寒凉，烧砖熨之。初熨时稍觉轻，以为对证。遂日日熨之，而腹中之疼益甚，昼夜呻吟，噤口不食。所下者痢与血水相杂，且系腐败之色。其脉至数略数，虽非洪实有力，实无寒凉之象。舌上生苔，黄而且厚。病人自谓下焦凉甚，若用热药温之疼当愈。愚曰：前此少腹切疼者，肠中欲腐烂也，今为热砖所熨而腹疼益甚，败血淋漓，则肠中真腐烂矣。再投以热药，危可翘足而待。病人亦似会悟，为制此方。因河间天水散即六一散，原为治热痢之妙药，此方中重用滑石、甘草，故名之天水涤肠汤。连服四剂，疼止，痢亦见愈。减去滑石四钱，加赤石脂四钱，再服数剂，病愈十之八九。因上焦气微不顺，俾用鲜藕四两，切细丝煎汤，频频饮之，数日而愈。

按：此证亦痢中至险之证。而方中用人参者，因痢久体虚，所下者又多腐败，故于滋阴清火解毒药中，特加人参以助其生机。（《医学衷中参西录·治痢方·天水涤肠汤》）

(五)通变白头翁汤

[组成]　生山药一两　白头翁四钱　秦皮三钱　生地榆三钱　生杭芍四钱　甘草二钱　旱三七轧细,三钱　鸭蛋子去皮拣成实者,六十粒

[用法]　上药共八味,先将三七、鸭蛋子用白蔗糖水送服一半,再将余煎汤服。其相去之时间,宜至点半钟。所余一半,至煎汤药渣时,仍如此服法。

[功效]　健脾养阴,清热解毒,活血止痢。

[主治]　治热痢下重腹疼,及患痢之人,从前曾有鸦片之嗜好者。

[配伍]　《伤寒论》治厥阴热痢下重者,有白头翁汤。其方以白头翁为主,而以秦皮、黄连、黄柏佐之。

[方论]　陈古愚解曰:厥阴标阴病则为寒下,厥阴中见(中见少阳)病,则为下利,下重者,经所谓"暴注"是也。白头翁临风偏静,特立不挠,用以为君者,欲平走窍之火,必先定动摇之风也。秦皮浸水青蓝色,得厥阴风木之化,而性凉能泻肝家之热,故用以为臣。以黄连、黄柏为使者,其性寒能除热,其味苦又能坚肠也。总使风木遂其上行之性,则热痢下重自除。风火不相煽而燎原,则热渴饮水自止也。

唐容川解曰:白头翁一茎直上,四面细叶,茎高尺许,通体白芒,其叶上下亦皆白芒,花微香,味微苦,乃草中秉金性者。能无风动摇,以其得木气之和也;有风不动,以其秉金性之刚也。故用以平木熄风。又其一茎直上,故治下重,使风上达,而不迫注也。

愚用此方,而又为之通变者,因其方中尽却病之药,而无扶正之药,于证之兼虚者不宜。且连、柏并用,恐其苦寒之性妨碍脾胃,过侵下焦也。矧《伤寒论》白头翁汤,原治时气中初得之痢,如此通变之,至痢久而肠中腐烂者,服之亦可旋愈也。

唐氏论白头翁详矣,而犹有剩义,拙拟理血汤(在第三卷)下,于白头翁另有发明,可与唐氏之论参观。再者白头翁入药,宜用

其根,且宜用其全根,至根上端之白茸,则用不用皆可也。乃关外东三省药房中所鬻之白头翁,但根端白茸下带根之上端少许,亦有不带根者。问其根作何用,乃谓其根系漏芦,卖时作漏芦,不作白头翁也。愚闻之,不禁哑然失笑。夫漏芦与白头翁迥异,而竟以白头翁充之耶。于是在东三省诊病,欲用白头翁处方时,即开漏芦。然医药所关非轻,愚愿东三省之业医者咸知之,欲用白头翁时,勿为药房所误。

[医案] 奉天省议长李亚侨,年近四旬。因有事,连夜废寝。陡然腹疼,继而泄泻,兼下痢。其痢赤多于白,上焦有热,不能饮食。其脉弦而浮,按之不实。先投以三宝粥方(生山药一两、三七二钱、鸭蛋子去皮五十粒。先用水四盅,调和山药末煮作粥。煮时,不住以箸搅之,一两沸即熟,约得粥一大碗。即用其粥送服三七末、鸭蛋子。主治痢疾。编者注),腹疼与泻痢皆见轻,仍不能饮食。继用通变白头翁汤方,连服两剂,痢愈可进饮食,腹疼泄泻犹未痊愈。后仍用三宝粥方,去鸭蛋子,日服两次,数日病痊愈。

陆军团长王剑秋,奉天铁岭人,年四十许。己未孟秋,自郑州病归,先泻后痢,腹疼重坠,赤白稠黏,一日夜十余次。先入奉天东人所设医院中,东人甚畏此证,处以隔离所,医治旬日无效。遂出院归寓,求为诊治。其脉弦而有力,知其久下阴虚,肝胆又蕴有实热也。投以此汤(通变白头翁汤。编者注),一剂痢愈。仍变为泻,日四五次,自言腹中凉甚。愚因其疾原先泻,此时痢愈又泻,且恒以温水袋自熨其腹,疑其下焦或有伏寒,遂少投以温补之药。才服一剂,又变为痢,下坠腹疼如故,惟次数少减。知其病原无寒,不受温补。仍改用通变白头翁汤。一剂痢又愈,一日犹泻数次。继用生山药一两、龙眼、莲子各六钱,生杭芍三钱,甘草、茯苓各二钱,又少加酒曲、麦芽、白蔻消食之品,调补旬日痊愈。(《医学衷中参西录·治痢方·通变白头翁汤》)

(六)通变白虎加人参汤

[组成] 生石膏捣细,二两　生杭芍八钱　生山药六钱　人参

用野党参按此分量、若辽东真野参宜减半、至高丽参则断不可用,五钱　甘草二钱

[**用法**]　上五味,用水四盅,煎取清汤两盅,分两次温饮之。

[**功效**]　清热解毒,益气养阴。

[**主治**]　治下痢,或赤、或白、或赤白参半,下重腹疼,周身发热,服凉药而热不休,脉象确有实热者。

[**配伍**]　此方即《伤寒论》白虎加人参汤,以芍药代知母、山药代粳米也。痢疾身热不休,服清火药而热亦不休者,方书多诿为不治。夫治果对证,其热焉有不休之理?此乃因痢证夹杂外感,其外感之热邪,随痢深陷,永无出路,以致痢为热邪所助,日甚一日而永无愈期。惟治以此汤,以人参助石膏,能使深陷之邪,徐徐上升外散,消解无余。加以芍药、甘草以理下重腹疼,山药以滋阴固下,连服数剂,无不热退而痢愈者。

按:外感之热已入阳明胃腑,当治以苦寒,若白虎汤、承气汤是也。若治以甘寒,其病亦可暂愈,而恒将余邪锢留胃中,变为骨蒸劳热,永久不愈《世补斋医书》论之甚详。石膏虽非苦寒,其性寒而能散若煅用之则敛矣,故石膏不可煅用,且无汁浆,迥与甘寒黏泥者不同。而白虎汤中,又必佐以苦寒之知母。即此汤中,亦必佐以芍药,芍药亦味苦《本经》微寒之品,且能通利小便。故以佐石膏,可以消解阳明之热而无余也。

[**方论**]　痢证,又有肝胆肠胃先有郁热,又当暑月劳苦于烈日之中,陡然下痢,多带鲜血,脉象洪数,此纯是一团火气。宜急用大苦大寒之剂,若芩、连、知、柏、胆草、苦参之类,皆可选用。亦可治以白虎汤,方中生石膏必用至二两,再加生白芍一两。若脉大而虚者,宜再加人参三钱。若其脉洪大甚实者,可用大承气汤下之,而佐以白芍、知母。

有痢久而清阳下陷者,其人或间作寒热,或觉胸中短气。当于治痢药中,加生黄芪、柴胡以升清阳。脉虚甚者,亦可酌加人参。又当佐以生山药以固下焦,然用药不可失于热也。有痢初

得,兼受外感者,宜于治痢药中,兼用解表之品。其外邪不随痢内陷,而痢自易治。不然,则成通变白虎加人参汤所主之证矣。

痢证间有凉者,然不过百中之一耳,且又多系纯白之痢。又必脉象沉迟,且食凉物,坐凉处则觉剧者。治以干姜、白芍、小茴香各三钱,山楂四钱,生山药六钱,一两剂即愈。用白芍者,诚以痢证必兼下坠腹疼。即系凉痢,其凉在肠胃,而其肝胆间必有伏热,亦防其服热药而生热也。

[注意事项] 痢证初得虽可下之,然必确审其无外感表证,方可投以下药。其身体稍弱,又宜少用参、芪佐之。痢证忌用滞泥之品,然亦不可概论。

[医案]

曾治一少年,下痢,昼夜无数,里急后重。投以清火通利之药数剂,痢已减半,而后重分毫不除。疑其肠中应有阻隔,投以大承气汤,下燥粪长数寸而愈。设此证,若不疑其中有阻隔,则燥粪不除,病将何由愈乎?

一人,年四十二,患白痢,常觉下坠,过午尤甚,心中发热,间作寒热。医者于治痢药中,重用黄连一两清之,热如故,而痢亦不愈。留连两月,浸至不起。诊其脉,洪长有力,亦投以此汤(通变白虎加人参汤。编者注)。为其间作寒热,加柴胡二钱,一剂热退痢止,犹间有寒热之时。再诊其脉,仍似有力,而无和缓之致。知其痢久而津液有伤也,遂去白芍、柴胡,加玄参、知母各六钱,一剂寒热亦愈。

一叟,年六十七,于中秋得痢证,医治二十余日不效。后愚诊视,其痢赤白胶滞,下行时,觉肠中热而且干,小便亦觉发热,腹痛下坠并迫其脊骨尽处,亦下坠作痛。且时作眩晕,其脉洪长有力,舌有白苔甚厚。愚曰:此外感之热挟痢毒之热下迫,故现种种病状,非治痢兼治外感不可。遂投以此汤(通变白虎加人参汤:生石膏二两、生杭芍八钱、生山药六钱、人参五钱、甘草二钱。主治下痢,或赤、或白、或赤白参半,下重腹疼,周身发热,服凉药而热不休,脉象确有实热者。编者注),两剂,诸病皆愈。其脉犹有余热,拟再用石膏清之,病家疑年高,石膏不可屡服,愚亦应聘他往。后二十余日,痢复作。延他医治疗,于治痢药中,杂以甘寒濡润之品,致外感之余热,永留肠胃不去,其痢虽愈,而屡次反复。延至明年仲夏,反复甚剧。复延愚诊治,其脉象、病证皆如旧。因谓之曰:去岁若肯多服石膏数两,何至有以后屡次反复,今不可再留邪矣。仍投以此汤,连服三剂,病愈而脉亦安和。

有奇恒痢者,张隐庵谓:其证三阳并至,三阴莫当,九窍皆塞,阳气旁溢,咽干喉塞痛,并于阴则上下无常,薄为肠澼。其脉缓小迟涩,血温身热者死,热见七日者死。盖因阳气偏剧,阴气受伤,是以脉小迟涩。此证急宜用大承气汤泻阳养阴,缓则不救。若不知奇恒之因,见脉气平缓,而用平易之剂,必至误事。

陈修园曰:嘉庆戊午,夏泉郡王孝廉,患痢七日,忽于寅卯之交,声微哑,谵语,半刻即止,酉刻死。七月榕城叶广文观凤之弟,患同前证来延。言伊弟患此亦不重,饮食如常,惟早晨咽干微疼,如见鬼状,午刻即止。时届酉刻,余告以不必往诊,令其速回看视,果于酉戌之交死,此皆奇恒痢也。若投以大承气汤,犹可挽回。

按:此证愚实未见。修园所遇二证,皆在戊午年。天干戊为火运,地支午又为少阴君火司天,火气太盛,故有此证。其危在七日者,火之成数也。由斯观之,《内经》岁运之说,原自可凭。唐容川曰:《内经》以痢属于肝热,故曰:诸呕吐酸,暴注下迫,皆属于热。下迫与吐酸同言,则知其属于肝热也。仲景于下利后重,便脓血者,亦详于厥阴篇中,皆以痢属肝经也。盖痢多发于秋,乃肺金不清、肝木遏郁。肝主疏泄,其疏泄之力太过,则暴注里急,有不能待之势。然或大肠开通,则直泻下矣。乃大肠为肺金之腑,金性收涩,秋日当令,而不使泻出,则滞涩不得快利,遂为后重。治宜开利肺气,使金性不收,则大肠通快而不后重矣。枳壳、桔梗、粉葛、枇杷叶皆须为用。又宜清润肝血,使木火不郁,则肝木疏泄而不暴注矣。白芍、当归、生地、丹皮、地榆皆须为用。至于肠胃之热,皆从肝肺而生,西医名肠中发炎,言其色红肿也。故黄连、黄芩、胆草、黄柏能退肝火,石膏、知母、天冬、麦冬、花粉、连翘、银花、白菊能清肺火,皆可择用。此清肺气调肝血之法也。至噤口痢,世多不知治法,惟仲景存胃津液足以救之,此即胃炎欲腐烂之候也。非大寒凉中加人参、花粉不能助救。故凡噤口痢,但得舌上津回,则能进食而生矣。至于大黄,惟满实者可暂用之,其余蕴酿之热,皆宜苦坚为法,不可用猛悍药也。仲景治痢,主白头翁汤,夫白头翁一茎直上,中空有瓢,能通达木气,而遍体有毛,无风动摇,有风不动,其色纯白此形象与坊间鬻者不同,兼禀金气,总为金木交合之物。予从白头翁,悟出清肝木达风气之法。又从下利肺痛《金匮》之文一"肺"字,悟出肝之对面即是肺金,清金以和大肠,又为屡效之法矣。(《医学衷中参西录·治痢方·通变白虎加人参汤》)

(七)燮理汤

[组成] 生山药八钱 金银花五钱 生杭芍六钱 牛蒡子炒、捣,二钱 甘草二钱 黄连钱半 肉桂去粗皮将药煎至数十沸再入,钱半

[功效] 清热燥湿,健脾温肾。

[主治] 治下痢服前药未痊愈者。若下痢已数日,亦可径服此汤。又治噤口痢。

[加减] 单赤痢加生地榆二钱,单白痢加生姜二钱,血痢加鸭蛋子二十粒去皮,药汁送服。

[配伍] 痢证古称滞下。所谓滞下者,诚以寒火凝结下焦,瘀为脓血,留滞不下,而寒火交战之力又逼迫之,以使之下也。故方中黄连以治其火,肉桂以治其寒,二药等分并用,阴阳燮理于顷刻矣。用白芍者,《伤寒论》诸方,腹疼必加芍药协同甘草,亦燮理阴阳之妙品。且痢证之噤口不食者,必是胆火逆冲胃口,后重里急者,必是肝火下迫大肠,白芍能泻肝胆之火,故能治之。矧肝主藏血,肝胆火戢,则脓血自敛也。用山药者,滞下久则阴分必亏,山药之多液,可滋脏腑之真阴。且滞下久,则气化不固,山药之收涩,

更能固下焦之气化也。又白芍善利小便,自小便以泻寒火之凝结。牛蒡能通大便,自大便以泻寒火之凝结。金银花与甘草同用,善解热毒,可预防肠中之溃烂。单白痢则病在气分,故加生姜以行气。单赤痢则病在血分,故加生地榆以凉血。至痢中多带鲜血,其血分为尤热矣,故加鸭蛋子以大清血分之热。拙拟此方以来,岁遇患痢者不知凡几,投以此汤,即至剧者,连服数剂亦必见效。

[**方论**]　痢证,多因先有积热,后又感凉而得。或饮食贪凉,或寝处贪凉,热为凉迫,热转不散。迨历日既多,又浸至有热无凉,犹伤于寒者之转病热也。所以此方虽黄连、肉桂等分并用,而肉桂之热,究不敌黄连之寒。况重用白芍,以为黄连之佐使,是此汤为燮理阴阳之剂,而实则清火之剂也。

或问:以此汤治痢,虽在数日之后,或服化滞汤之后,而此时痢邪犹盛,遽重用山药补之,独无留邪之患乎? 答曰:山药虽饶有补力,而性略迟钝,与参、芪之迅速者不同。在此方中,虽与诸药同服,约必俟诸药之凉者、热者、通者、利者,将痢邪消融殆尽,而后大发其补性,以从容培养于诸药之后,俾邪去而正已复,此乃完全之策,又何至留邪乎? 且山药与芍药并用,大能泻上焦之虚热,与痢之噤口者尤宜。是以愚用此汤,遇痢之挟虚与年迈者,山药恒用至一两,或至一两强也。

或问:地榆方书多炒炭用之,取其黑能胜红,以制血之妄行。此方治单赤痢加地榆,何以独生用乎? 答曰:地榆之性,凉而且涩,能凉血兼能止血,若炒之则无斯效矣,此方治赤痢所以必加生地榆也。且赤痢之证,其剧者,或因肠中溃烂。林屋山人治汤火伤,皮肤溃烂,用生地榆末和香油敷之甚效。夫外敷能治皮肤因热溃烂,而内服亦当有此效可知也。鸭蛋子一名鸦胆子,苦参所结之子也,不但善治血痢,凡诸痢证皆可用之。即纯白之痢,用之亦有效验,而以治噤口痢、烟后痢,尤多奇效,并治大小便因热下血。其方单用鸭蛋子去皮,择成实者五六十粒,白砂糖化水送服,日两次,大有奇效。若下血因凉者,亦可与温补之药同用。其善清血热,而性非寒凉,善化瘀滞,而力非开破,有祛邪之能,兼有补正之功,诚良药也。坊间将鸭蛋子去皮,用益元散为衣,治二便下血如神,名曰菩提丹,赞有其神灵之功也。

[医案]

1. 痢疾

沧州友人滕玉可,壬寅之岁,设教邻村,于中秋下赤痢,且多鲜血。医治两旬不愈。适愚他出新归,过访之,求为诊治。其脉象洪实,知其纯系热痢。遂谓之曰:此易治。买苦参子百余粒,去皮,分两次服下即愈矣。翌日愚复他出,二十余日始归。又访之,言曾遍问近处药坊,皆无苦参子。后病益剧,遣人至敝州取来,如法服之,两次果愈,功效何其神哉。愚曰:前因粗心,言之未详,苦参子即鸭蛋子,各药坊皆有,特其见闻甚陋,不知系苦参所结之子耳。玉可因病愈喜甚,遂作诗以存纪念。其诗曰:一粒苦参一粒金,天生瑞草起疴沉,从今觅得活人药,九转神丹何用寻。后玉可旋里,其族人有适自奉天病重归来者,大便下血年余,一身悉肿,百药不效。玉可授以此方,如法服之,三次痊愈。

按:鸭蛋子味甚苦,服时若嚼破,即不能下咽。若去皮时破者,亦不宜服。恐服后若下行不速,或作恶心呕吐。故方书用此药,恒以龙眼肉包之,一颗龙眼肉包七数,以七七之数为剂,以象大衍之用数《易》系辞曰大衍之数,五十其用四十有九。然病重身强者,犹可多服,常以八八之粒为剂,然亦不必甚拘。

又按:鸭蛋子连皮捣细,醋调,敷疔毒甚效,立能止疼。其仁捣如泥,可以点痣。拙拟毒淋汤在前,又尝重用之,以治花柳毒淋。其化痰解毒之力如此,治痢所以有奇效也。

一人,年五十余,素吸鸦片。当霍乱盛行之时,忽然心中觉疼、恶心呕吐,下痢脓血参半。病家惧甚,以为必是霍乱暴证。诊其脉毫无闭塞之象,惟弦数无力,左关稍实。愚曰:此非霍乱,乃下焦寒火交战,故腹中作疼,下痢脓血。上焦虚热壅迫,故恶心呕吐,实系痢证之剧者。遂投以白芍六钱,竹茹、清半夏各三钱,甘草、生姜各二钱,一剂呕吐即愈,腹疼亦轻,而痢独不愈,不思饮食。俾单用鸭蛋子五十粒,一日连服两次,病若失。审斯,鸭蛋子不但善理下焦,即上焦虚热,用之亦妙,此所以治噤口痢而有捷效也。

2. 泄泻

一人,年四十八,资禀素弱,亦吸鸦片。于季秋溏泻不止,一日夜八九次,且带红色,心中怔忡,不能饮食。日服温补之药,分毫无效。延愚诊治,其脉左右皆微弱,而尺脉尤甚,知系下焦虚寒。为其便带红色,且从前服温补之药无效,俾先服鸭蛋子四十粒,泻愈其半,红色亦略减,思饮食。继用温补下焦之药煎汤,送服鸭蛋子三十粒,后渐减至十粒,十剂痊愈。盖此证虽下焦虚寒,而便带红色,实兼有痢证也,故单服鸭蛋子,而溏泻已减半。然亦足征鸭蛋子虽善清热化瘀,而实无寒凉开破之弊,洵良药也。(《医学衷中参西录·治痢方·燮理汤》)

第六节　治肝病方

一、黄　疸

硝石矾石散方

[**组成**]　硝石俗名火硝,亦名焰硝　矾石等分为散

[**用法**]　两药等分为散,用大麦粥汁和服方寸匕约重一钱,日两服,病随大小便去,小便正黄色,大便正黑色是也。

[**功效**]　清热退黄。

[**主治**]　治女劳疸、黄疸。

[**配伍**]　仲景治黄疸方甚多,有治外感之黄疸者,《伤寒论》治发黄诸方是也;有治内伤之黄疸者,《金匮》黄疸门诸方是也。其中治女劳疸,硝石矾石散方,为治女劳疸之的方,实可为治内伤黄疸之总方。其方硝石(俗名火硝,亦名焰硝)矾石等份为散。特别是方中矾石,释者皆以白矾当之,不无疑议?尝考《本经》,矾石

一名羽涅,《尔雅》又名涅石,许氏《说文》释涅字,谓黑土在水中,当系染黑之色。矾石既为涅石,亦当为染黑色所需之物,岂非今之皂矾乎?是知皂矾、白矾,古人皆名为矾石,而愚临证体验以来,知以治黄疸,白矾之功效,诚不如皂矾。盖黄疸之证,中法谓由脾中蕴蓄湿热;西法谓由胆汁溢于血中。皂矾退热燥湿之力不让白矾,故能去脾中湿热,而其色绿而且青_{亦名绿矾又名青矾},能兼入胆经,借其酸收之味,以敛胆汁之妄行。且此物化学家原可用硫酸水化铁而成,是知矿中所产之皂矾,亦必多含铁质。尤可借金铁之余气,以镇肝胆之木也。硝石性寒,能解脏腑之实热,味咸入血分,又善解血分之热。且其性善消,遇火即燃,又多含氧气。人身之血,得氧气则赤。又借硝石之消力,以消融血中之渣滓,则血之因胆汁而色变者,不难复于正矣。矧此证大便难者甚多,得硝石以软坚开结,湿热可从大便而解。而其咸寒之性,善清水腑之热,即兼能使湿热自小便解也。至用大麦粥送服者,取其补助脾胃之土以胜湿,而其甘平之性,兼能缓硝矾之猛峻,犹白虎汤中之用粳米也。

按:原方矾石下注有烧字,盖以矾石酸味太烈,制为枯矾则稍和缓。而愚实验以来,知径用生者,其效更速。临证者,相其身体强弱,斟酌适宜可也。

或曰:硝石、朴硝性原相近,仲景他方皆用朴硝,何此方独用硝石?答曰:朴硝味咸,硝石则咸而兼辛,辛者金之味也。就此一方观之,矾石既含有铁质,硝石又具有金味,既善理脾中之湿热,又善制胆汁之妄行,中西医学之理,皆包括于一方之中,所以为医中之圣也。且朴硝降下之力多,硝石消融之力多_{理详后砂淋丸下}。胆汁之滋于血中者,布满周身,难尽降下,实深赖硝石之善消融也。又朴硝为水之精华结聚,其咸寒之性,似与脾湿者不宜。硝石遇火则燃,兼得水中真阳之气。其味之咸不若朴硝,且兼有辛味,似能散湿气之郁结,而不致助脾湿也。

[医案] 戊午仲秋,愚初至奉天,有小北门里童子朱文奎者,

年十三岁,得黄疸证月余,服药无效,浸至不能饮食,其脉甚沉细,治以此散。为其年幼,(硝石矾石散。编者注)一次只服六分。旬日病愈,而面目犹微黄。改用生山药、生薏米各八钱,茯苓三钱,连服数剂痊愈。(《医学衷中参西录·治黄疸方·审定《金匮》黄疸门硝石矾石散方》)

二、胁　痛

金铃泻肝汤

[组成]　川楝子捣,五钱　生明乳香四钱　生明没药四钱　三棱三钱　莪术三钱　甘草一钱

[功效]　理气活血,化瘀止痛。

[主治]　治胁下焮疼。

[配伍]　刘河间有金铃子散即楝子之核与延胡索等分,为末服之,以治心腹胁下作疼,其病因于热者,甚效。诚以金铃子能引心包之火及肝胆所寄之相火下行,又佐以延胡索以开通气血,故其疼自止也。而愚用其方,效者固多,而间有不效者。后拟得此方,莫不随手奏效。

盖金铃子佐以延胡索,虽能开气分之郁,而实不能化气。所谓化气者,无事开破,能使气之郁者融化于无形,方中之乳香、没药是也。去延胡索,加三棱、莪术者,因延胡索性过猛烈,且其开破之力,多趋下焦,不如三棱、莪术性较和平,且善于理肝也。用甘草者,所以防金铃子有小毒也。此方不但治胁疼甚效,凡心腹作疼,而非寒凉者,用之皆甚效验。

[医案]　去岁仲冬,吾邑西崔庄刘耀南兄,系弟之同学,病左胁焮疼。诸治无效,询方于弟。授以活络效灵丹方,服之不应,因延为诊视。脉象他部皆微弱,惟左关沉而有力。治以金铃泻肝汤,加当归数钱。服一剂,翌日降下若干绿色黏滞之物,遂豁然而愈。盖此汤原注明治胁下焮疼,由此知兄所拟方各有主治,方病相投,莫不神效也。(《医学衷中参西录·李曰纶来函》)

三、肝气郁结

(一)培脾舒肝汤

[组成] 于术三钱　生黄芪三钱　陈皮二钱　川厚朴二钱　桂枝尖钱半　柴胡钱半　生麦冬二钱　生杭芍四钱　生姜二钱

[功效] 益气养阴，疏肝理气。

[主治] 治因肝气不舒、木郁克土致脾胃之气不能升降，胸中满闷，常常短气。

[配伍] 脾主升清，所以运津液上达。胃主降浊，所以运糟粕下行。白术、黄芪为补脾胃之正药，同桂枝、柴胡，能助脾气之升，同陈皮、厚朴，能助胃气之降。清升浊降满闷自去，无事专理肝气，而肝气自理，况桂枝、柴胡与麦芽，又皆为舒肝之妙品乎。用芍药者，恐肝气上升，胆火亦随之上升，且以解黄芪、桂枝之热也。用生姜者，取其辛散温通，能浑融肝脾之气化于无间也。

[方论] 从来方书中，麦芽皆是炒熟用之，惟陈修园谓麦芽生用，能升发肝气，可谓特识。盖人之元气，根基于肾，萌芽于肝，培养于脾，积贮于胸中为大气以斡旋全身。麦芽为谷之萌芽，与肝同气相求，故能入肝经，以条达肝气，此自然之理，无庸试验而可信其必然者也。然必生煮汁饮之，则气善升发，而后能遂其条达之用也。

按：麦芽具升发之性，实兼消化之力。化学家生麦芽于理石即石膏上，凡麦芽根盘布之处，其石皆成微凹，则其尤善消化可知。故用麦芽生发肝气者，必与参、芪诸药并用，而后有益无损。

又按：土爰稼穑，稼穑作甘，百谷味甘属土，故能补益。而百谷之芽，又皆属木，故能疏通，然有入气分、血分之别。甲生者阳，其芽拆甲而出，稻、粱俗名谷子、麦、黍、稷亦名芦穄，俗名高粱诸芽是也，为其属阳，故能疏通气分；乙生者阴，其芽形曲似乙而出，诸豆之芽是也，为其属阴，故能疏通血分。《金匮》薯蓣丸用之，以治血

痹虚劳也薯蓣丸中有大豆黄卷。(《医学衷中参西录·治气血郁滞肢体疼痛方·培脾舒肝汤》)

(二)升降汤

[**组成**] 野台参二钱 生黄芪二钱 白术二钱 广陈皮二钱 川厚朴二钱 生鸡内金捣细,二钱 知母三钱 生杭芍三钱 桂枝尖一钱 川芎一钱 生姜二钱

[**功效**] 益气健脾,疏肝解郁。

[**主治**] 治肝郁脾弱,胸胁胀满,不能饮食。

[**配伍**] 世俗医者,动曰平肝,故遇肝郁之证,多用开破肝气之药。至遇木盛侮土,以致不能饮食者,更谓伐肝即可扶脾。不知人之元气,根基于肾,而萌芽于肝。凡物之萌芽,皆嫩脆易于伤损,肝既为元气萌芽之脏,而开破之若是,独不虑损伤元气之萌芽乎?《内经》曰:厥阴肝经不治,求之阳明胃经;《金匮》曰:见肝之病,当先实脾。先圣后圣,其揆如一。故此方,惟少用桂枝、川芎以舒肝气,其余诸药,无非升脾降胃,培养中土,俾中宫气化敦厚,以听肝气之自理。实窃师《内经》求之阳明与《金匮》当先实脾之奥旨耳。

[**方论**]

按:人之脏腑,脾胃属土,原可包括金、木、水、火诸脏。是故肝气宜升,非"脾土"之气上行,则肝气不升。胆火宜降,非"胃土"之气下行,则胆火不降黄坤载曾有此论甚确。所以《内经》论厥阴治法,有"调其中气,使之和平"之语。所谓"中气"者,指"脾胃"而言也。所谓"使之和平"者,指"厥阴肝经"而言也。厥阴之治法如斯,少阳之治法,亦不外斯。至仲景祖述《内经》,继往开来,作《伤寒论》一书,于治少阳寒热往来,有小柴胡汤,方中用人参、甘草、大枣,半夏以调理脾胃,所谓调其中气使之和平也。治厥阴干呕、吐涎沫,有吴茱萸汤,方中亦用人参、大枣以调理脾胃,亦所谓调其中气使之和平也。且小柴胡汤中以柴胡为君,虽系少阳之药,而《本经》谓其主肠胃中结气,饮食积聚,寒热邪气,推陈

致新。细绎《本经》之文，则柴胡实亦为阳明之药而兼治少阳也。观《本经》《内经》与《伤寒》《金匮》诸书，自无疑于拙拟之升降汤矣。

[医案] 一媪，年近六旬。资禀素弱，又兼家务劳心，遂致心中怔忡，肝气郁结，胸腹胀满，不能饮食，舌有黑苔，大便燥结，十数日一行。广延医者为治，半载无效，而羸弱支离，病势转增。后愚诊视，脉细如丝，微有弦意，幸至数如常，知犹可治。遂投以升降汤，为舌黑便结，加鲜地骨皮一两，数剂后，舌黑与便结渐愈，而地骨皮亦渐减。至十剂病愈强半，共服百剂，病愈而体转健康。（《医学衷中参西录·治气血郁滞肢体疼痛方·升降汤》）

四、中 风

(一)补偏汤

[组成] 生黄芪一两五钱　当归五钱　天花粉四钱　天冬四钱　甘松三钱　生明乳香三钱　生明没药三钱

[功效] 益气养血，活血通络。

[主治] 治偏枯。

[加减] 初服此汤时，宜加羌活二钱，全蜈蚣一条焙焦研服，以祛风通络，三四剂后去之。脉大而弦硬者，宜加山萸肉核皆去净、生龙骨、生牡蛎各数钱，至脉见和软后去之。服之觉闷者，可佐以疏通之品，如丹参、生鸡内金捣细、陈皮、白芥之类，凡破气之药皆不宜用。觉热者，可将花粉、天冬加重，热甚者可加生石膏数钱，或至两许。试观《金匮》治热瘫痫有风引汤，方中石膏与寒水石并用，《千金》小续命汤为六经中风之通剂，去附子，加石膏、知母名白虎续命汤，古法可考也。觉凉者，宜去花粉、天冬。凉甚者加附子、肉桂捣细冲服。

[配伍] 偏枯之证，因其胸中大气虚损，不能充满于全身，外感之邪即于其不充满之处袭之经络，闭塞血脉，以成偏枯之证。病在左者，宜用鹿茸汤浸兑服、鹿角锉细灸服，或鹿角胶另炖同服作

引。病在右者,宜用虎骨锉细灸服或虎骨胶另炖同服作引作引之理详见活络效灵丹下。

[方论] 王勋臣谓,偏枯原非中风,元气全体原有十分,有时损去五分余五分,虽不能充体犹可支持全身,而气虚者经络必虚,有时气从经络虚处透过,并于一边,彼无气之边即成偏枯。故患此证者,未有兼发寒热头疼诸证者。若执王氏之说,则《灵枢经》所谓虚邪偏客于半身,其入深者内居荣卫,荣卫衰则真气去,邪风独留,发为偏枯,与《素问》所谓风中五脏六腑之俞,所中则为偏枯者,皆不足言欤?答曰:王氏谓偏枯因气虚诚为卓识,而必谓偏枯不因中风,乃王氏阅历未到也。

或又问曰:王氏之论既非吻合,而用其补阳还五汤者何以恒多试验?答曰:王氏之补阳还五汤以补气为主,故重用黄芪四两为君,而《神农本草经》黄芪原主大风。许胤宗治中风不醒,不能进药者,用黄芪、防风数斤,煮汤乘热置病人鼻下熏之,病人即醒,则黄芪善治风可知。由是观之,王氏之论非吻合,王氏之方实甚妥善也。且治偏枯当补气分,亦非王氏之创论也。《金匮》治风痹身体麻木,有黄芪五物汤,方中亦以黄芪为君,实王氏补阳还五汤之权舆也。

或问:偏枯之证既有外感袭入经络,闭塞血脉,子方中复有时加龙骨、牡蛎、萸肉收涩之品其义何居?答曰:龙骨敛正气而不敛邪气,此徐灵胎注《本经》之言,诚千古不刊之名论也。而愚则谓龙骨与牡蛎同用,不惟不敛邪气,转能逐邪气使之外出,陈修园谓龙属阳而潜于海,故其骨能引逆上之火、泛滥之水下归其宅。若与牡蛎同用,为治痰之神品。而愚则谓龙骨、牡蛎同用,最善理关节之痰。凡中风者,其关节间皆有顽痰凝滞,是以《金匮》风引汤治热瘫痫,而龙骨、牡蛎并用也。不但此也,尝诊此证,左偏枯者其左脉必弦硬,右偏枯者其右脉必弦硬。夫弦硬乃肝木生风之象,其内风兼动,可知龙骨、牡蛎大能宁静内风,使脉之弦硬者变为柔和。

或问:西人谓人身之知觉运动,皆脑气筋主之。故于偏枯痿废诸证,皆谓脑气筋受病,而子之论则责重胸中大气,岂西人脑气筋之说不足凭欤?答曰:人之胸中大气,能斡旋全身,故司运动,能保合神明,故司知觉。西人不知胸中大气,遂于百体之知觉运动专之属脑气筋,不知百体之知觉运动虽关乎脑气筋,而脑筋之病与不病又关乎胸中大气。《内经》云:"上气不足,脑为之不满,耳为之苦鸣,头为之倾,目为之眩。"由是观之,脑气筋为上气之所统攘,即为大气之所统摄,而深有赖于大气斡旋之力也。且愚临证体验多年,遇有大气猝然下陷,不能与外气相接者,其人即呼吸顿停,昏不知人,而脑气筋司知觉、司运动之良能,亦因而顿失。迨大气徐徐上升,达于心部,神明有依,始能知觉;达于肺部,呼吸复常,始能运动。拙拟升陷汤(在第四卷)后,有友人赵厚庵自述之言可验也。由是知脑气筋不过藉大气斡旋之力,于人之能知觉、能运动者,以运用其驱使之权而已,岂与大气比哉!试再即前哲之言征之,唐容川曰:西医知脑髓之作用,而不知脑髓之来历,所谓脑气筋,但言其去路,而不知髓有来路,所以西法无治髓之药也。不知背脊一条髓筋,乃是髓入于脑之来路,盖《内经》明言,肾藏精,精生髓。细按其道路,则以肾系贯脊而生,脊髓上循入脑,于是而为脑髓,是脑非生髓之所,乃聚髓之所,故名髓海。既聚于此,而又散走脏腑肢体以供使用,是脏腑肢体能使脑髓,而非脑髓用脏腑肢体也,又曰:肾系贯脊,通于脊髓。肾精足则入脊化髓,上循脑而为脑髓,是脑者精气之所会,髓足则精气能供五脏六腑之驱使,故知觉运动无不爽健。即此论观之,若其人大气充盛,肾脏充实,脑气筋亦断无自病之理也。

[医案]

1. 中风

曾治一媪,年过七旬,陡然左半身痿废,其左脉弦硬而大,有外越欲散之势,投以此汤(补偏汤:生黄芪一两五钱、当归五钱、天花粉四钱、天冬四钱、甘松三钱、生乳香三钱、生没药三钱。主治偏枯。编者注)加萸肉一两,一剂而愈。

夫年过七旬,瘫痪鲜而愈者,盖萸肉禀木气最厚,木主疏通,《神农本草经》谓其逐寒湿痹,后世本草亦谓其能通利九窍。

曾治一叟,年近六旬,忽得痿废证。两手脉皆弦硬,心中骚扰不安,夜不能寐。每于方中(生黄芪一两五钱、当归五钱、天花粉四钱、天冬四钱、甘松三钱、生乳香三钱、生没药三钱。主治偏枯。编者注)重用龙骨、牡蛎,再加降胃之药,脉始柔和,诸病皆减,二十剂外,渐能步履。

审是则龙骨、牡蛎之功用可限量哉。至萸肉为补肝之主药,其酸温之性,又能引诸药入肝以息风。

忆数年前,族家姊,年七旬有三,得偏枯证三四日间,脉象洪实,身热燥渴,喘息迫促,舌强直几不能言。愚曰:此乃瘫痪基础预伏于内,今因外感而发也。然外感之热已若燎原,宜先急为治愈,然后再议他证。遂仿白虎加人参之意,共用生石膏十两,大热始退详案在第六卷仙露汤下。审是则偏枯之根源,非必由中风。而其初发之机,大抵皆由中风,特中风有轻重,轻者人自不觉有外感耳。

2. 胁痛

(《治气血郁滞肢体疼痛方•曲直汤》:曾治一人,年三十许,当大怒之后,渐觉腿疼,日甚一日,两月后,卧床不能转侧。医者因其得之恼怒之余,皆用舒肝理气之药,病转加剧。后愚诊视,其左脉甚微弱,自言凡疼甚之处皆热。因恍悟《内经》谓"过怒则伤肝",所谓伤肝者,乃伤肝经之气血,非必郁肝经之气血也,气血伤,则虚弱随之,故其脉象如斯也。其所以腿疼且觉热者,因肝主疏泄,中藏相火相火生于命门寄于肝胆,肝虚不能疏泄,相火即不能逍遥流行于周身,以致郁于经络之间,与气血凝滞,而作热作疼,所以热剧之处,疼亦剧也。为制此汤,净萸肉一两、知母六钱、生乳香三钱、生没药三钱、当归三钱、丹参三钱。以萸肉补肝,以知母泻热,更以当归、乳香诸流通血气之药佐之,连服十剂,热愈疼止,步履如常。编者注)。是萸肉既能补正又善逐邪,酸收之中,实大具条畅之性,故于偏枯之证,脉之弦硬而大者,特之亦即有捷效也。

按:过酸则伤筋,故病忌食酸。萸肉至酸,而转能养筋,此亦药性之特异者也。(《医学衷中参西录·治肢体痿废方·补偏汤》)

(二)加味补血汤

[**组成**] 生箭芪一两 当归五钱 龙眼肉五钱 真鹿角胶另炖同服,三钱 丹参三钱 明乳香三钱 明没药三钱 甘松二钱

[**功效**] 补气养血,活血通络。

[**主治**] 治身形软弱,肢体渐觉不遂,或头重目眩,或神昏健忘,或觉脑际紧缩作疼,甚或昏仆移时苏醒致成偏枯,或全身痿废,脉象迟弱,内中风证之偏虚寒者肝过盛生风,肝虚极亦可生风,此即西人所谓脑贫血病也,久服此汤当愈。

[**加减**] 服之觉热者,酌加天花粉、天冬各数钱。觉发闷者,加生鸡内金钱半或二钱。服数剂后,若不甚见效,可用所煎药汤送服麝香二厘取其香能通窍或真冰片半分亦可。若服后仍无甚效,可用药汤送制好马钱子二分制马钱子法详见振颓丸下。

[**配伍**] 是以此方不以当归为主药,而以黄芪为主药也。用龙眼肉者,因其味甘色赤,多含津液,最能助当归以生血也。用鹿角胶者,因鹿之角原生于头顶督脉之上,督脉为脑髓之来源,故鹿角胶之性善补脑髓。凡脑中血虚者,其脑髓亦必虚,用之以补脑髓,实可与补血之药相助为理也。用丹参、乳香、没药者,因气血虚者,其经络多瘀滞,此于偏枯痿废亦颇有关系,加此通气活血之品,以化其经络之瘀滞,则偏枯痿废者自易愈也。用甘松者,为其能助心房运动有力,以多输血于脑,且又为调养神经之要品,能引诸药至脑以调养其神经也。用麝香、梅片者,取其香能通窍以开闭也。用制过马钱子者,取其能䐜动脑髓神经使之灵活也。

［医案］

1. 眩晕

邻村龙潭庄高姓叟，年过六旬，渐觉两腿乏力，浸至时欲眩仆，神昏健忘。恐成痿废，求为诊治。其脉微弱无力。为制此方（加味补血汤。编者注）服之，连进十剂，两腿较前有力，健忘亦见愈，而仍有眩晕之时。再诊其脉，虽有起色，而仍不任重按。遂于方中加野台参、天门冬各五钱，威灵仙一钱，连服二十余剂始愈。用威灵仙者，欲其运化参、芪之补力，使之灵活也。

2. 痿证

门人张甲升曾治一人，年三十余。于季冬负重贸易，日行百余里。歇息时，又屡坐寒地。后觉腿疼，不能行步，浸至卧床不能动转，周身筋骨似皆痿废，服诸药皆不效。甲升治以加味补血汤，将方中乳香、没药，皆改用六钱，又加净萸肉一两。数剂后，腿即不疼。又服十余剂，遂痊愈。

按：加味补血汤，原治内中风之气血两亏者，而略为变通，即治腿疼如此效验，可谓善用成方者矣。（《医学衷中参西录·治内外中风方·加味补血汤》）

（三）加味黄芪五物汤

［组成］ 生箭芪一两　于术五钱　当归五钱　桂枝尖三钱　秦艽三钱　广陈皮三钱　生杭芍五钱　生姜五片

［功效］ 补气养血，活血通络。

［主治］ 治历节风证，周身关节皆疼，或但四肢作疼，足不能行步，手不能持物。

［加减］ 热者加知母，凉者加附子，脉滑有痰者加半夏。

［配伍］ 《金匮》桂枝芍药知母汤，治历节风之善方也。而气体虚者用之，仍有不效之时，以其不胜麻黄、防风之发也。今取《金匮》治风痹之黄芪五物汤，加白术以健脾补气，而即以逐痹《本经》逐寒湿痹。当归以生其血，血活自能散风方书谓血活风自去。秦艽为散风之润药，性甚和平，祛风而不伤血。陈皮为黄芪之佐使，

而其里白似肌肉,外红似皮肤,筋膜似脉络,棕眼似毛孔,又能引肌肉经络之风达皮肤由毛孔而出也。广橘红其大者皆柚也,非橘也。《本经》原橘柚并称,故用于药中,橘柚似无须分别他处柚皮不可入药。且名为橘红,其实皆不去白,诚以原不宜去也。(《医学衷中参西录·治内外中风方·加味黄芪五物汤》)

(四)加味玉屏风散

[组成]　生箭芪一两　白术八钱　当归六钱　桂枝尖钱半　防风钱半　黄蜡三钱　生白矾一钱

[功效]　益气养血,祛风止痉。

[主治]　作汤服。治破伤后预防中风,或已中风而瘛疭,或因伤后房事不戒以致中风。

[加减]　若已中风抽掣者,宜加全蜈蚣两条。若更因房事不戒以致中风抽风者,宜再加真鹿角胶三钱另煎兑服,独活一钱半。若脉象有热者,用此汤时,知母、天冬皆可酌加。

[配伍]　此方原为预防中风之药,故用黄芪以固皮毛,白术以实肌肉,黄蜡、白矾以护膜原。犹恐破伤时微有感冒,故又用当归、防风、桂枝以活血散风。其防风、桂枝之分量特轻者,诚以此方原为预防中风而设,故不欲重用发汗之药以开腠理也。自拟此方以来,凡破伤后恐中风者,俾服药一剂,永无意外之变,用之数十年矣。盖《本经》原谓黄芪主大风,方中重用黄芪一两,又有他药以为之佐使,宜其风证皆可治也。

夫愚拟此方,原但为预防中风,而竟如此多效,此愚所不及料者也。盖《本经》原谓黄芪主大风,方中重用黄芪一两,又有他药以为之佐使,宜其风证皆可治也。(《医学衷中参西录·治内外中风方·加味玉屏风散》)

(五)姜胶膏

[组成]　鲜姜自然汁一斤　明亮水胶四两

[用法]　上二味同熬成稀膏,摊于布上,贴患处,旬日一换。凡因受寒肢体疼痛,或因受寒肌肉麻木不仁者,贴之皆可治愈。

即因受风,而筋骨疼痛,或肌肉麻木者,贴之亦可治愈。

[功效]　温经通络。

[主治]　肢体受凉疼痛,或有凝寒阻遏血脉,麻木不仁。

[加减]　若证因受风而得者,拟用细辛细末掺于膏药之中,或用他祛风猛悍之药,掺于其中,其奏效当更捷也。

[配伍]　盖此等证心中无病,原宜外治。鲜姜之辛辣开通,热而能散,故能温暖肌肉,深透筋骨,以除其凝寒痼冷,而涣然若冰释也。用水胶者,借其黏滞之力,然后可熬之成膏也。

[注意事项]　惟有热肿疼者,则断不可用。

[医案]

1. 腿痛

有人因寝凉炕之上,其右腿外侧时常觉凉,且有时疼痛。用多方治之不效。语以此方,贴至二十日痊愈。

2. 麻木

又有人常在寒水中捕鱼,为寒水所伤。自膝下被水浸处皆麻木,抑搔不知疼痒,渐觉行动乏力。语以此方,俾用长条布摊药膏缠于腿上,其足跗、足底皆贴以此膏,亦数换而愈。(《医学衷中参西录·治肢体痿废方·姜胶膏》)

(六)搜风汤

[组成]　防风六钱　真辽人参另炖同服、贫者可用野台参七钱代之、高丽参不宜用,四钱　清半夏三钱　生石膏八钱　僵蚕二钱　柿霜饼冲服,五钱　麝香药汁送服,一分

[功效]　益气健脾,化痰开窍。

[主治]　治中风。

[配伍]　中风之证,多因五内大虚,或禀赋素虚,或劳力劳神过度,风自经络袭入,直透膜原而达脏腑,令脏腑各失其职。或猝然昏倒,或言语謇涩,或溲便不利,或溲便不觉,或兼肢体痿废偏枯,此乃至险之证。中之轻者,犹可迟延岁月,中之重者,治不如法,危在翘足间也。故重用防风引以麝香深入脏腑以搜风。犹恐

元气虚弱,不能运化药力以逐风外出,故用人参以大补元气,扶正即以胜邪也。用石膏者,因风蕴脏腑多生内热,人参补气助阳分亦能生热,石膏质重气轻性复微寒,其重也能深入脏腑,其轻也能外达皮毛,其寒也能祛脏腑之热,而即解人参之热也。用僵蚕者,徐灵胎谓邪之中人,有气无形,穿经入络,愈久愈深,以气类相反之药投之,则拒而不入,必得与之同类者和入诸药使为向导,则药至病所,而邪与药相从,药性渐发,邪或从毛孔出,从二便出,不能复留,此从治之法也。僵蚕因风而僵,与风为同类,故善引祛风之药至于病所成功也。用半夏、柿霜者,诚以此证皆痰涎壅滞,有半夏以降之,柿霜以润之,而痰涎自息也。

此证有表不解,而浸生内热者。宜急用发汗药,解其表,而兼清其内热。又兼有内风煽动者,可与后内中风治法汇通参观,于治外感之中兼有息内风之药,方为完善。

中风之证,有偏寒者,有偏热者,有不觉寒热者。拙拟此方治中风之无甚寒热者也。若偏热者,宜《金匮》风引汤(干姜、桂枝宜减半)加减。若偏寒者,愚别有经验治法。

[医案] 曾治一媪,年五十许,于仲冬忽然中风昏倒,呼之不应,其胸中似有痰涎壅滞,大碍呼吸。诊其脉,微细欲无,且迟缓。知其素有寒饮,陡然风寒袭入,与寒饮凝结为恙也。急用胡椒三钱捣碎,煎两三沸,取浓汁多半茶杯灌之,呼吸顿觉顺利。继用干姜六钱,桂枝尖、当归各三钱,连服三剂,可作呻吟,肢体渐能运动,而左手足仍不能动。又将干姜减半,加生黄芪五钱,乳香、没药各三钱,连服十余剂,言语行动遂复其常。若其人元气不虚,而偶为邪风所中,可去人参,加蜈蚣一条、全蝎一钱。若其证甚实,而闭塞太甚者,或二便不通,或脉象郁涩,可加生大黄数钱,内通外散,仿防风通圣散之意可也。

徐灵胎曾治一人,平素多痰,手足麻木,忽昏厥遗尿,口噤手拳,痰声如锯。医者进参、附、熟地等药,煎成未服。诊其脉,洪大有力,面赤气粗。此乃痰火充实,诸窍皆闭,服参、附立危。遂以小续命汤(麻黄、防己、人参、黄芩、桂心、甘草、芍药、芎䓖、杏仁、附子、防风、生姜。编者注)去桂、附,加生军一钱为末,假称他药纳之,恐旁人之疑骇也。三剂而有声,五剂而能言。然后以养血消痰之药调之,一月后,步履如初。

此案与愚所治之案对观,则凉热之间昭然矣。又遗尿者多属虚,而此案中之遗尿则为实,是知审证者,不可拘于一端也。然真中风证极少,类中风者极多,中风证百人之中真中风不过一二人。审证不确即凶危立见,此又不可不慎也。(《医学衷中参西录·治内外中风方·搜风汤》)

(七)熄风汤

[组成]　人参五钱　赭石煅研,五钱　大熟地一两　山萸肉去净核,六钱　生杭芍四钱　乌附子一钱　龙骨不用煅,捣,五钱　牡蛎不用煅,捣,五钱

[功效]　益气养阴,镇肝息风。

[主治]　治类中风。

[配伍]　类中风之证,其剧者忽然昏倒,不省人事,所谓尸厥之证也。秦越人论虢太子尸厥谓,上有绝阳之络,下有破阴之纽。妙故其言也。盖人之一身,阴阳原相维系。阳性上浮而阴气自下吸之,阴性下降而阳气自上提之,阴阳互根,浑沦环抱,寿命可百年无恙也。有时保养失宜,下焦阴分亏损,不能维系上焦阳分,则阳气脱而上奔,又兼肾水不能濡润肝木,则肝风煽动,痰涎上壅,而猝然昏倒,僵直如尸矣。故用赭石佐人参,以挽回其绝阳之络,更有龙骨、牡蛎以收敛之,则阳能下济。用萸肉佐熟地以填补其破阴之纽,更有附子以温煦之,则阴可上达。用芍药者,取其与附子同用,能收敛浮越之元气归藏于阴也。且此证肝风因虚而动,愈迫阳气上浮。然此乃内生之风,非外来之风也。故宜用濡润收敛之品以熄之。芍药与龙骨、牡蛎、萸肉又为宁息内风之妙品也。若其肝风虽动,而阴阳不至离绝,其人或怔忡不宁,或目眩头晕,或四肢间有麻木之时,可单将方中龙骨、牡蛎、萸肉各七八钱,更

加柏子仁一两以滋润肝木,其风自息。盖肝为将军之官,内寄龙雷之火,最难驯服,惟养之镇之,恩威并用,而后骄将不难统驭也。

或问:中风之证,河间主火,东垣主气,丹溪主湿,所论虽非真中风,亦系类中风,陈修园概目为小家技者何也?答曰:以三子意中几无所谓真中风,直欲执其方以概治中风之证也。如河间地黄饮子治少阴气厥不至,舌喑不能言,足废不能行,果其病固不差,其方用之多效。倘其证兼外感,服之转能固闭风邪,不得外出,遗误非浅。若《金匮》侯氏黑散,风引汤诸方,既治外感又治内伤,而其所用之药,不但并行不悖,且能相助为理,超超玄著,神妙无穷,以视三子之方,宁非狭小。夫经方既如此超妙,而愚复有熄风汤与前搜风汤之拟者,非与前哲争胜也。盖为仓猝救急之计,与侯氏黑散诸方用意不同也。

按:类中风之证不必皆因虚。王孟英曰:若其平素禀阳盛,过啖肥甘,积热酿毒,壅塞隧络,多患类中风。宜化痰清热,流利机关。自始至终,忌投补滞。徐氏《洄溪医案》中所治中风案最精当。(《医学衷中参西录·治内外中风方·搜风汤》)

(八)振颓汤

[组成] 生黄芪六钱 知母四钱 野台参三钱 于术三钱 当归三钱 生明乳香三钱 生明没药三钱 威灵仙钱半 干姜二钱 牛膝四钱

[功效] 益气养血,活血通络。

[主治] 治痿废。

[加减] 热者,加生石膏数钱,或至两许。寒者,去知母,加乌附子数钱。筋骨受风者,加明天麻数钱。脉弦硬而大者,加龙骨、牡蛎各数钱,或更加山萸肉亦佳。骨痿废者,加鹿角胶、虎骨胶各二钱另炖同服。然二胶伪者甚多,若恐其伪,可用续断、菟丝子各三钱代之。手足皆痿者,加桂枝尖二钱。

[配伍] 痿证之大旨,当分为三端。有肌肉痹木,抑搔不知疼痒者。其人或风寒袭入经络;或痰涎郁塞经络;或风寒痰涎,互

相凝结经络之间,以致血脉闭塞,而其原因,实由于胸中大气虚损。盖大气旺,则全体充盛,气化流通,风寒痰涎,皆不能为恙。大气虚,则腠理不固,而风寒易受,脉管湮淤,而痰涎易郁矣。有周身之筋拘挛,而不能伸者。盖人身之筋以宗筋为主,而能荣养宗筋者,阳明也。其人脾胃素弱,不能化谷生液,以荣养宗筋,更兼内有蕴热以铄耗之,或更为风寒所袭,致宗筋之伸缩自由者,竟有缩无伸,浸成拘挛矣。有筋非拘挛,肌肉非痹木,惟觉骨软不能履地者,乃骨髓枯涸,肾虚不能作强也。故方中用黄芪以补大气。白术以健脾胃。当归、乳香、没药以流通血脉。灵仙以祛风消痰,恐其性偏走泄,而以人参之气血兼补者佐之。干姜以开气血之痹。知母以解干姜、人参之热。则药性和平,可久服而无弊。其阳明有实热者,加石膏以清阳明之热,仿《金匮》风引汤之义也。营卫经络有凝寒者,加附子以解营卫经络之寒,仿《金匮》近效术附汤之义也。至其脉弦硬而大,乃内风煽动,真气不固之象,故加龙骨、牡蛎以息内风敛真气。骨痿者加鹿胶、虎胶取其以骨补骨也。筋骨受风者,加明天麻取其能搜筋骨之风,又能补益筋骨也。若其痿专在于腿,可但用牛膝以引之下行。若其人手足并痿者,又宜加桂枝兼引之上行。盖树之有枝,犹人之有指臂,故桂枝虽善降逆气,而又能引药力达于指臂间也。

或问:此方治痿之因热者,可加生石膏至两许,其证有实热可知,而方中仍用干姜何也?答曰:《金匮》风引汤治热瘫痫之的方,原石膏、寒水石与干姜并用。盖二石性虽寒而味则淡,其寒也能胜干姜之热,其淡也不能胜干姜之辣。故痿证之因热者,仍可借其异常之辣味,以开气血之痹也。(《医学衷中参西录·治肢体痿废方·振颓汤》)

(九)振颓丸

[组成] 人参二两 于术炒,二两 当归一两 马钱子法制,一两 乳香一两 没药一两 全蜈蚣大者五条、不用炙,五条 穿山甲蛤粉炒,一两

[**用法**] 共轧细过罗,炼蜜为丸,如桐子大。每服二钱,无灰温酒送下,日再服。

将马钱子先去净毛,水煮两三沸即捞出。用刀将外皮皆刮净,浸热汤中,旦暮各换汤一次,浸足三昼夜,取出。再用香油煎至纯黑色,掰开视其中心微有黄意,火候即到。将马钱子捞出,用温水洗数次,将油洗净。再用沙土,同入锅内炒之;土有油气,换土再炒,以油气尽净为度。

[**功效**] 益气养血,活血通络。

[**主治**] 前证之剧者,可兼服此丸,或单服此丸亦可。并治偏枯、痹木诸证。

[**配伍**] 马钱子,即番木鳖,其毒甚烈,而其毛与皮尤毒。然制之有法,则有毒者可至无毒。而其开通经络,透达关节之力,实远胜于他药也。今将制马钱子法,详载于下。庶后有用此方者,如法制之,而不至误人也。

马钱子为健胃妙药。马钱子性虽有毒,若制至无毒,服之可使全身动,以治肢体麻痹此兴奋神经之作用;若少少服之,但令胃腑动有力,则胃中之食必速消。此非但凭理想,实有所见而云然也。

[**医案**] 沧州朱媪,年过六旬,素有痫风证,医治数十年,先服中药无效,继服西药麻醉脑筋之品,虽见效,然必日日服之始能强制不发。因诸药性皆咸寒,久服伤胃,浸至食量减少,身体羸弱。后有人授以王勋臣龙马自来丹方,其方原以马钱子为主药,如法制好,服之数日,食量顿增,旬余身体渐壮,痫病虽未即除根,而已大轻减矣。由斯知马钱子健胃之功效迥异乎他药也。特是龙马自来丹,马钱子伍以地龙,为治痫风设也。若用以健胃,宜去地龙,加炒白术细末,其健胃之效益著。

爰拟定其方于下:炒白术四两细末、制好马钱子一两细末。二药调匀,水和为丸一分重干透足一分,饭后服五丸,一日再服,旬余自见功效。(《医学衷中参西录·治肢体痿废方·振颓丸》)

(十)镇肝熄风汤

[**组成**] 怀牛膝一两 生赭石轧细,一两 生龙骨捣碎,五钱 生牡蛎捣碎,五钱 生龟板捣碎,五钱 生杭芍五钱 玄参五钱 天冬五钱 川楝子捣碎,二钱 生麦芽二钱 茵陈二钱 甘草钱半

[**功效**] 滋阴疏肝,镇肝息风。

[**主治**] 治内中风证亦名类中风,即西人所谓脑充血证,其脉弦长有力即西医所谓血压过高,或上盛下虚,头目时常眩晕,或脑中时常作疼发热,或目胀耳鸣,或心中烦热,或时常噫气,或肢体渐觉不利,或口眼渐形歪斜,或面色如醉,甚或眩晕,至于颠仆,昏不知人,移时始醒,或醒后不能复原,精神短少,或肢体痿废,或成偏枯。

[**加减**] 心中热甚者,加生石膏一两。痰多者,加胆星二钱。尺脉重按虚者,加熟地黄八钱、净萸肉五钱。大便不实者,去龟板、赭石,加赤石脂喻嘉言谓石脂可代赭石一两。

[**配伍**] 风名内中,言风自内生,非风自外来也。《内经》谓:诸风掉眩皆属于肝。盖肝为木脏,于卦为巽,巽原主风。且中寄相火,征之事实,木火炽盛,亦自有风。此因肝木失和,风自肝起。又加以肺气不降,肾气不摄,冲气、胃气又复上逆。于斯,脏腑之气化皆上升太过,而血之上注于脑者,亦因之太过,致充塞其血管而累及神经。其甚者,致令神经失其所司,至昏厥不省人事。西医名为脑充血证,诚由剖解实验而得也。

是以方中重用牛膝以引血下行,此为治标之主药。而复深究病之本源,用龙骨、牡蛎、龟板、芍药以镇息肝风。赭石以降胃,降冲。玄参、天冬以清肺气,肺中清肃之气下行,自能镇制肝木。至其脉之两尺虚者,当系肾脏真阴虚损,不能与真阳相维系。其真阳脱而上奔,并挟气血以上冲脑部,故又加熟地、萸肉以补肾敛肾。从前所拟之方,原只此数味。后因用此方效者固多,间有初次将药服下,转觉气血上攻而病加剧者,于斯加生麦芽、茵陈、川

棟子即无斯弊。盖肝为将军之官,其性刚果,若但用药强制,或转激发其反动之力。茵陈为青蒿之嫩者,得初春少阳生发之气,与肝木同气相求,泻肝热兼舒肝郁,实能将顺肝木之性。麦芽为谷之萌芽,生用之亦善将顺肝木之性使不抑郁。川楝子善引肝气下达,又能折其反动之力。方中加此三味,而后用此方者,自无他虞也。心中热甚者,当有外感,伏气化热,故加石膏。有痰者,恐痰阻气化之升降,故加胆星也。

按:内中风之证,曾见于《内经》,而《内经》初不名为内中风,亦不名为脑充血,而实名之为煎厥、大厥、薄厥。今试译《内经》之文以明之,《内经·脉解篇》曰:肝气当治而未得,故善怒,善怒者名曰煎厥。

《内经·调经论》曰:血之与气,并走于上,此为大厥,厥则暴死。

《内经·生气通天论》曰:阳气者大怒则形绝,血菀即郁字于上,使人薄厥。观此节经文,不待诠解,即知其为肝风内动,以致脑充血也。其曰薄厥者,言其脑中所宛之血,激薄其脑部,以至于昏厥也。细思三节经文,不但知内中风,即西医所谓脑充血。且更可悟得此证治法,于经文之中,不难自拟对证之方,而用之必效也。

特是证名内中风,所以别外受之风也。乃自唐宋以来,不论风之外受内生,浑名曰中风。夫外受之风为真中风,内生之风为类中风,其病因悬殊,治法自难从同。若辨证不清,本系内中风,而亦以祛风之药发表之,其脏腑之血,必益随发表之药上升,则脑中充血必益甚,或至于血管破裂,不可救药。此关未透,诚唐宋医学家一大障碍也。迨至宋末刘河间出,悟得风非皆由外中,遂创为五志过极动火,而卒中之论。此诚由《内经》"诸风掉眩皆属于肝"句悟出。盖肝属木,中藏相火,木盛火炽,即能生风也。大法以白虎汤、三黄汤沃之,所以治实火也。以逍遥散疏之,所以治郁火也逍遥散中柴胡能引血上行最为忌用,是以镇肝熄风汤中只用茵陈、生麦芽诸药疏肝。以通圣散方中防风亦不宜用、凉膈散双解之，所以治表里之邪火也。以六味汤滋之，所以壮水之主，以制阳光也。以八味丸引之，所谓从治之法，引火归源也虽曰引火归源而桂、附终不宜用。细审河间所用之方，虽不能丝丝入扣，然胜于但知治中风不知分内外者远矣。且其谓有实热者，宜治以白虎汤，尤为精确之论。愚治此证多次，其昏仆之后，能自苏醒者多，不能苏醒者少。其于苏醒之后，三四日间，现白虎汤证者，恒十居六七。因知此证，多先有中风基础，伏藏于内，后因外感而激发。是以从前医家，统名为中风。不知内风之动，虽由于外感之激发，然非激发于外感之风，实激发于外感之因风生热，内外两热相并，遂致内风暴动。此时但宜治外感之热，不可再散外感之风。此所以河间独借用白虎汤，以泻外感之实热，而于麻、桂诸药概无所用。盖发表之药，皆能助血上行，是以不用，此诚河间之特识也。吾友张山雷君江苏嘉定人，当世之名医也。著有《中风斠诠》一书，发明内中风之证，甚为精详。书中亦独有取于河间，可与拙论参观矣。

　　后至元李东垣、朱丹溪出，对于内中风一证，于河间之外，又创为主气、主湿之说。东垣谓人之元气不足，则邪凑之，令人猝倒僵仆，如风状。夫人身之血，原随气流行，气之上升者过多，可使脑部充血，排挤脑髓神经。至于昏厥，前所引《内经》三节文中已言之详矣。若气之上升者过少，又可使脑部贫血，无以养其脑髓神经，亦可至于昏厥。是以《内经》又谓：上气不足，脑为之不满，耳为之苦鸣，头为之倾，目为之眩。观《内经》如此云云，其剧者，亦可至于昏厥。且其谓脑为之不满，实即指脑中贫血而言也。由斯而论，东垣之论内中风，由于气虚邪凑，与脑充血者之中风无关，而实为脑贫血者之中风，开其治法也。是则河间之主火，为脑充血，东垣之主气，为脑贫血，一实一虚，迥不同也。至于丹溪则谓东南气温多湿，有病风者，非风也。由湿生痰，痰生热，热生风。此方书论中风者所谓，丹溪主湿之说也。然其证原是痰厥，与脑充血、脑贫血皆无涉。即使二证当昏厥之时,间有挟痰者,乃二证之兼证,非二证之本病也。

按: 其所谓因热生风之见解,似与河间主火之意相同,而实则迥异。盖河间所论之火生于燥,故所用之药,注重润燥滋阴。丹溪所论之热生于湿,其所用之药,注重去湿利痰。夫湿非不可以生热,然因湿生热,而动肝风者甚少矣肝风之动多因有燥热。是则二子之说,仍以河间为长也。

又读《史记》扁鹊传,所治虢太子尸厥证,亦系内中风,而实为内中风之上盛下虚者。观其未见太子也,而谓太子"其耳必鸣,其鼻必张。"其所以耳鸣、鼻张者,实因脑中气血充盛之所排挤,岂非上盛乎。乃其见太子也,则谓上有绝阳之络,下有破阴之纽。所谓上有绝阳之络者,即谓脑中血管,为过盛之气血排挤,将破裂也。所谓下有破阴之纽者,盖谓其下焦阴分亏损,不能吸摄其阳分,是以其真阳上脱,挟气血而充塞脑部也。观扁鹊之所云云,虢太子之尸厥,其为内中风之上盛下虚者,确乎无疑。当时扁鹊救醒虢太子,系用针砭法,后亦未言所用何药。今代为拟方,当于镇肝熄风汤中,加敛肝补肾之品。若方后所注加萸肉、熟地黄者,即为治此证之的方矣。

按: 此证若手足渐觉不遂,口眼渐形歪斜,是其脑髓神经已为充血所累,其血管犹不至破裂也。若其忽然昏倒,移时复醒者,其血管或有罅漏,出血不多,犹不至破裂甚剧者也。若其血管破裂甚剧,即昏仆不能复苏矣。是以此证宜防之于预,当其初觉眩晕头疼,或未觉眩晕头疼,而其脉象大而且硬,或弦长有力,即宜服镇肝熄风汤。迨服过数剂后,其脉必渐渐和缓,后仍接续服之。必服至其脉与常脉无异,而后其中风之根蒂始除。若从前失治,至忽焉昏倒,而移时复苏醒者,其肢体必有不遂之处。盖血管所出之血,若黏滞其左边司运动之神经,其右边手足即不遂。若黏滞其右边神经,而左边手足即不遂左边神经管右半身,右边神经管左半身。若左右神经皆受伤损,其人恒至全体痿废。治之者,亦宜用镇肝熄风汤。服至脉象如常,其肢体即渐能动转。然服过数剂之后,再于方中加桃仁、红花、三七,诸药以化其脑中瘀血,方能奏效。

又按:此证自唐宋以来,浑名之曰中风。治之者,亦不分其为内中外中,而概以风药发之,诚为治斯证者之误点。至清中叶王勋臣出,对于此证,专以气虚立论。谓人之元气,全体原十分,有时损去五分,所余五分,虽不能充体,犹可支持全身。而气虚者经络必虚,有时气从经络虚处透过,并于一边,彼无气之边,即成偏枯。爰立补阳还五汤,方中重用黄芪四两,以峻补气分,此即东垣主气之说也。然王氏书中,未言脉象何如。若遇脉之虚而无力者,用其方原可见效。若其脉象实而有力,其人脑中多患充血,而复用黄芪之温而升补者,以助其血愈上行,必至凶危立见,此固不可不慎也。前者邑中有某孝廉,右手废不能动,足仍能行。其孙出门,遇一在津业医者甫归,言此证甚属易治,遂延之诊视。所立病案言脉象洪实,已成痿证无疑。其方仿王氏补阳还五汤,有黄芪八钱。服药之后,须臾昏厥不醒矣。夫病本无性命之忧,而误服黄芪八钱,竟至如此,可不慎哉。五期《衷中参西录》第三卷中,有论脑充血之原因及治法,且附有验案数则,其所论者,实皆内中风证也。宜与上所论者,汇通参观。

[医案]

1. 中风

又尝治一媪,年过七旬,陡然左半身痿废。其左脉弦硬而大,有外越欲散之势<small>按西法左半痿废,当右脉有力,然间有脉有力与痿废皆在一边者</small>。投以镇肝熄风汤,又加净萸肉一两,一剂而愈。夫年过七旬,痿废鲜有愈者。而山萸肉,味酸性温,禀木气最厚。夫木主疏通,《神农本草经》谓其能逐寒湿痹,后世本草,谓其能通利九窍。在此方中,而其酸收之性,又能协同龙骨、牡蛎,以敛戢肝火肝气,使不上冲脑部,则神经无所扰害,自不失其司运动之机能,故痿废易愈也。且此证,又当日得之即治,其转移之机关,尤易为力也。

统观此二案，可无疑于方中之用龙骨、牡蛎矣。

湖北天门崔兰亭君来函：张港杨新茂粮行主任患脑充血证，忽然仆地，上气喘急，身如角弓，两目直视。全家惶恐，众医束手，殓服已备，迎为诊治。遵先生五期建瓴汤（生怀山药一两、怀牛膝一两、生赭石八钱、生龙骨六钱、生牡蛎六钱、生怀地黄六钱、生杭芍四钱、柏子仁四钱。编者注）原方治之，一剂病愈强半，后略有加减，服数剂，脱然痊愈。

按：此镇肝熄风汤，实由五期中建瓴汤加减而成。故附录其来函于此，俾医界同人，知此二方，任用其一，皆可治脑充血证也。

或问：中风无论内外，其肢体恒多痿废，即其经络必多闭塞，而方中重用龙骨、牡蛎，独不虞其收涩之性，益致经络闭塞乎？答曰：妙药皆令人不易测，若但以收涩视龙骨、牡蛎，是未深知龙骨、牡蛎者也。《神农本草经》谓龙骨能消癥瘕，其能通血脉、助经络之流通可知。后世本草谓牡蛎能开关节老痰，其能利肢体之运动可知。是以《金匮》风引汤，原治热瘫痫，而方中龙骨、牡蛎并用也。

曾治一叟，年近六旬，忽得痿废证，两手脉皆弦硬，心中骚扰不安，夜不能寐。每于方中重用龙骨、牡蛎，再加降胃之药，脉始柔和，诸病皆减。二十剂外，渐能步履。审斯则龙骨、牡蛎之功用，可限量哉。

2. 头痛

天津铃铛阁街，于氏所娶新妇，过门旬余，忽然头疼。医者疑其受风，投以发表之剂。其疼陡剧，号呼不止。其翁在中国银行司账，见同伙沈君阅五期《衷中参西录》，见载有脑充血头疼诸案，遂延愚为之诊视。其脉弦硬而长，左部尤甚。知其肝胆之火上冲过甚也。遂投以镇肝熄风汤，加龙胆草三钱，以泻其肝胆之火。一剂病愈强半，又服两剂，头已不疼，而脉象仍然有力。遂去龙胆草，加生地黄六钱。又服数剂，脉象如常，遂将药停服。

3. 眩晕

刘铁珊将军丁卯来津后,其脑中常觉发热,时或眩晕,心中烦躁不宁,脉象弦长有力,左右皆然,知系脑充血证。盖其愤激填胸,焦思积虑者已久,是以有斯证也。为其脑中觉热,俾用绿豆实于囊中作枕,为外治之法。又治以镇肝熄风汤,于方中加地黄一两,连服数剂,脑中已不觉热。遂去川楝子,又将生地黄改用六钱。服过旬日,脉象和平,心中亦不烦躁,遂将药停服。(《医学衷中参西录·治内外中风方·镇肝熄风汤》)

(十一)逐风汤

[组成] 生箭芪六钱　当归四钱　羌活二钱　独活二钱　全蝎二钱　全蜈蚣大者,两条

[功效] 益气养血,祛风通络。

[主治] 治中风抽掣及破伤后受风抽掣者。

[配伍] 蜈蚣最善搜风,贯串经络脏腑无所不至,调安神经又具特长因其节节有脑是以调理神经。而其性甚和平,从未有服之觉瞑眩者。

[医案]

1. 破伤风

曾治一媪,年六旬。其腿为狗咬破受风,周身抽掣。延一老医调治,服药十余日,抽掣愈甚。所用之药,每剂中皆有全蝎数钱,佐以祛风、活血、助气之药,仿佛此汤而独未用蜈蚣。遂为拟此汤,服一剂而抽掣即止。又服一剂,永不反复。

2. 中风

又治一人,年三十余,陡然口眼歪斜。其受病之边,目不能瞬。俾用蜈蚣二条为末,防风五钱,煎汤送服,三次痊愈。

审斯则蜈蚣逐风之力,原迥异于他药也。且其功效,不但治风也,愚于疮痈初起甚剧者,恒加蜈蚣于托药之中,莫不随手奏效。虽本草谓有堕胎之弊,而中风抽掣,服他药不效者,原不妨用。《内经》所谓"有故无殒,亦无殒也"。况此汤中,又有黄芪、当

归以保摄气血,则用分毫何损哉。(《医学衷中参西录·治内外中风方·逐风汤》)

第七节　治肾病方

一、癃　闭

(一)寒通汤

[组成]　滑石一两　生杭芍一两　知母八钱　黄柏八钱

[功效]　清热利湿,利水通淋。

[主治]　治下焦蕴蓄实热,膀胱肿胀,溺管闭塞,小便滴沥不通。

[医案]　一人,年六十余,溺血数日,小便忽然不通,两日之间滴沥全无。病人不能支持,自以手揉挤,流出血水少许,稍较轻松。揉挤数次,疼痛不堪揉挤,彷徨无措,求为诊治。其脉沉而有力,时当仲夏,身覆厚被,犹觉寒凉。知其实热郁于下焦,溺管因热而肿胀不通也。为拟此汤(寒通汤。编者注),一剂稍通,又加木通、海金沙各二钱,服两剂痊愈。(《医学衷中参西录·治癃闭方·寒通汤》)

(二)鸡胵茅根汤

[组成]　生鸡内金去净瓦石糟粕轧细,五钱　生于术分量用时斟酌　鲜茅根锉细,二两

[用法]　先将茅根煎汤数茶盅不可过煎,一两沸后慢火温至茅根沉水底,汤即成。先用一盅半,加生姜五片,煎鸡内金末,至半盅时,再添茅根汤一盅,七八沸后,澄取清汤不拘一盅或一盅多服之。所余之渣,仍用茅根汤煎服。日进一剂,早晚各服药一次。初服小便即多,数日后大便亦多。

[功效]　健脾益气,利水消肿。

[主治]　治水臌气臌并病,兼治单腹胀,及单水臌胀,单气

臌胀。

[**加减**]　若至日下两三次,宜减鸡内金一钱,加生于术一钱。又数日,胀见消,大便仍勤,可减鸡内金一钱,加于术一钱。又数日,胀消强半,大便仍勤,可再减鸡内金一钱,加于术一钱。如此精心随病机加减,俾其补破之力,适与病体相宜,自能痊愈。若无鲜茅根,可用药房中干茅根一两代之。无鲜茅根即可不用生姜。所煎茅根汤,宜当日用尽,煎药后若有余剩,可当茶温饮之。

[**配伍**]　鸡内金之功效,前方下已详论之矣。至于茅根最能利水,人所共知。而用于此方,不但取其利水也。《易》系辞谓:震于植物为萑苇。茅根中空,其四围廾上,且有十余小孔,与萑苇为同类。而茅根春日发生最早,是禀一阳初生之气,而上升者也。故凡气之郁而不畅者,茅根皆能畅达之。善利水又善理气,故能佐鸡内金,以奏殊功。加生姜者,恐鲜茅根之性微寒也,且其味辛能理气,其皮又善利水也。继加于术,减鸡内金者,因胀已见消,即当扶正以胜邪,不敢纯用开破之品,致伤其正气也。或疑此方,初次即宜少加于术者,而愚曾经试验,早加于术,固不若如此晚加之有效也。

[**医案**]

1. 胃脘痛

曾治一室女,心中常觉发热,屡次服药无效。后愚为诊视,六脉皆沉细,诊脉之际,闻其太息数次,知其气分不舒也。问其心中胁下,恒隐隐作疼。遂俾剖取鲜茅根,锉细半斤,煎数沸当茶饮之。两日后,复诊其脉,已还浮分,重诊有力,不复闻其太息。问其胁下,已不觉疼,惟心中仍觉发热耳。再饮数日,其心中发热亦愈。

2. 温病

又尝治少年,得肺鼠疫病鼠疫分肺鼠疫、腺鼠疫、败血鼠疫。其咽喉唇舌,异常干燥,精神昏昏似睡,周身肌肤不热,脉象沉微。问其心中,时常烦闷。此鼠疫之邪,闭塞其少阴,致肾气不能上达也。问其大便,四日未行。遂投以大剂白虎加人参汤,先用茅根数两煎汤,以之代水煎药,取汁三盅,分三次饮下。其脉顿起,变作洪滑之象。精神已复,周身皆热,诸病亦皆见愈。俾仍按原方将药煎出,每饮一次,调入生鸡子黄一枚,其病遂痊愈。

盖茅根生于水边,原兼禀寒水之气。且其出地之时,作尖锐之锥形,故能直入少阴,助肾气上达,与心相济,则心即跳动有力,是以其脉,遂洪滑外现也。再加生鸡子黄,以滋少阴之液,俾其随气上升,以解上焦之因燥生热,因热生烦,是以诸病皆愈也。

此二案(指本案与上案。编者注)皆足征茅根理气之效也。(《医学衷中参西录·治癃闭方·鸡胵茅根汤》)

(三)鸡胵汤

[组成]　生鸡内金去净瓦石糟粕捣碎,四钱　于术三钱　生杭芍四钱　柴胡二钱　广陈皮二钱　生姜三钱

[功效]　益气健脾,疏肝理气。

[主治]　治气郁成臌胀,兼治脾胃虚而且郁,饮食不能运化。

[加减]　若小便时觉热,且色黄赤者,宜酌加滑石数钱。

[配伍]　《内经》谓:诸湿肿满,皆属于脾。诚以脾也者,与胃相连以膜,能代胃行其津液。且地居中焦为中焦油膜所包,更能为四旁宣其气化。脾若失其所司,则津液气化凝滞,肿满即随之矣。是臌胀者,当以理脾胃为主也。西人谓脾体中虚,内多回血管。若其回血管之血,因脾病不能流通,瘀而成丝成块,原非草木之根荄所能消化。

鸡内金为鸡之脾胃,中有瓦石铜铁皆能消化,其善化有形瘀积可知。故能直入脾中,以消回血管之瘀滞。而又以白术之健补脾胃者以驾驭之,则消化之力愈大。柴胡,《本经》谓:主肠胃中饮食积聚,能推陈致新,其能佐鸡内金消瘀可知。且与陈皮并用,一升一降,而气自流通也。用芍药者,因其病虽系气臌,亦必挟有水气,芍药善利小便,即善行水,且与生姜同用,又能调和营卫,使周身之气化流通也。夫气臌本为难治之证,从拟此方之后,连治数

证皆效。

[医案] 后治一叟,年六旬,腹胀甚剧。治以此汤(鸡胵汤。编者注)数剂,其效不速。用黑丑一钱炒研细,煎此汤送下,两剂大见功效。又去黑丑,再服数剂痊愈。

按:鸡内金虽饶有消化之力,而诸家本草,实有能缩小便之说,恐于证之挟有水气者不宜。方中用白芍以利小便,所以济鸡内金之短也。

愚临证体验以来,知凡系水臌,按之皆不能即起,气臌则按之举手即起。或疑若水积腹中,不行于四肢,如方书所谓单腹胀者,似难辨其为气为水。不知果为水证,重按移时,举手则有微痕,而气证则无也。且气臌证,小便自若,水臌证,多小便不利,此又其明征也。(《医学衷中参西录·治癃闭方·鸡胵汤》)

(四)济阴汤

[组成] 怀熟地一两　生龟板捣碎,五钱　生杭芍五钱　地肤子一钱

[用法] 阴分阳分俱虚者,二方(济阴汤与宣阳汤)并用,轮流换服,如下案所载服法,小便自利。

[功效] 滋阴补肾,利尿通淋。

[主治] 治阴分虚损,血亏不能濡润,致小便不利。

[医案]

1. 癃闭

一媪,年六十余,得水肿证,延医治不效。时有专以治水肿名者,其方秘而不传。服其药自大便泻水数桶,一身肿尽消,言忌咸百日,可保永愈。数日又见肿,旋复如故。服其药三次皆然,而病人益衰惫矣。盖未服其药时,即艰于小便,既服药后,小便滴沥全无,所以旋消而旋肿也。再延他医,皆言服此药,愈后复发者,断乎不能调治。后愚诊视,其脉数而无力。愚曰:脉数者阴分虚也,无力者阳分虚也。膀胱之腑,有下口无上口,水饮必随气血流行,而后能达于膀胱,出为小便。《内经》所谓"州都

之官,津液藏焉,气化则能出"者是也。此脉阴阳俱虚,致气化伤损,不能运化水饮以达膀胱,此小便所以滴沥全无也。《易》系辞曰:日往则月来,月往则日来,日月相推,而明生焉。寒往则暑来,暑往则寒来,寒暑相推,而岁成焉。往者屈也,来者信伸音也,屈信相感,而利生焉。此天地之气化,即人身之气化也。爰立两方,一方,以人参为君,辅以麦冬以济参之热,灵仙以行参之滞,少加地肤子为向导药,名之曰宣阳汤,以象日象暑。一方以熟地为君,辅以龟板以助熟地之润,芍药以行熟地之滞_{芍药善利小便},_{故能行熟地之泥},亦少加地肤子为向导药,名之曰济阴汤,以象月象寒。二方轮流服之,以象日月寒暑相推,往来屈伸相感之义。俾先服济阴汤,取其贞下起元也。服至三剂,小便稍利。再服宣阳汤,亦三剂,小便大利。又再服济阴汤,小便直如泉涌,肿遂尽消。病家疑而问曰:前服济阴汤,小便微通,此时又服之,何其功效百倍于从前?答曰:善哉问也。前服济阴汤,似于冬令,培草木之根荄,以厚其生长之基也,于服宣阳汤数剂后,再服济阴汤,如纯阳月后,一阴二阴甫生,时当五六月,大雨沛行,万卉之畅茂,有迥异寻常者矣。

一妇人,年三十许,因阴虚小便不利,积成水肿甚剧,大便亦旬日不通。一老医投以八正散不效,友人高夷清为出方,用生白芍六两,煎汁两大碗,再用阿胶二两,熔化其中,俾病人尽量饮之。老医甚为骇疑,夷清力主服之,尽剂而二便皆通,肿亦顿消。后老医与愚觌面,为述其事,且问此等药何以能治此病?答曰:此必阴虚不能化阳,以致二便闭塞。白芍善利小便,阿胶能滑大便,二药并用,又大能滋补真阴,使阴分充足,以化其下焦偏胜之阳,则二便自能通利也。

2. 水肿

一妇人,年四十许,得水肿证,百药不效。偶食绿豆稀饭,觉腹中松畅,遂连服数次,小便大利而愈。有人向愚述其事,且问所以能愈之故。答曰:绿豆与赤小豆同类,故能行水利小便,且其性

又微凉,大能滋阴退热。凡阴虚有热致小便不利者,服之皆有效也。(《医学衷中参西录·治癃闭方·济阴汤》)

(五)加味苓桂术甘汤

[**组成**]　于术三钱　桂枝尖二钱　茯苓片二钱　甘草一钱　干姜三钱　人参三钱　乌附子二钱　威灵仙一钱五分

[**功效**]　温补脾肾,利水消肿。

[**主治**]　治水肿小便不利,其脉沉迟无力,自觉寒凉者。

[**加减**]　服药数剂后,小便微利,其脉沉迟如故者,用此汤送服生硫黄末四五厘。若不觉温暖,体验渐渐加多,以服后移时觉微温为度。

[**配伍**]　人之水饮,非阳气不能宣通。上焦阳虚者,水饮停于膈上。中焦阳虚者,水饮停于脾胃。下焦阳虚者,水饮停于膀胱。水饮停蓄既久,逐渐渍于周身,而头面肢体皆肿,甚或腹如抱瓮而膨胀成矣。此方用苓桂术甘汤以助上焦之阳,即用甘草协同人参、干姜,以助中焦之阳。又人参同附子,名参附汤能固下焦元阳将脱,协同桂枝,更能助下焦之阳桂枝上达胸膈,下通膀胱,故肾气丸用桂枝不用肉桂。三焦阳气宣通,水饮亦随之宣通,而不复停滞为患矣。至灵仙与人参并用,治气虚小便不利甚效此由实验而知,故前所载宣阳汤并用之,而其通利之性,又能运化术、草之补力,俾胀满者服之,毫无滞碍,故加之以为佐使也。若药服数剂后,脉仍如故,病虽见愈,实无大效,此真火衰微太甚,恐非草木之品所能成功。故又用生硫黄少许,以补助相火。诸家本草谓其能使大便润,小便长,补火之中大有行水之力,故用之因凉成水肿者尤良也。第八卷载有服生硫黄法,其中有治水肿之验案宜参观。

[**方论**]　脉沉水肿与脉浮水肿迥异。脉浮者,多系风水,腠理闭塞,小便不利。当以《金匮》越婢汤发之,通身得汗,小便自利。若浮而兼数者,当是阴虚火动,宜兼用凉润滋阴之药。脉沉水肿,亦未可遽以凉断。若沉而按之有力者,系下焦蕴热未化,仍当用凉润之药,滋阴以化其阳,小便自利。惟其脉沉而且迟,微弱

欲无,询之更自觉寒凉者,方可放胆用此汤无碍。或但服生硫黄,试验渐渐加多,亦可奏效。特是肿之剧者,脉之部位皆肿,似难辨其沉浮与有力无力,必重按移时,使按处成凹,始能细细辨认。

按:苓桂术甘汤为治上焦停饮之神方。《金匮》曰:短气有微饮,当从小便去之,苓桂术甘汤主之,肾气丸亦主之。喻嘉言注云:呼气短,宜用苓桂术甘汤,以化太阳膈上之气;吸气短,宜用肾气丸,以纳少阴肾经之气。推喻氏之意,以为呼气短,则上焦阳虚,吸气短,则下焦阴虚,故二方分途施治。然以之为学者说法,以自明其别有会心则可;以之释《金匮》,谓其文中之意本如是则不可。何者?仲景当日著书立言,原期后世易于率由,使二方果如此分用,仲景何竟统同言之,致后世费如此推测。盖膈上与膀胱相隔虽远,实皆太阳寒水之所统贯。太阳者、天也,膈上也。寒水者,水也,肾之腑膀胱也。水气上升而为云,复得天气下降而为水,天水相连,升降气,此太阳寒水所以相并而为一经也。愚临证体验多年,见有膈上气旺而膺胸开朗者,必能运化水饮,下达膀胱,此用苓桂术甘汤治饮之理也。见有肾气旺而膀胱流通者,又必能吸引水饮,下归膀胱,此用肾气丸治饮之理也。故仲景于上焦有微饮而短气者,并出两方,任人取用其一,皆能立建功效。况桂枝为宣通水饮之妙药,茯苓为淡渗水饮之要品,又为二方之所同乎。且《金匮》之所谓短气,乃呼气短,非吸气短也。何以言之?吸气短者,吸不归根即吐出,《神农本草经》所谓吐吸,即喘之替言也。《金匮》之文,有单言喘者,又有短气与喘并举者。若谓短气有微饮句,当兼呼气短与吸气短而言,而喘与短气并举者,又当作何解耶惟论溢饮变其文曰气短似言吸气短?

用越婢汤(麻黄、石膏、生姜、甘草、大枣。编者注)治风水,愚曾经验,遇药病相投,功效甚捷。其方《金匮》以治风水恶风,一身悉肿,脉浮不渴,续自汗出,无大热者。而愚临证体验以来,即非续自汗出者,用之亦可,若一剂而汗不出者,可将石膏易作滑石分量须加重。

[注意事项] 肿满之证,忌用甘草,以其性近壅滞也。惟与茯苓同用,转能泻湿满,故方中未将甘草减去。若肿胀甚剧,恐其壅滞者,去之亦可。(《医学衷中参西录·治癃闭方·加味苓桂术甘汤》)

按:加味苓桂术甘汤为人参汤、参附汤、四逆汤、苓桂术甘汤四个经方加减合方而成。

(六)升麻黄芪汤

[组成] 生黄芪五钱　当归四钱　升麻二钱　柴胡二钱

[功效] 益气养血,宣肺通窍。

[主治] 治小便滴沥不通。偶因呕吐咳逆,或侧卧欠伸,可通少许,此转胞也。用升提药,提其胞而转正之,胞系不了戾,小便自利。

[方论] 盖黄芪实表,表虚则水聚皮里膜外而成肿胀,得黄芪以开通水道,水被祛逐,胀自消矣。

按:水肿之证,有虚有实,实者似不宜用黄芪。然其证实者甚少,而虚者居多。至其证属虚矣,又当详辨其为阴虚阳虚,或阴阳俱虚。阳虚者气分亏损,可单用、重用黄芪,若《医话》中所云云者。阴虚者其血分枯耗,宜重用滋阴之药,兼取阳生阴长之义,而以黄芪辅之。至阴阳俱虚者,黄芪与滋阴之药可参半用之。医者不究病因,痛诋为不可用,固属鲁莽,至其连用除湿猛剂,其鲁莽尤甚。盖病至积成水肿,即病因实者,其气血至此,亦有亏损。猛悍药,或一再用犹可。若不得已而用至数次,亦宜以补气血之药辅之。况其证原属重用黄芪治愈之虚证乎。至今之医者,对于此证,纵不用除湿猛剂,亦恒多用利水之品。不知阴虚者,多用利水之药则伤阴;阳虚者,多用利水之药亦伤阳。夫利水之药,非不可用,然贵深究其病因,而为根本之调治,利水之药,不过用作向导而已。

[医案]

1. 产后小便不利

一妇人,产后小便不利,遣人询方。俾用生化汤加白芍,治之不效,复来询方。言有时恶心呕吐,小便可通少许。愚恍悟曰,此必因产时努力太过,或撑挤太甚,以致胞系了戾,是以小便不通。恶心呕吐,则气机上逆,胞系有提转之势,故小便可以稍通也。遂为拟此汤(升麻黄芪汤。编者注),一剂而愈。

三焦之气化不升则不降。小便不利者,往往因气化下陷,郁于下焦,滞其升降流行之机也。故用一切利小便之药不效,而投以升提之药恒多奇效。是以拙拟此汤,不但能治转胞,并能治小便癃闭也。

2. 水肿

古方有但重用黄芪,治小便不利,积成水肿者。陆定圃《冷庐医话》载:海宁许珊林观察,精医理。官平度州时,幕友杜某之戚王某,山阴人。夏秋间,忽患肿胀,自顶至踵,大倍常时,气喘声嘶,大小便不通,危在旦夕。因求观察诊之。令用生黄芪四两,秫米一酒盅,煎一大碗,用小匙逐渐呷服。至盏许,气喘稍平。即于一日间服尽,移时小便大通,溺器易三次,肿亦随消,惟脚面消不及半。自后仍服此方,黄芪自四两至一两,随服随减。佐以祛湿平胃之品,两月复元,独脚面有钱大一块不消。恐次年复发,劝其归,届期果患前证。延绍城医士诊治,痛诋前方,以为不死乃是大幸。遂用除湿猛剂,十数服而气绝。次日,将及盖棺,其妻见其两目微动,呼集众人环视,连动数次。复用芪米汤灌救,至满口不能下,少顷眼忽一睁,汤俱下咽,从此便出声矣。服黄芪至数斤,并脚面之肿全消而愈。

3. 癃闭

一人年近五旬,小便陡然不通,用一切利小便药无效,求为诊治,投以升麻黄芪汤,亦不效。自言小便之口,有物堵塞,若小鱼尿胞,俾用针挑破,小便涌出。

又一妇人,小便陡然不通,滴沥全无,窘迫之际,其夫以细挺探其便处,小便即时通下。此其夫见愚,为述其事,且问何以得此,小便即时通下?答曰:此西人所谓溺道陡然变窄,宜治以引溺管之理也。按此证与前证,虽皆未治以引溺管,而皆为引溺管可治愈之证。故连类及之,以征引溺管之确乎可用也。

[附方]　葛稚川《肘后方》治小便不通,用大蝼蛄二枚,取下体,以水一升渍饮,须臾即通。又《寿域方》用土狗后半,焙研调服半钱,小便即通,生研亦可。

按:土狗即蝼蛄,《日华本草》谓其治水肿,头面肿。李时珍谓其通大小便,治石淋,诚为利小便要药。凡小便不通者,无论凉热虚实,皆可加于药中以为向导。即单服之,亦甚有效验。然观古方,皆用其后半截,盖其前半,开破之力多,后半利水力多。若治二便皆不通者,当全用之。

俗传治小便不通闻药方:用明雄黄一钱、蟾酥五分焙发、麝香六厘,共研细,鼻闻之,小便即通。(《医学衷中参西录·治癃闭方·升麻黄芪汤》)

(七)温通汤

[组成]　椒目炒、捣,八钱　　小茴香炒、捣,二钱　　威灵仙三钱

[功效]　温中散寒,利水消肿。

[主治]　治下焦受寒,小便不通。

[配伍]　人之水饮,由三焦而达膀胱。三焦者,身内脂膜也。曾即物类验之,其脂膜上皆有微丝血管,状若红绒毛,即行水之处。此管热则膨胀,凉则凝滞,皆能闭塞水道。若便浊兼受凉者,更凝结稠黏堵塞溺管,滴沥不通。故以椒目之滑而温、茴香之香而热者,散其凝寒,即以通其窍络。更佐以灵仙温窜之力,化三焦之凝滞,以达膀胱,即化膀胱之凝滞,以达溺管也。凉甚者,肉桂、附子、干姜皆可酌加。气分虚者,更宜加人参助气分以行药力。(《医学衷中参西录·治癃闭方·温通汤》)

(八)宣阳汤

[组成]　野台参四钱　　威灵仙钱半　　寸麦冬带心,六钱　　地肤子一钱

[功效]　益气养阴,清热利尿。

[主治]　治阳分虚损,气弱不能宣通,致小便不利。(《医学衷中参西录·治癃闭方·宣阳汤》)

[配伍]　以人参为君,辅以麦冬以济参之热,灵仙以行参之滞,少加地肤子为向导药,名之曰宣阳汤。

[鉴别]　一方,以人参为君,辅以麦冬以济参之热,灵仙以行参之滞,少加地肤子为向导药,名之曰宣阳汤。一方以熟地为君,辅以龟板以助熟地之润,芍药以行熟地之滞芍药善利小便,故能行熟地之泥,亦少加地肤子为向导药,名之曰济阴汤。(《医学衷中参西录·治癃闭方·济阴汤饮》)

二、淋　证

(一)毒淋汤

[组成]　金银花六钱　海金沙三钱　石韦二钱　牛蒡子炒、捣,二钱　甘草梢二钱　生杭芍三钱　三七捣细,二钱　鸭蛋子去皮,三十粒

[用法]　上药八味,先将三七末、鸭蛋子仁开水送服,再服余药所煎之汤鸭蛋一名鸭胆子,详解见痢疾门燮理汤后。

[功效]　清热解毒,利尿通淋。

[主治]　治花柳毒淋,疼痛异常,或兼白浊,或兼溺血。

[加减]　此证若兼受风者,可加防风二三钱。若服药数剂后,其疼瘥减而白浊不除,或更遗精者,可去三七、鸭蛋子,加生龙骨、生牡蛎各五钱。

[配伍]　今人治毒淋,喜用西药猛悍之品,以其善消淋证之毒菌也。不知中药原有善消此等毒菌,更胜于西药者,即方中之鸭蛋子是也。盖鸭蛋子味至苦,而又善化瘀解毒清热,其能消毒菌之力,全在于此。又以三七之解毒化腐生肌者佐之,以加于寻常治淋药中,是以治此种毒淋,更胜于西药也。(《医学衷中参西录·治淋浊方》)

(二)膏淋汤

[组成] 生山药一两 生芡实六钱 生龙骨捣细,六钱 生牡蛎捣细,六钱 大生地切片,六钱 潞党参三钱 生杭芍三钱

[功效] 益气养阴,收敛止血。

[主治] 治膏淋。

[配伍] 膏淋之证,小便混浊,更兼稠黏,便时淋涩作疼。此证由肾脏亏损,暗生内热。肾脏亏损则蛰藏不固,精气易于滑脱。内热暗生,则膀胱熏蒸,小便改其澄清。久之,三焦之气化滞其升降之机,遂至便时牵引作疼,而混浊稠黏矣。

故用山药、芡实以补其虚,而兼有收摄之功。龙骨、牡蛎以固其脱,而兼有化滞之用理详第八卷清带汤下。地黄、芍药以清热利便。潞参以总提其气化而斡旋之也。若其证混浊,而不稠黏者,是但出之溺道,用此方时,宜减龙骨、牡蛎之半。(《医学衷中参西录·治淋浊方》)

(三)寒淋汤

[组成] 生山药一两 小茴香炒、捣,二钱 当归三钱 生杭芍二钱 椒目炒、捣,二钱

[功效] 健脾养血,温中散寒。

[主治] 治寒淋。

[配伍] 上所论五淋,病因不同而证皆兼热。此外,实有寒热凝滞,寒多热少之淋。其证喜饮热汤,喜坐暖处,时常欲便,便后益抽引作疼,治以此汤服自愈。(《医学衷中参西录·治淋浊方》)

(四)劳淋汤

[组成] 生山药一两 生芡实三钱 知母三钱 真阿胶不用炒,三钱 生杭芍三钱

[功效] 益气养阴,清热止淋。

[主治] 治劳淋。

[配伍] 劳淋之证,因劳而成。其人或劳力过度、或劳心过

度、或房劳过度,皆能暗生内热,耗散真阴。阴亏热炽,熏蒸膀胱,久而成淋,小便不能少忍,便后仍复欲便,常常作疼。故用滋补真阴之药为主,而少以补气之药佐之,又少加利小便之药作向导。然此证得之劳力者易治,得之劳心者难治,得之房劳者尤难治。又有思欲无穷,相火暗动而无所泄,积久而成淋者,宜以黄柏、知母以凉肾,泽泻、滑石以泻肾,其淋自愈。

[方论] 或问:以上治淋四方中,三方以山药为君,将山药之性与淋证最相宜乎?答曰:阴虚小便不利者,服山药可利小便。气虚小便不摄者,服山药可摄小便。盖山药为滋阴之良药,又为固肾之良药,以治淋证之淋涩频数,诚为有一无二之妙品。再因证而加以他药辅佐之,所以投之辄效也。(《医学衷中参西录·治淋浊方》)

(五)理血汤

[组成] 生山药一两 生龙骨捣细,六钱 生牡蛎捣细,六钱 海螵蛸捣细,四钱 茜草二钱 生杭芍三钱 白头翁三钱 真阿胶不用炒,三钱

[功效] 益气养血,清热止血。

[主治] 治血淋及溺血、大便下血,证之由于热者。

[加减] 溺血者,加龙胆草三钱。大便下血者,去阿胶,加龙眼肉五钱。

按:溺血之证,热者居多,而间有因寒者,则此方不可用矣。

[配伍] 血淋之症,大抵出之精道也。其人或纵欲太过而失于调摄,则肾脏因虚生热;或欲盛强制而妄言采补,则相火动无所泄,亦能生热,以致血室男女皆有,男以化精,女以系胞中血热妄动,与败精溷合化为腐浊之物,或红、或白、成丝、成块,溺时堵塞牵引作疼。故用山药、阿胶以补肾脏之虚,白头翁以清肾脏之热,茜草、螵蛸以化其凝滞而兼能固其滑脱,龙骨、牡蛎以固其滑脱而兼能化其凝滞四药详解在第八卷清带汤下,芍药以利小便而兼能滋阴清热,所以投之无不效也。此证,间有因劳思过度而心热

下降，忿怒过甚而肝火下移以成者，其血必不成块，惟溺时牵引作疼。此或出之溺道，不必出自精道也。投以此汤亦效。

[**方论**]　白头翁与羌活、独活皆名独摇草，以其有风不动，无风独摇也。审是则白头翁当善祛风，与二活同性，何为其功专在于理血乎？答曰：白头翁仲春贴地开花，状如小莲，花谢然后生叶，数叶一梗，其梗甚硬，其叶之蒂又甚软。为其叶之蒂软，微风吹嘘，他草未动，此叶亦动，所谓无风自动也。为其梗甚硬，虽在大风中亦不动。而其叶因蒂软，随风偏于一边，无自反之力，亦似不动也。是知白头翁亦名独摇草，原系古人之误也。盖此药多生于冈埠之阴，其性寒凉，其味苦而兼涩，凉血之中大有固脱之力也。

或问：白头翁既兼有收涩固脱之力，《金匮》白头翁汤何以治热痢下重？答曰：白头翁头顶白毛，形如其名，必具有金气。热痢下重，系肝火下迫大肠，借金气以制肝木之盛，则肝火自消，下重自除矣。唐容川谓白头翁通身皆有白毛，似与白头翁命名之义不符，且与坊间鬻者亦异。然或别有此种，想其所具之金气愈全也。

阿胶系用黑驴皮熬以阿井之水而成，人之所共知也。然必冬至后取其水熬者方为合法。盖阿井为济水之伏流，其水原重于他水，而冬至后取之，则素日盛水百斤之器，又可加重二斤。故以之熬胶，沉重下达，滋补肝肾，伏藏血脉。特是井中之泉不旺，终日不过取水数石，且又俟冬至后取之，所熬之胶，何能济一世之用。且非自视熬之，亦不知其真假也。大抵用阿井水熬者，无论何时皆可为真者。其胶以舌舔之，甘淡异常，不甚黏滞，且无别臭，能澄浊水为清。至于其本色，熬老则黄而暗，嫩则微黄而亮。若黑者，乃熬时掺以黑色也，然此亦难得。今坊间所鬻之阿胶，若果经夏不软，捭之可碎，乃济南济水熬成，虽非真者，用之亦有效验，以济水与阿井原系一脉也。不宜炒用者，恐炒则涸其原汁，且难辨其真伪也。

溺血之证,不觉疼痛,其证多出溺道,间有出之精道者。大抵心移热于小肠,则出之溺道。肝移热于血室,则出之精道。方中加生地黄者,泻心经之热也。若系肝移热于血室者,加龙胆草亦可。

[医案]

1. 淋证

一人,年三十许,患血淋。溲时血块堵塞,努力始能溲出,疼楚异常。且所溲者上多浮油,胶粘结于器底,是血淋而兼膏淋也。从前延医调治,经三十五人,服药年余,分毫无效,恒羸已甚。后愚诊视,其脉弦细,至数略数,周身肌肤甲错,足骨凸处其肉皮皆成旋螺,高寸余,触之甚疼。盖卧床不起者,已半载矣。细询病因,谓得之忿怒之余误坠水中,时当秋夜觉凉甚,遂成斯证。知其忿怒之火,为外寒所束,郁于下焦而不散,而从前居室之间,又有失保养处也。拟投以此汤(理血汤。编者注),为脉弦,遂以柏子仁炒捣八钱代方中山药,以其善于养肝也。疏方甫定,其父出所服之方数十纸,欲以质其同异。愚曰:无须细观,诸方与吾方同者,惟阿胶、白芍耳,阅之果然。其父问何以知之?愚曰:吾所用之方,皆苦心自经营者,故与他方不同。服三剂血淋遂愈,而膏淋亦少减。改用拙拟膏淋汤(生山药一两、生芡实六钱、生龙骨六钱、生牡蛎六钱、大生地六钱、潞党参三钱、生杭芍三钱,治膏淋。编者注),连服二十余剂,膏淋亦愈,而小便仍然频数作疼。细询其疼之实状,谓少腹常觉疼而且坠,时有欲便之意,故有尿即不能强忍,知其又兼气淋也。又投以拙拟气淋汤(生黄芪五钱、知母四钱、生杭芍三钱、柴胡二钱、生明乳香一钱、生明没药一钱,治气淋。编者注),十剂痊愈。周身甲错,足上旋螺尽脱。

或问:柏子仁《本经》谓其能安五脏,未尝专言治肝,子独谓其善养肝者何也?答曰:凡植物皆喜阳光,故树梢皆向东南,而柏树则独向西北,西北金水之方也。其实又隆冬不凋,饱经霜露,得金水之气甚多。肝脏属木,中含相火,性甚暴烈,《内经》名为将军之官,如骄将悍卒,必恩威并用而后能统驭之。柏子仁既禀金水之气,水能滋肝,金能镇肝,滋之、镇之,肝木自得其养也。

2. 血证/尿血

一少妇,大便下血月余,屡次服药不效。愚为诊视,用理血汤,去阿胶,加龙眼肉五钱治之。而僻处药坊无白头翁,权服一剂,病稍见愈。翌日至他处药坊,按方取药服之,病遂痊愈。则白头翁之功效何其伟哉!

按:溺血之证,热者居多,而间有因寒者,则此方不可用矣。曾治一人,年三十余,陡然溺血,其脉微弱而迟,自觉下焦凉甚。知其中气虚弱,不能摄血,又兼命门相火衰微,乏吸摄之力,以致肾脏不能封固,血随小便而脱出也。投以四君子汤,加熟地、乌附子,连服二十余剂始愈。

又有非凉非热,但因脾虚不能统血而溺血者。方书所谓失于便溺者,太阴之不升也。仍宜用四君子汤,以龙骨、牡蛎佐之。

大便下血者,大抵由于肠中回血管或血脉管破裂。方中龙骨、牡蛎之收涩,原可补其破裂之处。而又去阿胶者,防其滑大肠也。加龙眼肉者,因此证间有因脾虚不能统血而然者,故加龙眼肉以补脾。若虚甚者,又当重用白术,或更以参、芪佐之。若虚而且陷者,当兼佐以柴胡、升麻。若虚而且凉者,当兼佐以干姜、附子,减去芍药、白头翁。

3. 胁痛

曾治一少年,其肝脏素有伤损,左关脉独微弱,一日忽胁下作疼。俾单用柏子仁两许,煎汤服之。立愈。观此,则柏子仁之善于养肝可知矣。(《医学衷中参西录·治淋浊方》)

(六)气淋汤

[**组成**] 生黄芪五钱 知母四钱 生杭芍三钱 柴胡二钱 生明乳香一钱 生明没药一钱

[**功效**] 益气养阴,清热止痛。

[**主治**] 治气淋。

[配伍]　气淋之证,少腹常常下坠作疼,小便频数,淋涩疼痛。因其人下焦本虚,素蕴内热,而上焦之气化又复下陷,郁而生热,则虚热与湿热互相结于太阳之腑,滞其升降流通之机而气淋之证成矣。故以升补气化之药为主,而以滋阴利便流通气化之药佐之。(《医学衷中参西录·治淋浊方》)

(七)清肾汤

[组成]　知母四钱　黄柏四钱　生龙骨捣细,四钱　生牡蛎炒、捣,三钱　海螵蛸捣细,三钱　茜草二钱　生杭芍四钱　生山药四钱　泽泻一钱半

[功效]　清热利湿,通淋涩精。

[主治]　治小便频数疼涩,遗精白浊,脉洪滑有力,确系实热者。

[配伍]　龙骨、牡蛎收涩之品也。子治血淋,所拟理血汤中用之,前方治小便频数或兼淋涩用之,此方治小便频数疼涩亦用之,独不虑其收涩之性有碍于疼涩乎?答曰:龙骨、牡蛎敛正气而不敛邪气,凡心气耗散、肺气息贲、肝气浮越、肾气滑脱,用之皆有捷效。即证兼瘀、兼疼或兼外感,放胆用之,毫无妨碍。拙拟补络补管汤在第二卷、理郁升陷汤在第四卷、从龙汤在第五卷、清带汤在第七卷,诸方中论之甚详,皆可参观。

[医案]　一人,年三十许,遗精白浊,小便时疼如刀割,又甚涩数。诊其脉滑而有力,知其系实热之证。为其年少,疑兼花柳毒淋,遂投以此汤(清肾汤:知母四钱、黄柏四钱、生龙骨四钱、生牡蛎三钱、海螵蛸三钱、茜草二钱、生杭芍四钱、生山药四钱、泽泻一钱半。主治小便频数疼涩,遗精白浊,脉洪滑有力,确系实热者。编者注),加没药不去油三钱、鸭蛋子去皮四十粒药汁送服,数剂而愈。

一叟,年七十余,遗精白浊,小便频数,微觉疼涩。诊其六脉平和,两尺重按有力,知其年虽高,而肾经确有实热也。投以此汤(清肾汤。编者注),五剂痊愈。(《医学衷中参西录·治淋浊方·

清肾汤》)

(八)砂淋丸

[**组成**]　黄色生鸡内金鸡鸭皆有肫皮而鸡者色黄、宜去净砂石，一两　生黄芪八钱　知母八钱　生杭芍六钱　硼砂六钱　朴硝五钱　硝石五钱

[**用法**]　共轧细，炼蜜为丸，桐子大，食前开水送服三钱，日两次。

[**功效**]　健脾益气，养阴通淋。

[**主治**]　治砂淋，亦名石淋。

[**配伍**]　石淋之证，因三焦气化瘀滞，或又劳心劳力过度，或房劳过度，膀胱暗生内热，内热与瘀滞煎熬，久而结成砂石，堵塞溺道，疼楚异常。其结之小者，可用药化之，若大如桃、杏核以上者，不易化矣。须用西人剖取之法，此有关性命之证，剖取之法虽险，犹可于险中求稳也。

鸡内金为鸡之脾胃，原能消化砂石。硼砂可为金、银、铜焊药，其性原能柔五金、治骨鲠，故亦善消硬物。朴硝，《本经》谓其能化七十二种石。硝石，《本经》不载，而《别录》载之，亦谓其能化七十二种石。想此二物性味相近，古原不分，即包括于朴硝条中，至陶隐居始别之，而其化石之能则同也。然诸药皆消破之品，恐于元气有伤，故加黄芪以补助气分，气分壮旺，益能运化药力。犹恐黄芪性热，与淋证不宜，故又加知母、芍药以解热滋阴，而芍药之性，又善引诸药之力至膀胱也。

[**方论**]　西人用硫黄九分，朴硝一分可制为黄强水，又用黄强水与朴硝等分可制为硝强水。二水皆能化石质之物，由此理推之，若去方中黄芪，加生硫黄四钱，取其与朴硝化合，更加生石膏两半，以解硫黄之热，其有效当更捷。

醋之性善化硬物，如鸡鸭蛋皮，醋浸久可至消化。若于食料中多调以醋，亦可为思患预防之法。或患此者，多食醋亦佳。按化学之理，钙一分、碳一分、氧三分，化合则为石。钙者石灰也，水

中皆有石灰原质,开水中之白屑是也。由此理推之,水至膀胱,与人身氧气、碳气浑合,而适符化合之数,即可结为石淋。人不能须臾离氧气,而碳气则可蠲除也。预防此证,当以蠲除碳气为第一要着。(《医学衷中参西录·治淋浊方》)

(九)鲜小蓟根汤

[组成] 鲜小蓟根洗净锉细,一两

[用法] 上一味,用水煎三四沸,取清汤一大茶盅饮之,一日宜如此饮三次。若畏其性凉者,一次用六七钱亦可。

[功效] 清热凉血止淋。

[主治] 治花柳毒淋,兼血淋者。

[医案]

1. 梅毒

曾治一少年患此证(指梅毒。编者注),所便者血溺相杂,其血成丝成块,间有脂膜,疼痛甚剧,且甚腥臭。屡次医治无效,授以此方(鲜小蓟根汤。编者注),连服五日痊愈。小蓟之形状,于三鲜饮在第二卷下曾言之。然彼则用治吐血,此则用治毒淋中之血淋,皆极效验,而其功用实犹不止此也。

2. 瘰疬

一十五六岁童子,项下起疙瘩数个,大如巨栗,皮色不变,发热作疼。知系阳证,俾浓煎鲜小蓟根汤,连连饮之,数日全消。盖其善消血中之热毒,又能化瘀开结,故有如此功效也。(《医学衷中参西录·治淋浊方》)

(十)消毒二仙丹

[组成] 丈菊子捣碎,一两 鸭蛋子去皮、仁破者勿用、服时宜圆图吞下,四十粒

[用法] 上药二味,将丈菊子煎汤一盅,送服鸭蛋子仁。

[功效] 清热解毒通淋。

[主治] 治花柳毒淋,无论初起、日久,凡有热者,服之皆效。

[配伍] 丈菊俗名向日葵,其花善催生,子善治淋详解在第八

卷大顺汤后。

[医案]　邻村一少年患此证(指花柳毒淋。编者注),便时膏淋与血液相杂,疼痛颇剧,语以此方,数次痊愈。(《医学衷中参西录·治淋浊方》)

三、水　肿

白茅根汤

[组成]　白茅根掘取鲜者去净皮与节间小根、细切,一斤

[用法]　将茅根用水四大碗煮一沸,移其锅置炉旁,候十数分钟,视其茅根若不沉水底,再煮一沸,移其锅置炉旁,须臾视其根皆沉水底,其汤即成。去渣温服多半杯,日服五六次,夜服两三次,使药力相继,周十二时,小便自利。

[功效]　清热利水消肿。

[主治]　治阳虚不能化阳,小便不利,或有湿热壅滞,以致小便不利,积成水肿。

[配伍]　茅根形象中空,颇类苇根。鲜者煮稠汁饮之,则其性微凉,其味甘而且淡。为其凉也,故能去实火;为其甘也,故能清虚热;为其淡也,故能利小便;且其根不但中空,周遭有十二小孔细视可见,像人十二经络,故又能宣通脏腑,畅达经络,兼治外感之热,而利周身之水也。然必须如此煮法,服之方效。若久煎,其清凉之性及其宣通之力皆减,服之即无效矣。所煮之汤,历一昼夜即变绿色,若无发酵之味,仍然可用。

[鉴别]　白茅根,拙拟二鲜饮与三鲜饮,用以治吐衄。此方又用以治水肿,而其功效又不只此也。愚治伤寒温病,于大便通后,阳明之盛热已消,恒俾浓煮鲜茅根汤,渴则饮之,其人病愈必速,且愈后即能饮食,更无反复之患。盖寒温愈后,其人不能饮食与屡次复病者,大抵因余热未尽与胃中津液未复也。白茅根甘凉之性,既能清外感余热,又能滋胃中津液。至内有郁热,外转觉凉者,其性又善宣通郁热使达于外也。

[注意事项] 凡膨胀,无论或气、或血、或水肿。治愈后,皆终身忌食牛肉。盖牛肉属土,食之能壅滞气血,且其彭亨之形,有似腹胀,故忌之也。医者治此等证,宜切嘱病家,慎勿误食。

[医案] 一妇人,年四十许,得水肿证。其脉象大致平和,而微有滑数之象。俾浓煎鲜茅根汤饮之,数日病愈强半。其子来送信,愚因嘱之曰:有要紧一言,前竟忘却。患此证者,终身须忌食牛肉。病愈数十年,食之可以复发。孰意其子未返,已食牛肉。且自觉病愈,出坐庭中,又兼受风。其证陡然反复,一身尽肿,两目因肿甚不能开视。愚用越婢汤(麻黄、石膏、生姜、甘草、大枣。编者注)发之,以滑石易石膏用越婢汤原方,常有不汗者,若以滑石易石膏则易得汗,一剂汗出,小便顿利,肿亦见消。再饮白茅根汤,数日病遂痊愈。

一妇人,年四十余,得水肿证。其翁固诸生,而精于医者,自治不效,延他医诊治亦不效。偶与愚遇,问有何奇方,可救此危证。因细问病情,知系阴虚有热,小便不利。遂俾用鲜茅根煎浓汁,饮旬日痊愈。(《医学衷中参西录·治癃闭方·白茅根汤》)

四、遗精、白浊

(一)秘真丹

[组成] 五倍子去净虫粪,一两 粉甘草八钱

[用法] 上二味共轧细,每服一钱,竹叶煎汤送下,日再服。

[功效] 清热止遗。

[主治] 治诸淋证已愈,因淋久气化不固,遗精,白浊。(《医学衷中参西录·治淋浊方》)

[医案] 曾治一人,从前患毒淋,服各种西药两月余,淋已不疼,白浊亦大见轻,然两日不服药,白浊仍然反复。愚俾用膏淋汤(生山药一两、生芡实六钱、生龙骨六钱、生牡蛎六钱、大生地六钱、潞党参三钱、生杭芍三钱。主治膏淋。编者注),送服秘真丹,两次而愈。(《医学衷中参西录·治淋浊方》)

（二）舒和汤

[组成]　桂枝尖<small>四钱</small>　生黄芪<small>三钱</small>　续断<small>三钱</small>　桑寄生<small>三</small><small>钱</small>　知母<small>三钱</small>

[功效]　补肾健脾，益气养阴。

[主治]　治遗精，白浊，因受风寒者，其脉弦而长，左脉尤甚。

[加减]　服此汤数剂后病未痊愈者，去桂枝，加龙骨、牡蛎<small>皆</small><small>不用煅</small>各六钱。

[医案]　东海渔者，年三十余，得骗白证甚剧。旬日之间，大见衰惫，惧甚，远来求方。其脉左右皆弦，而左部弦而兼长。夫弦长者，肝木之盛也。木与风为同类，人之脏腑，无论何处受风，其风皆与肝木相应。《内经》阴阳应象论所谓"风气通于肝"者是也。脉之现象如此，肝因风助，倍形其盛而失其和也。况病人自言，因房事后小便当风，从此外肾微肿，遂有此证，尤为风之明征乎。盖房事后，肾脏经络虚而不闭，风气乘虚袭入，鼓动肾脏不能蛰藏《内经》谓肾主蛰藏，而为肾行气之肝木，又与风相应，以助其鼓动，而大其疏泄《内经》肝主疏泄，故其病若是之剧也。为拟此汤（舒和汤。编者注），使脉之弦长者，变为舒和。服之一剂见轻，数剂后遂痊愈。以后凡遇此等症，其脉象与此同者，投以此汤无不辄效。（《医学衷中参西录·治淋浊方·舒和汤》）

五、小便频数

澄化汤

[组成]　生山药<small>一两</small>　生龙骨<small>捣细，六钱</small>　牡蛎<small>捣细，六钱</small>　牛蒡子<small>炒、捣，三钱</small>　生杭芍<small>四钱</small>　粉甘草<small>钱半</small>　生车前子<small>布包，三钱</small>

[功效]　益气养阴，收涩止遗。

[主治]　治小便频数，遗精，白浊，或兼疼涩，其脉弦数无力，或咳嗽、或自汗、或阴虚作热。（《医学衷中参西录·治淋浊方》）

第八节　治血证方

一、治吐血方

(一)保元寒降汤

[组成]　生山药一两　野台参五钱　生赭石轧细,八钱　知母六钱　大生地六钱　生杭芍四钱　牛蒡子炒、捣,四钱　三七细轧药汁送服,二钱

[功效]　健脾益气,滋阴清热,降逆平喘。

[主治]　治吐血过多,气分虚甚,喘促咳逆,血脱而气亦将脱。其脉上盛下虚,上焦兼烦热者。

[医案]　一叟,年六十四,素有痨疾,因痨嗽太甚,呕血数碗。其脉摇摇无根,或一动一止,或两三动一止。此气血虚极,将脱之候也。诊脉时见其所嗽吐者,痰血相杂。询其从前呕吐之时心中发热。为制此汤(保元寒降汤。编者注),一剂而血止,又服数剂脉亦调匀。(《医学衷中参西录·治吐衄方·保元寒降汤》)

(二)保元清降汤

[组成]　野台参五钱　生赭石轧细,八钱　生芡实六钱　生山药六钱　生杭芍六钱　牛蒡子炒、捣,二钱　甘草钱半

[功效]　健脾养阴,重镇止血。

[主治]　治吐衄证,其人下元虚损,中气衰惫,冲气胃气因虚上逆,其脉弦而硬急,转似有力者。

[配伍]　今方中用赭石、半夏以镇冲气,使之安其故宅,而即用白芍、牡蛎以敛而固之,使之永不上逆。夫血为气之配,气为血之主,气安而血自安矣,此所以不治吐血而吐血自止也。况又有人参之大力者,以参赞诸药,使诸药之降者、敛者,皆得有所凭借以成功乎。医者闻之,肃然佩服,以为闻所未闻云。

[医案]　友人毛仙阁曾治一少年吐血证。其人向经医者治

愈,旋又反复。仙阁诊其脉弦而有力,知其为冲胃之气上逆也。遂于治吐血方中,重用半夏、赭石以降逆,白芍、牡蛎不煅以敛冲泻热,又加人参以补其中气,使中气健旺以斡旋诸药成功。

有从前为治愈之医者在座,颇疑半夏不可用,仙阁力主服之。一剂血止,再剂脉亦和平,医者讶为异事。仙阁晓知曰:此证乃下元虚损,冲气因虚上逆,并迫胃气亦上逆,脉似有力而非真有力,李士材《四字脉诀》所谓:直上直下,冲脉昭昭者,即此谓也。若误认此脉为实热,而恣用苦寒之药凉其血分,血分因凉而凝,亦可止而不吐,而异日瘀血为羔,竟成痨瘵者多矣。(张锡纯《医学衷中参西录·治吐衄方·保元清降汤》)

(三)补络补管汤

[组成]　生龙骨捣细,一两　生牡蛎捣细,一两　萸肉去净核,一两　三七研细药汁送服,二钱

[用法]　浓煎龙骨牡蛎汤,送下三七细末,可以顷刻奏效。

[功效]　重镇降逆,收敛止血。

[主治]　治咳血、吐血久不愈者。

[加减]　服之血犹不止者,可加赭石细末五六钱。

[配伍]　张景岳谓:咳嗽日久,肺中络破,其人必咳血。西人谓:胃中血管损伤破裂,其人必吐血。龙骨、牡蛎、萸肉性皆收涩,又兼具开通之力三药之性,详第一卷既济汤、来复汤与第四卷理郁升陷汤,第八卷清带汤下,故能补肺络与胃中血管,以成止血之功,而又不至有遽止之患,致留瘀血为羔也。又佐以三七者,取其化腐生新,使损伤之处易愈,且其性善理血,原为治衄之妙品也。

此方原无三七,有乳香、没药各钱半。偶与友人景山谈及,景山谓:余治吐血,亦用兄补络补管汤,以三七代乳香、没药,则其效更捷。愚闻之遂欣然易之。景山又谓:龙骨、牡蛎能收敛上溢之热,使之下行,而上溢之血,亦随之下行归经。至萸肉为补肝之妙药,凡因伤肝而吐血者,萸肉又在所必需也。且龙骨、牡蛎之功用神妙无穷。即脉之虚弱已甚,日服补药毫无起象,或病虚极不受

补者,投以大剂龙骨、牡蛎,莫不立见功效,余亦不知其何以能然也。愚曰:人身阳之精为魂,阴之精为魄。龙为天地之元阳所生,故能安魂。牡蛎为水之真阴结成海气结为蚝山即为牡蛎山,故能强魄。魂魄安强,精神自足,虚弱自愈也。是龙骨、牡蛎,固为补魂魄精神之妙药也。

[方论] 咳血之原由于肺,吐血之原由于胃,人之所共知也。而西人于吐血,论之尤详。其说谓:胃中多回血管,有时溃裂一二处而血出,其故或因胃本体自生炎证,烂坏血管,或因跌打外伤,胃中血管断裂,其血棕黑而臭秽,危险难治,但此类甚少。常见之证,大概血管不曾溃裂,其血亦可自管中溢出,其血多带黑色。因回血管之血色原紫黑,而滋出在胃,胃中酸汁又能令血色变黑也。若血溢自胃中血管,即时吐出,其色亦可鲜红。其病原,或因胃致病,或因身虚弱血质稀薄,皆能溢出。有胃自不病,或因别经传入于胃,如妇女倒经,是子宫之血传入于胃。又如肝脾胀大,血不易通行,回血管满溢,入胃则吐出,入大小肠则便出,便与吐之路不同,其理一也。吐血紫黑者,方书多谓系瘀血,愚向疑其不然,又不能确指其果系何故。今观此论,心始昭然。(张锡纯《医学衷中参西录·治吐衄方·补络补管汤》)

[医案] 一妇人,年三十许,咳血三年,百药不效,即有愈时,旋复如故。后愚诊视,其夜间多汗,先用龙骨、牡蛎、萸肉各一两煎服,以止其汗。一剂汗止,再服一剂,咳血之病亦愈。自此永不反复。

邑有吐血久不愈者。有老医于平津先生,重用赤石脂二两,与诸止血药治之,一剂而愈。

后其哲嗣锦堂向愚述其事,因诘之曰:重用赤石脂之义何居?锦堂曰:凡吐血多因虚火上升,然人心中之火,亦犹炉中之火,其下愈空虚,而火上升之力愈大,重用赤石脂,以填补下焦,虚火自不上升矣。愚曰:兄之论固佳,然犹有剩义。赤石脂重坠之力,近于赭石,故能降冲胃之逆,其黏涩之力,近于龙骨、牡蛎,故能补血管之破。兼此二义,重用石脂之奥妙,始能尽悉。是以愚遇由外伤内,若跌碰致吐血久不愈者,料其胃中血管必有伤损,恒将补络补管汤去萸肉,变汤剂为散剂,分数次服下,则龙骨、牡蛎,不但有黏涩之力,且较煎汤服者,更有重坠之力,而吐血亦即速愈也。锦堂闻之欣然曰:先严用此方时,我年尚幼,未知详问,今闻兄言睨我多矣。

邑张某家贫佣力,身挽辘车运货远行,因枵腹(枵,xiāo。指空腹,即饥饿。编者注)努力太过,遂致大口吐血。卧病旅邸,恐即不起,意欲还里,又乏资斧。乃勉强徒步徐行,途中又复连吐不止,目眩心慌,几难举步。腹中觉饥,怀有干饼,又难下咽。偶拾得山楂十数枚,遂和干饼食之,觉精神顿爽,其病竟愈。盖酸者能敛,而山楂则酸敛之中兼有化瘀之力。与拙拟补络补管汤之意相近,故获此意外之效也。

后又治一少年,或旬日,或浃辰之间,必吐血数口,浸至每日必吐,展治无效。其脉近和平,微有芤象,亦治以龙骨、牡蛎、萸肉各一两,三剂而愈。(《医学衷中参西录·治吐衄方·补络补管汤》)

(四)二鲜饮

[组成]　鲜茅根切碎,四两　　鲜藕切片,四两

[用法]　煮汁常常饮之,旬日中自愈。

[功效]　清热止血。

[主治]　治虚劳证,痰中带血。

[加减]　若大便滑者,茅根宜减半。再用生山药细末两许,调入药汁中,煮作茶汤服之。

[配伍]　茅根善清虚热而不伤脾胃,藕善化瘀血而兼滋新血,合用之为涵养真阴之妙品。且其形皆中空,均能利水,血亦水属,故能引泛滥逆上之血徐徐下行,安其部位也。

[医案]　堂兄赞宸,年五旬,得吐血证,延医治疗不效。脉象滑数,摇摇有动象,按之不实。时愚在少年,不敢轻于疏方,因拟

此便方(二鲜饮。编者注),煎汤两大碗,徐徐当茶温饮之,当日即见愈,五六日后病遂脱然。自言未饮此汤时,心若虚悬无着,既饮后,觉药力所至,若以手按心,使复其位,此其所以愈也。

按:茅根遍地皆有,春初秋末,其根甚甜,用之尤佳。至于藕以治血证,若取其化瘀血,则红莲者较优。若用以止吐衄,则白莲者胜于红莲者。(《医学衷中参西录·治吐衄方·二鲜饮》)

(五)寒降汤

[组成] 生赭石轧细,六钱 清半夏三钱 蒌仁炒、捣,四钱 生杭芍四钱 竹茹三钱 牛蒡子炒、捣,三钱 粉甘草钱半

[功效] 重镇降逆,清热止血。

[主治] 治吐血、衄血,脉洪滑而长,或上入鱼际。

[配伍] 此因热而胃气不降也,以寒凉重坠之药,降其胃气则血止矣。

《金匮》治心气不足吐衄,有泻心汤,大黄与黄连、黄芩并用,后世未窥仲景制方之义,恒多误解。不知所谓心气不足者,非不足也,若果不足,何又泻之?盖此证因阳明胃腑之热,上逆冲心,以致心中怔忡不安,若有不足之象。仲景从浅处立说,冀人易晓,遂以心气不足名之。故其立方,独本《内经》吐血、衄血,责重阳明不降之旨,用大黄直入阳明之腑,以降其逆上之热,又用黄芩以清肺金之热,使其清肃之气下行,以助阳明之降力,黄连以清心火之热,使其元阳潜伏,以保少阴之真液,是泻之实所以补之也。且黄连之性肥肠止泻,与大黄并用,又能逗留大黄之力,使之不至滑泻,故吐衄非因寒凉者,服之莫不立愈。且愈后而瘀血全消,更无他患,真良方也。即使心气果系不足,而吐衄不止将有立危之势,先用泻心汤以止其吐衄,而后从容调补,徐葺其正,所谓急则治标,亦医家之良图也。乃世人竟畏大黄力猛,不敢轻用,即或用之,病家亦多骇疑。是以愚不得已,拟此寒降汤,重用赭石,以代大黄降逆之力,屡次用之,亦可随手奏效也。

[方论] 或问:后世本草谓血证忌用半夏,以其辛而燥也。

子所拟寒降汤,治吐衄之因热者,何以方中仍用半夏,独不虑其辛燥伤血乎？答曰:血证须有甄别,若虚劳咳嗽,痰中带血,半夏诚为所忌。若大口吐血,或衄血不止,虽虚劳证,亦可暂用半夏以收一时之功,血止以后,再徐图他治。盖吐血之证,多由于胃气挟冲气上逆;衄血之证,多由于胃气冲气上逆,并迫肺气亦上逆。《内经·厥论篇》曰:阳明厥逆,喘咳身热,善惊衄、呕血。煌煌圣言,万古不易。是治吐衄者,原当以降阳明之厥逆为主,而降阳明胃气之逆者,莫半夏若也。

按:因寒因热,皆可使胃气不降。然因热胃气不降者,人犹多知之,因寒胃气不降者,则知者甚鲜。黄氏论胃气不降,专主因寒一面,盖有所感触而言也。

[医案]

一人,年十八,偶得吐血证,初不甚剧。因医者误治,遂大吐不止。诊其脉如水上浮麻,莫辨至数,此虚弱之极候也。若不用药立止其血,危可翘足而待。遂投以此汤(寒降汤。编者注),去竹茹,加生山药一两,赭石改用八钱,一剂血止。再诊其脉,左右皆无,重按亦不见。愚不禁骇然。询之心中亦颇安稳,惟觉酸懒无力。忽忆吕沧洲曾治一发斑证,亦六脉皆无。沧洲谓:脉者,血之波澜,今因发斑伤血,血伤不能复作波澜,是以不见,斑消则脉出矣。遂用白虎加人参汤,化其斑毒,脉果出。今此证大吐亡血,较之发斑伤血尤甚,脉之重按不见,或亦血分虚极,不能作波澜欤？其吐之时,脉如水上浮麻者,或因气逆火盛,强迫其脉外现欤？不然闻其诊毕还里相距十里,途中复连连呕吐,岂因路间失血过多欤？踌躇久之,乃放胆投以大剂六味地黄汤,减茯苓、泽泻三分之二,又加人参、赭石各数钱,一剂脉出。又服平补之药二十余剂,始复初。

一童子,年十四,陡然吐血,一昼夜不止,势甚危急。其父通医学,自设有药房亦束手无策。时愚应邻家延请,甫至其材,急求为诊视。其脉洪长,右部尤重按有力,知其胃气因热不降,血随逆气上升也。为拟此汤（寒降汤。编者注），一剂而愈，又服一剂，脉亦和平。

门人高如璧实验一方：赭石、滑石等分研细，热时新汲井泉水送服，冷时开水送服，一两或至二两，治吐衄之因热者甚效。如璧又在保阳，治一吐血证甚剧者，诸药皆不效。诊其脉浮而洪，至数微数，重按不实。初投以拙拟保元寒降汤（生赭石轧细六钱、清半夏三钱、萎仁炒捣四钱、生杭芍四钱、竹茹三钱、牛蒡子炒捣三钱、粉甘草钱半。编者注）在前，稍见效，旋又反复。如璧遂放胆投以赭石二两、台参六钱、生杭芍一两，一剂而愈。

唐容川曰：平人之血畅行脉络，充达肌肤，是谓循经，谓循其经之常道也。一旦不循其常，溢出于肺胃之间，随气上逆，于是吐出。盖人身之气游于血中而出于血外。故上则出为呼吸；下则出为二便，外则出于皮毛而为汗。其气冲和则气为血之帅，血随之而运行；血为气之守，气得之而静谧。气结则血凝，气虚则血脱，气迫则血走，气不止而血欲止不可得矣。方其未吐之先，血失其经常之道，或由背脊走入膈间，由膈溢入胃中。病重者其血之来辟辟弹指，辘辘有声，病之轻则无声响。故凡吐血胸背必疼，是血由背脊而来，气迫之行不得其和，故见背疼之证。又或由两胁下走油膜入小肠，重则潮鸣有声，逆入于胃以致吐出，故凡失血复多腰胁疼痛之证。此二者来路不同，治法亦异。由背上来者，以治肺为主，由胁下来者，以治肝为主。盖肺为华盖，位在背与胸膈，血之来路，既由其界分滋而出，自当治肺为是；肝为统血之脏，位在胁下，血从其地而来，则又以治肝为是。然肝肺虽系血之来路，而其吐出，实则胃主之也。凡人吐痰吐食，皆胃之咎。血虽非胃所生，然同是吐证，安得不责之于胃？况血之归宿在于血海，冲为血海，其脉隶于阳明，未有冲气不逆上而血逆上者也。仲景治血以治冲为要。冲脉隶于阳明，治阳明即治冲也。阳明之气下行为顺，今乃逆吐，失其下行之令，急调其胃，使气顺吐止，则血不致奔脱矣。此时血之原委不暇究治，惟以止血为第一要法。血止之后,其离经而未吐出者,是为瘀血。既与好血不相合,反与好血不相能,或壅而成热,或变而成痨,或结瘕成刺疼,日久变证未可预料,必亟为消除以免后来诸患,故以消瘀为第二法。止吐消瘀之后,又恐血再潮动,则须用药安之,故以宁血为第三法。邪之所凑,其正必虚,去血既多,阴无有不虚者。阴者阳之守,阴虚则阳无所附,久且阳随而亡,故又以补虚为收功之法。四者乃通治血证之大纲也。

按: 此论甚精当。愚向拟治吐衄诸方,犹未见唐氏书,今补录之以备参观。(《医学衷中参西录·治吐衄方·寒降汤》)

(六)化血丹

[组成]　花蕊石煅存性,三钱　三七二钱　血余煅存性,一钱

[用法]　共研细,分两次,开水送服。

[功效]　活血化瘀,收敛止血。

[主治]　治咳血,兼治吐衄,理瘀血及二便下血。

[配伍]　世医多谓三七为强止吐衄之药,不可轻用,非也。盖三七与花蕊石,同为止血之圣药,又同为化血之圣药,且又化瘀血而不伤新血,以治吐衄,愈后必无他患。此愚从屡次经验中得来,故敢确实言之。即单用三七四五钱,或至一两,以治吐血、衄血及大、小便下血,皆效。常常服之,并治妇女经闭成癥瘕。至血余,其化瘀血之力不如花蕊石、三七,而其补血之功则过之。以其原为人身之血所生,而能自还原化,且煅之为炭而又有止血之力也。

[医案]　曾治一童子,年十五,大便下血,数月不愈,所下者若烂炙杂以油膜,医者逶谓不治。后愚诊视其脉,弦数无力。俾用生山药轧细作粥,调血余炭六七分服之,日二次,旬日痊愈。

作血余炭法:用壮年剃头的短发,洗净剪碎,以锅炒至融化,晾凉轧细,过罗服之。(《医学衷中参西录·治吐衄方·化血丹》)

(七)化瘀理膈汤

[组成]　三七捣细,二钱　鸭蛋子去皮,四十粒

[**用法**]　上药二味,开水送服,日两次。

[**功效**]　活血化瘀止血。

[**主治**]　治力小任重,努力太过,以致血瘀膈上,常觉短气。

[**加减**]　若吐血未愈者,多服补药或凉药,或多用诸药炭,强止其血,亦可有此病,皆宜服此药化之。

[**配伍**]　盖鸭蛋子味至苦,而又善化瘀解毒清热,其能消毒菌之力,全在于此。又以三七之解毒化腐生肌者佐之,以加于寻常治淋药中,是以治此种毒淋,更胜于西药也。(《医学衷中参西录·治淋浊方·毒淋汤》)

[**注意事项**]　凡服鸭蛋子,不可嚼破,若嚼破即味苦不能下咽,强下咽亦多呕出。

[**医案**]

一童子,年十四,夏日牧牛野间。众牧童嬉戏,强屈其项背,纳头袴中,倒缚其手,置而弗顾,戏名为看瓜。后经人救出,气息已断。俾盘膝坐,捶其腰背,多时才苏。惟觉有物填塞胸膈,压其胸中大气,妨碍呼吸。剧时气息仍断,两目上翻,身躯后挺。此必因在袴中闷极之时努挣不出,热血随努挣之气力上溢,而停于膈上也。俾单用三七三钱捣细,开水送服,两次痊愈。

一人,年四十七,素患吐血。医者谓其虚弱,俾服补药,连服十余剂,觉胸中发紧而血溢不止。后有人语以治吐血便方,大黄、肉桂各五分轧细,开水送服,一剂血止。然因从前误服补药,胸中常觉不舒,饮食减少,四肢酸懒无力。愚诊之,脉似沉牢,知其膈上瘀血为患也。俾用鸭蛋子五十粒去皮,糖水送服,日两次,数日而愈。(《医学衷中参西录·治吐衄方·化瘀理膈丹》)

(八)秘红丹

[**组成**]　川大黄_{细末,一钱}　油肉桂_{细末,一钱}　生赭石_{细末,}六钱

[**用法**]　上药三味,将大黄、肉桂末和匀,用赭石末煎汤送下。

[功效] 疏肝降逆,活血止血。

[主治] 治肝郁多怒,胃郁气逆,致吐血、衄血及吐衄之证屡服他药不效者,无论因凉因热,服之皆有捷效。

[医案]

一妇人,年近三旬……数日后,觉血气上潮,肺复作痒而嗽,因此又复吐血。自言夜间睡时,常做生气恼怒之梦,怒极或梦中哭泣,醒后必然吐血。据所云云,其肝气必然郁遏,遂改用舒肝连翘、薄荷不可多用泻肝龙胆、楝子之品,而以养肝柏子仁、生阿胶镇肝生龙骨、生牡蛎之药辅之,数剂病稍轻减。而犹间做恼怒之梦,梦后仍复吐血。欲辞不治,病家又信服难却。再四踌躇,恍悟平肝之药,以桂为最要,肝属木,木得桂则枯也以桂作钉钉树,其树立枯,而单用之则失于热。降胃止血之药,以大黄为最要观《金匮》治吐衄有泻心汤重用大黄可知,胃气不上逆,血即不逆行也,而单用之又失于寒。若二药并用,则寒热相济,性归和平,降胃平肝,兼顾无遗。况俗传方,原有用此二药为散,治吐血者,用于此证当有捷效。而再以重坠之药辅之,则力专下行,其效当更捷也。遂用大黄、肉桂细末各一钱和匀,更用生赭石细末煎汤送下,吐血顿愈,恼怒之梦亦从此不作。

后又遇吐血者数人,投以此方,皆随手奏效。至其人身体壮实而暴得吐血者,又少变通其方:大黄、肉桂细末各用钱半,将生赭石细末六钱与之和匀,分三次服,白开水送下,约点半钟服一次生赭石可以研末服之。

按:肉桂味辣而兼甜,以甜胜于辣者为佳,辣胜于甘者次之。然约皆从生旺树上取下之皮,故均含有油性,皆可入药,至其薄厚不必计也。若其味不但不甚甜,且不甚辣,又兼甚干枯者,是系枯树之皮,不可用也。(《医学衷中参西录·治吐衄方·秘红丹》)

(九)清降汤

[组成] 生山药一两 清半夏三钱 净萸肉五钱 生赭石轧细,六钱 牛蒡子炒、捣,二钱 生杭芍四钱 甘草钱半

[主治]　治因吐衄不止致阴分亏损不能潜阳而作热,不能纳气而作喘。甚或冲气因虚上干,为呃逆、为眩晕。

(十)三鲜饮

[组成]　鲜茅根切碎,四两　鲜藕切片,四两　鲜小蓟根二两

即前方(二鲜饮。编者注)加鲜小蓟根二两。

[功效]　清热止血。

[主治]　治虚劳证,痰中带血,兼有虚热。

[方论]　京都名蓟门,故畿内之地,各处皆有大、小蓟。乃以本地土物,医者犹多不能辨认。恒以大蓟为小蓟,小蓟为大蓟,殊属可怪。夫二蓟之形象,最易辨别。大蓟叶绉,初贴地而生,状类蒲公英。嫩时可生啖当菜蔬,老则自叶心出茎,高二三尺,茎上亦有小叶,花黄色亦如蒲公英,俗名曲曲菜。小蓟边有芒刺故亦名刺蓟,嫩时即生茎,其叶在茎上,高尺许,花紫色状如小绒球,嫩时可作羹,俗名青青菜,亦名刺儿菜。大、小蓟皆能清血分之热,以止血热之妄行,而小蓟尤胜。凡因血热妄行之证,单用鲜小蓟根数两煎汤,或榨取其自然汁,开水冲服,均有捷效,诚良药也。医者多视为寻常之物而忽之,可谓贵耳贱目矣。

小蓟茎中生虫,即结疙瘩如小枣。若取其鲜者十余枚捣烂,开水冲服,治吐衄之因热者甚效。

[医案]　邻村李心泉,愚之诗友也。曾告愚曰:余少年曾得吐血证,屡次服药不效,后得用小蓟疙瘩便方,服一次即愈。因呼之谓清凉如意珠,真药中之佳品也。(《医学衷中参西录·治吐衄方·三鲜饮》)

(十一)温降汤

[组成]　白术三钱　清半夏三钱　生山药六钱　干姜三钱　生赭石轧细,六钱　生杭芍二钱　川厚朴钱半　生姜二钱

[功效]　健脾温中,降逆止血。

[主治]　治吐衄脉虚濡而迟,饮食停滞胃口,不能消化。

[配伍]　此因凉而胃气不降也,以温补开通之药,降其胃气,

则血止矣。

或问：此汤以温降为名，用药宜热不宜凉矣。乃既用干姜之热，复用芍药之凉，且用干姜而更用生姜者何也？答曰：脾胃与肝胆，左右对待之脏腑也。肝胆属木，中藏相火，其性恒与热药不宜。用芍药者，所以防干姜之热力入肝也。且肝为藏血之脏，得芍药之凉润者以养之，则宁谧收敛而血不妄行。更与生姜同用，且能和营卫，调经络，引血循经，此所以用干姜又用生姜也。

[医案]

一童子，年十三四，吐血数日不愈，其吐之时，多由于咳嗽。诊其脉甚迟濡，右关尤甚。疑其脾胃虚寒，不能运化饮食，询之果然。盖吐血之证，多由于胃气不降。饮食不能运化，胃气即不能下降。咳嗽之证，多由于痰饮入肺。饮食迟于运化，又必多生痰饮，因痰饮而生咳嗽，因咳嗽而气之不降者，更转而上逆，此吐血之所由来也。为拟此汤（温降汤。编者注），一剂血止，数剂咳嗽亦愈。

一童子，年十三岁，从愚读书。一日之间衄血四次。诊其脉甚和平，询之亦不觉凉热。为此证热者居多，且以童子少阳之体，时又当夏令，遂略用清凉止血之品，衄益甚，脉象亦现微弱，遂改用此汤（温降汤。编者注），一剂而愈。（《医学衷中参西录·治吐衄方·温降汤》）

二、瘀　血

活络效灵丹

[组成]　当归五钱　丹参五钱　生明乳香五钱　生明没药五钱

[用法]　上药四味做汤服。若为散，一剂分作四次服，温酒送下。

[功效]　养血活血，通络止痛。

[主治]　治气血凝滞，痃癖癥瘕，心腹疼痛，腿疼臂疼，内外

疮疡,一切脏腑积聚,经络湮瘀。活络效灵丹,治心腹疼痛,无论因凉、因热、气郁、血郁皆效。

[加减] 腿疼加牛膝;臂疼加连翘;妇女瘀血腹疼,加生桃仁^{带皮尖,作散服,炒用}、生五灵脂;疮红肿属阳者,加金银花、知母、连翘;白硬属阴者,加肉桂、鹿角胶^{若恐其伪可代以鹿角霜};疮破后生肌不速者,加生黄芪、知母^{但加黄芪恐失于热}、甘草;脏腑内痈,加三七^{研细冲服}、牛蒡子。

[医案]

1. 心痛

又邻村一妇人,年三十许。心腹疼痛异常,服药不效,势近垂危。其家人夜走五、六里,叩门求方。适愚他出,长子荫潮为开活络效灵丹方授之,亦一剂而愈。

自拟得此方以来,数年之间,治愈心腹疼痛者,不可胜计矣。

2. 积聚

一人,年三十许。当脐忽结癥瘕,自下渐长而上,其初长时稍软,数日后即硬如石,旬日长至心口。向愚询方,自言凌晨冒寒,得于途间,时心中有惊恐忧虑,遂觉其气结而不散。

按:此病因甚奇,然不外气血凝滞。为制此方(活络效灵丹。编者注),于流通气血之中,大具融化气血之力,连服十剂全消。以后用此方治内外疮疡,心腹四肢疼痛,凡病之由于气血凝滞者,恒多奇效。

3. 腹痛

同里有一少年,脐下疼甚剧。医者投以温药益甚,昼夜号呼不止。又延他医,以药下之,稍轻,然仍昼夜呻吟,继又服药数剂,亦不见效。适愚自津门旋里,诊其脉,两尺洪实。询其得病之由,言夜晚将寝觉饥,因食冷饼一块,眠起遂疼。晓之曰,此虽由于食凉物,然其疼非凉疼,乃下焦先有蕴热,又为凉物所迫,其热愈结而不散也。投以活络效灵丹(当归五钱、丹参五钱、生明乳香五钱、生明没药五钱。若为散,一剂分作四次服,温酒送下。主治气血凝滞,疲癖癥瘕,心腹疼痛,腿疼臂疼,内外疮疡,一切脏腑积聚,经络湮淤。编者注),加龙胆草、川楝子各四钱,一剂而愈。

或问:此证医者曾用药下之,何以其下焦之郁热,不随之俱下?答曰:热在大肠者,其热可随降药俱下,然又必所用之下药为咸寒之品,若承气汤是也。今其热,原郁于奇经冲任之中,与大肠无关,冲任主血,而活络效灵丹诸药品,皆善入血分,通经络,故能引龙胆、楝子直入冲任,而消解其郁热。况其从前所服之下药,原非咸寒之品,是以从前不效,而投以此药,则随手奏效也。

4．颈椎病

一妇人,年五十余。项后筋缩作疼,头向后仰,不能平视,腰背强直,下连膝后及足跟大筋皆疼,并牵周身皆有疼意。广延医者诊治,所用之药,不外散风、和血、润筋、通络之品。两载无效,病转增剧,卧不能起,起不能坐,饮食懒进。后愚诊视,其脉数而有力,微有弦意,知其为宗筋受病。治以活络效灵丹,加生薏米八钱,知母、玄参、白芍各三钱,连服三十剂而愈。

盖筋属于肝,独宗筋属胃,此证因胃腑素有燥热,致津液短少,不能荣养宗筋。夫宗筋为筋之主,故宗筋拘挛,而周身牵引作疼也。薏米性味冲和,善能清补脾胃,即能荣养宗筋;又加知母、玄参以生津滋液;活络效灵丹以活血舒筋;因其脉微弦,恐其木盛侮土,故又加芍药以和肝,即以扶脾胃也。

薏米主筋急拘挛,《本经》原有明文。活络效灵丹中加薏米,即能随手奏效。益叹《本经》之精当,为不可及。活络效灵丹,治心腹疼痛,无论因凉、因热、气郁、血郁皆效。

5．腿痛

邻村高鲁轩,年近五旬。资禀素羸弱。一日访友邻村,饮酒谈宴,彻夜不眠,时当季冬,复清晨冒寒,步行旋里,行至中途,觉两腿酸麻,且出汗,不能行步,因坐凉地歇息,至家,遂觉腿痛,用热砖熨之,疼益甚。其人素知医,遂自服发汗之药数剂,病又增剧,因服药过热,吐血数口,大便燥结,延愚诊视。见其仰卧屈膝,令两人各以手托其两腿，忽歌忽哭，疼楚之态万状，脉弦细，至数微数。因思此证，热砖熨而益疼者，逼寒内陷也；服发汗药而益疼者，因所服之药，散肌肉之寒，不能散筋骨之寒，且过汗必伤气血，血气伤，愈不能胜病也。遂用活络效灵丹，加京鹿角胶四钱另炖、兑服、明天麻二钱，煎汤饮下。托其左腿者，觉自手指缝中冒出凉气，左腿遂愈。而右腿疼如故，因恍悟曰，人之一身，左阳右阴，鹿名斑龙，乃纯阳之物，故其胶入左不入右。遂复用原方，以虎骨胶易鹿角胶，右腿亦出凉气如左而愈。《礼》有之"左青龙，右白虎"，用药本此，即建奇功，古人岂欺我哉。苟悟医理之妙，六经皆我注脚也。

友人李景南……隔数年，右腿又疼，再服鹿角胶，分毫无效。适有自京都来者，赠以同仁堂药坊虎骨酒，饮之而愈，愈后不知系何故，后见愚所治高鲁轩医案，不觉抚掌称快。（《医学衷中参西录·治气血郁滞肢体疼痛方·活络效灵丹》）

6. 疮疡

一少妇，左胁起一疮，其形长约五寸，上半在乳，下半在肋，皮色不变，按之甚硬，而微热于他处。延医询方，调治两月不效，且渐大于从前。后愚诊视，阅其所服诸方，有遵林屋山人治白疽方治者，有按乳痈治者。愚晓病家曰：此证硬而色白者，阴也。按之微热者，阴中有阳也。统观所服诸方，有治纯阴阳之方，无治半阴半阳之方，勿怪其历试皆不效也。用活络效灵丹，俾作汤服之，数剂见轻，三十剂后，消无芥蒂。（《医学衷中参西录·治气血郁滞肢体疼痛方·活络效灵丹》）

第九节　治痰饮方

（一）健脾化痰丸

[组成]　生白术二两　生鸡内金去净瓦石糟粕,二两

[用法]　上药二味，各自轧细过罗，各自用慢火焙熟不可焙

过,炼蜜为丸,梧桐子大。每服三钱,开水送下。

[**功效**]　健脾化痰。

[**主治**]　治脾胃虚弱,不能运化饮食,以至生痰。

又此方不但治痰甚效,凡廉于饮食者,服之莫不饮食增多。

且久服之,并可消融腹中一切积聚。

[**配伍**]　白术纯禀土德,为健补脾胃之主药,然土性壅滞,故白术多服久服,亦有壅滞之弊;有鸡内金之善消瘀积者以佐之,则补益与宣通并用。俾中焦气化,壮旺流通,精液四布,清升浊降,痰之根柢蠲除矣。

[**注意事项**]　初拟此方时,原和水为丸。而久服者间有咽干及大便燥结之时。后改用蜜丸,遂无斯弊。(《医学衷中参西录·治痰饮方·健脾化痰丸》)

(二)理痰汤

[**组成**]　生芡实一两　清半夏四钱　黑脂麻炒、捣,三钱　柏子仁炒、捣,二钱　生杭芍二钱　陈皮二钱　茯苓片二钱

[**功效**]　健脾补肾,理气化痰。

[**主治**]　治痰涎郁塞胸膈,满闷短气。或渍于肺中为喘促咳逆;停于心下为惊悸不寐;滞于胃口为胀满哕呃;溢于经络为肢体麻木或偏枯;留于关节,着于筋骨,为俯仰不利,牵引作疼;随逆气肝火上升为眩晕不能坐立。

[**配伍**]　此方以半夏为君,以降冲胃之逆。即重用芡实,以收敛冲气,更以收敛肾气,而厚其闭藏之力。肾之气化治,膀胱与冲之气化,自无不治,痰之本原清矣。用脂麻、柏实者,润半夏之燥,兼能助芡实补肾也。用芍药、茯苓者,一滋阴以利小便,一淡渗以利小便也。用陈皮者,非借其化痰之力,实借其行气之力,佐半夏以降逆气,并以行芡实、脂麻、柏实之滞腻也。

初制此方时,愚年未及壮,医术无所知名。有李龙章先生,邑之宿医也。见之大赞异,谓异日必成名医。后果用此方屡次建奇效。即痰证垂危,服之亦可挽救。

[方论] 世医治痰,习用宋《局方》二陈汤,谓为治痰之总剂。不知二陈汤能治痰之标,不能治痰之本。何者?痰之标在胃,痰之本原在于肾。肾主闭藏,以膀胱为腑者也。其闭藏之力,有时不固,必注其气于膀胱。膀胱膨胀,不能空虚若谷,即不能吸引胃中水饮速于下行而为小便,此痰之所由来也。又肾之上为血海,奇经之冲脉也。其脉上隶阳明,下连少阴。为其下连少阴也,故肾中气化不摄,则冲气易于上干。为其上隶阳明也,冲气上干,胃气亦多上逆,不能息息下行以运化水饮,此又痰之所由来也。

[医案]

1. 痰饮

友人毛仙阁,曾治一妇人,年四十余。上盛下虚,痰涎壅滞,饮食减少,动则作喘。他医用二陈汤加减治之,三年,病转增剧。后延仙阁诊视,投以此汤(理痰汤。编者注),数剂病愈强半。又将茨实减去四钱,加生山药五钱,连服二十余剂,痰尽消,诸病皆愈。至今数年,未尝反复。

2. 癫痫

仙阁又尝治一少妇,患痫风。初两三月一发,浸至两三日一发。脉滑、体丰,知系痰涎为恙。亦治以此汤(理痰汤。编者注),加赭石三钱,数剂竟能拔除病根。后与愚觌面述之。愚喜曰:向拟此汤时,原不知能治痫风,经兄加赭石一味,即建此奇功,大为此方生色矣。

按:此方若治痫风,或加朱砂,或加生铁落,或用磨刀水煎药,皆可。(《医学衷中参西录·治痰饮方·理痰汤》)

(三)理饮汤

[组成] 于术四钱　干姜五钱　桂枝尖二钱　炙甘草二钱　茯苓片二钱　生杭芍二钱　橘红钱半　川厚朴钱半

[功效] 温中健脾,化痰止咳。

[主治] 治因心肺阳虚,致脾湿不升,胃郁不降,饮食不能运化精微,变为饮邪。停于胃口为满闷,溢于膈上为短气,渍满肺窍

为喘促,滞腻咽喉为咳吐黏涎。甚或阴霾布满上焦,心肺之阳不能畅舒,转郁而作热。或阴气逼阳外出为身热,迫阳气上浮为耳聋。然必诊其脉,确乎弦迟细弱者,方能投以此汤。

[加减] 服数剂后,饮虽开通,而气分若不足者,酌加生黄芪数钱。

[配伍] 方中用桂枝、干姜以助心肺之阳而宣通之。白术、茯苓、甘草以理脾胃之湿而淡渗之茯苓甘草同用最泻湿满。用厚朴者,叶天士谓厚朴多用则破气,少用则通阳,欲借温通之性,使胃中阳通气降,运水谷速于行也。用橘红者,助白术、茯苓、甘草以利痰饮也。至白芍,若取其苦平之性,可防热药上僭平者主降,若取其酸敛之性,可制虚火之浮游《本经》谓芍药苦平,后世谓芍药酸敛,其味实苦而微酸。且药之热者,宜于脾胃,恐不宜于肝胆,又取其凉润之性,善滋肝胆之阴,即预防肝胆之热也。况其善利小便,小便利而痰饮自减乎。

[医案]

1. 痰饮

一妇人,年三十许。身形素丰。胸中痰涎郁结,若碍饮食,上焦时觉烦热。偶服礞石滚痰丸有效,遂日日服之。初则饮食加多,继则饮食渐减,后则一日不服,即不能进饮食。又久服之,竟分毫无效,日仅一餐,进食少许,犹不能消化。且时觉热气上腾,耳鸣欲聋,始疑药不对证。求愚延医,其脉象浮大,按之甚软。愚曰:此证心肺阳虚,脾胃气弱,为服苦寒攻泻之药太过,故病证脉象如斯也。拟治以理饮汤。病家谓,从前医者,少用桂附,即不能容受,恐难再用热药。愚曰:桂附原非正治心肺脾胃之药,况又些些用之,病重药轻,宜其不受。若拙拟理饮汤,与此证针芥相投,服之必无他变。若畏此药,不敢轻服,单用干姜五钱,试服亦可。病家依愚言,煎服干姜后,耳鸣即止,须臾觉胸次开通。继投以理饮汤,服数剂,心中亦觉凉甚。将干姜改用一两,又服二十余剂,病遂除根。

2. 喘证

一妇人,年四十许。胸中常觉满闷发热,或旬日,或浃辰之间,必大喘一两日。医者用清火理气之药,初服稍效,久服转增剧。后愚诊视,脉沉细几不可见。病家问:系何病因?愚曰:此乃心肺阳虚,不能宣通脾胃,以致多生痰饮也。人之脾胃属土,若地舆然。心肺居临其上正当太阳部位膈上属太阳,观《伤寒论》太阳篇自知,其阳气宣通,若日丽中天,暖光下照。而胃中所纳水谷,实借其阳气宣通之力,以运化精微而生气血,传送渣滓而为二便。清升浊降,痰饮何由而生?惟心肺阳虚,不能如离照当空,脾胃即不能借其宣通之力以运化传送,于是饮食停滞胃口,若大雨之后,阴雾连旬,遍地污淖,不能干渗,则痰饮生矣。痰饮既生,日积月累,郁满上焦则作闷,溃满肺窍则作喘,阻遏心肺阳气,不能四布则作热。医者不识病源,犹用凉药清之,勿怪其久而增剧也。遂为制此汤(理饮汤),方中用桂枝、干姜以助心肺之阳而宣通之。白术、茯苓、甘草以理脾胃之湿而淡渗之茯苓甘草同用最泻湿满。用厚朴者,叶天士谓:厚朴多用则破气,少用则通阳,欲借温通之性,使胃中阳通气降,运水谷速于行也。用橘红者,助白术、茯苓、甘草以利痰饮也。至白芍,若取其苦平之性,可防热药上僭平者主降,若取其酸敛之性,可制虚火之浮游《本经》谓芍药苦平,后世谓芍药酸敛,其味实苦而微酸。且药之热者,宜于脾胃,恐不宜于肝胆,又取其凉润之性,善滋肝胆之阴,即预防肝胆之热也。况其善利小便,小便利而痰饮自减乎。服之一剂,心中热去,数剂后转觉凉甚。遂去白芍,连服二十余剂,胸次豁然,喘不再发。

3. 痫证

邑,韩蕙圃医学传家,年四十有四,偶得奇疾。卧则常常发搐,旋发旋止,如发寒战之状,一呼吸之间即愈。即不发搐时,人偶以手抚之,又辄应手而发。自治不效,广求他医治疗皆不效。留连半载,病势浸增。后愚诊视,脉甚弦细。询其饮食甚少,知系心肺脾胃阳分虚惫,不能运化精微,以生气血。血虚不能荣筋,气

虚不能充体,故发擂也。必发于卧时者,卧则气不顺也。人抚之
而辄发者,气虚则畏人按也。授以理饮汤方,数剂,饮食加多,擂
亦见愈。二十剂后,病不再发。

4. 泄泻

一妇人,年四十许。上焦满闷烦躁,思食凉物,而偶食之,则
满闷益甚。且又黎明泄泻,日久不愈,满闷益甚,将成臌胀。屡次
延医服药,多投以半补半破之剂,或佐以清凉,或佐以收涩,皆分
毫无效。后愚诊视,脉象弦细而迟,知系寒饮结胸,阻塞气化。欲
投以理饮汤,病家闻而迟疑,似不敢服。亦俾先煎干姜数钱服之,
胸中烦躁顿除。为其黎明泄泻,遂将理饮汤去厚朴、白芍,加生鸡
内金钱半,补骨脂三钱,连服十余剂,诸病皆愈。

5. 虚损

一妇人,年近五旬,常觉短气,饮食减少。屡次延医服药,或投
以宣通,或投以升散,或投以健补脾胃,兼理气之品,皆毫无效。
浸至饮食日减,羸弱不起,奄奄一息,病家亦以为不治之证矣。后闻
愚在其邻村,屡救危险之证,复延愚诊视。其脉弦细欲无,频吐稀
涎。询其心中,言觉有物堵塞胃口,气不上达,知其为寒饮凝结也。
遂投以理饮汤,方中干姜改用七钱,连服三剂,胃口开通。又觉呼吸
无力,遂于方中加生黄芪三钱,连服十余剂,病痊愈。

方书谓,饮为水之所结,痰为火之所凝,是谓饮凉而痰热也。
究之饮证亦自分凉热,其热者,多由于忧思过度,甚则或至癫狂,
虽有饮而恒不外吐。其凉者,则由于心肺阳虚,如方名下所言种
种诸情状。且其证,时吐稀涎,常觉短气,饮食廉少,是其明征也。
后世谓痰之稀者为饮,稠者为痰,与《金匮》所载四饮名义不同。(《医学衷
中参西录·治痰饮方·理饮汤》)

(四)龙蚝理痰汤

[组成]　清半夏四钱　生龙骨捣细,六钱　生牡蛎捣细,六
钱　生赭石轧细,三钱　朴硝二钱　黑脂麻炒、捣,三钱　柏子仁炒、
捣,三钱　生杭芍三钱　陈皮二钱　茯苓二钱

[**功效**] 重镇宁心,化痰安神。

[**主治**] 治因思虑生痰,因痰生热,神志不宁。

[**配伍**] 理痰汤以龙骨、牡蛎代芡实,又加赭石、朴硝也。其所以如此加减者,因此方所主之痰,乃虚而兼实之痰。实痰宜开,礞石滚痰丸之用硝黄者是也;虚痰宜补,肾虚泛作痰,当用肾气丸以逐之者是也。至虚而兼实之痰,则必一药之中,能开痰亦能补虚,其药乃为对证,若此方之龙骨、牡蛎是也。盖人之心肾,原相助为理。肾虚则水精不能上输以镇心,而心易生热,是由肾而病及心也;心因思虑过度生热,必暗吸肾之真阴以自救,则肾易亏耗,是由心而病及肾也。于是心肾交病,思虑愈多,热炽液凝,痰涎壅滞矣。惟龙骨、牡蛎能宁心固肾,安神清热,而二药并用,陈修园又称为治痰之神品,诚为见道之言。故方中用之以代芡实,而犹恐痰涎过盛,消之不能尽消,故又加赭石、朴硝以引之下行也。

[医案]

1. 奔豚

一人,年三十余。常觉胆怯,有时心口或少腹睏动后,须臾觉有气起自下焦,上冲胸臆,郁而不伸,连作呃逆,脖项发热,即癫狂唱呼。其夹咽两旁内,突起若瘰疬,而不若瘰疬之硬。且精气不固,不寐而遗,上焦觉热,下焦觉凉。其脉左部平和,微嫌无力,右部直上直下李士材《脉诀》云:直上直下冲脉昭昭,仿佛有力,而按之非真有力。从前屡次医治皆无效。此肾虚致冲气挟痰上冲,乱其心之神明也。投以此汤,减厚朴之半,加山萸肉去净核五钱,数剂诸病皆愈,惟觉短气。知系胸中大气下陷理详第四卷升陷汤下,投以拙拟升陷汤(生箭芪六钱、知母三钱、柴胡一钱五分、桔梗一钱五分、升麻一钱。主治胸中大气下陷,气短不足以息,或努力呼吸,有似乎喘;或气息将停,危在顷刻。编者注),去升麻、柴胡,加桂枝尖二钱,两剂而愈。盖此证,从前原有逆气上干,升麻、柴胡能升大气,恐兼升逆气。桂枝则升大气,兼降逆气,故以之代升、柴也。

(《医学衷中参西录·治痰饮方·龙蚝理痰汤》)

2. 心神不宁

一媪,年六十二,资禀素羸弱。偶当外感之余,忽然妄言妄见,惊惧异常,手足扰动,饥渴不敢饮食,少腹塌陷,胸膈突起。脉大于平时一倍,重按无力。知系肝肾大虚,冲气上逆,痰火上并,心神扰乱也。投以此汤(龙蚝理痰汤。编者注),去朴硝,倍赭石,加生山药、山萸肉去净核、生地黄各六钱。又磨取铁锈水煎药理详第七卷一味铁养汤下,一剂即愈。又服一剂,以善其后。(《医学衷中参西录·治痰饮方·龙蚝理痰汤》)

(五)期颐饼

[**组成**]　生芡实六两　生鸡内金三两　白面半斤　白砂糖不拘多少

[**用法**]　先将芡实用水淘去浮皮,晒干,轧细,过罗。再将鸡内金中有瓦石糟粕去净,分量还足轧细,过罗,置盆内浸以滚水,半日许。再入芡实、白糖、白面,用所浸原水,和作极薄小饼,烙成焦黄色,随意食之。然芡实、鸡内金须自监视,如法制好,不可委之于坊间也。

[**功效**]　健脾化痰,消痞祛积。

[**主治**]　治老人气虚,不能行痰致痰气郁结,胸次满闷,胁下作疼。凡气虚痰盛之人,服之皆效。

此方去芡实,治小儿疳积痞胀,大人癥瘕积聚。

[**配伍**]　鸡内金,鸡之脾胃也,其中偶有瓦石铜铁,皆有消化痕迹,脾胃之坚壮可知。故用以补助脾胃,大能运化饮食,消磨瘀积。食化积消,痰涎自除。再者,老人痰涎壅盛,多是下焦虚惫,气化不摄,痰涎随冲气上泛。芡实大能敛冲固气,统摄下焦气化。且与麦面同用,一补心,一补肾,使心肾相济,水火调和,而痰气自平矣。

或问:老人之痰,既由于气虚不行,何不加以补助气分之品?答曰:凡补气之药,久服转有他弊。此方所用药品,二谷食,一肉食,复以砂糖调之,可作寻常服食之物,与他药饵不同。且食之,能令人饮食增多,则气虚者自实也。

[医案] 陈修园曰:朱紫坊黄姓之女,年二十二岁。始因经闭,服行经之药不效。后泄泻不止,食少骨瘦如柴,服四神、八味之类,泻益甚,而五更至天明数次,便后带血。余主用《金匮》黄土汤,以干姜易附子,每服加生鹿茸五钱。意以先止其泄泻便红,然后再调其经水。连服八剂,泄泻如故,而经水通矣。又服五剂,泻血俱止。后服六君子汤加干姜收功。可知鹿茸入冲、任、督三脉,大能补血,非无情之草木所可比也。

观修园此案,则鹿茸之功用,诚非西人所能尽知矣。

按:鹿角所生之处,实为督脉经过之处。鹿之督脉最强,故其角最大,而长又甚速。鹿茸为角之胚胎,是以善补督脉,而督脉贯脑,故又善补脑也。人之脑髓属阴,脑神属阳。鹿茸中之阿摩尼亚,能补人脑中之阳。鹿茸中之赤血鹿茸初生皆含赤色,督脉之血所灌注也与胶角有胶茸即有胶,能补人脑中之阴。鹿茸经炙与煮,阿摩尼亚或有飞去,而其中滋养之料,仍可补脑中阴分。迨其阴分充足,阳亦萌生。所谓一阴一阳互为之根也。西人用药,多取目前捷效,而不为根本久远之谋,故其论鹿茸,如此云云。然既有此说,炙与煮或亦鹿茸所忌,生轧细服之亦可。至其谓自他物中取出之阿摩尼亚可代鹿茸,然只能代鹿茸之补阳也。夫鹿茸初生,原系血胞,后渐成茸,成茸之后,犹含血液,其兼能滋阴分可知。(《医学衷中参西录·治痰饮方·期颐饼》)

第十节　治消渴方

(一)玉液汤

[组成]　生山药一两　生黄芪五钱　知母六钱　生鸡内金捣细,二钱　葛根钱半　五味子三钱　天花粉三钱

[功效]　益气健脾,清热止咳。

[**主治**] 治消渴。

[**配伍**] 消渴之证,多由于元气不升,此方乃升元气以止渴者也。方中以黄芪为主,得葛根能升元气。而又佐以山药、知母、花粉以大滋真阴,使之阳升而阴应,自有云行雨施之妙也。用鸡内金者,因此证尿中皆含有糖质,用之以助脾胃强健,化饮食中糖质为津液也。用五味者,取其酸收之性,大能封固肾关,不使水饮急于下趋也。

[**方论**] 尝因化学悟出治消渴之理。今试以壶贮凉水置炉上,壶外即凝有水珠,恒至下滴。迨壶热则其水珠即无。盖炉心必有氢气上升,与空气中之氧气合,即能化水,着于凉水壶上,即可成珠下滴。迨壶热,则所着之水,旋着旋涸去,故又不见水。人腹中之气化壮旺,清阳之气息息上升,其中必挟有氢气上升,与自肺吸进之氧气相合,亦能化水,着于肺胞之上而为津液。津液充足,自能不渴。若其肺体有热,有如炉上壶热,所着之水旋即涸去,此渴之所由来也。当治以清热润肺之品,若因心火热而铄肺者,更当用清心之药。若肺体非热,因腹中气化不升,氢气即不能上达于肺,与吸进之氧气相合而生水者,当用升补之药,补其气化而导之上升,此拙拟玉液汤之义也。然氢气必随清阳上升,而清阳实生于人身之热力,犹炉心有火,而炉心始有氢气上升也。故消渴之证,恒有因脾胃湿寒、真火衰微者,此肾气丸所以用桂、附,而后世治消渴,亦有用干姜、白术者。

方书消证,分上消、中消、下消。谓上消口干舌燥,饮水不能解渴,系心移热于肺,或肺金本体自热不能生水,当用人参白虎汤;中消多食犹饥,系脾胃蕴有实热,当用调胃承气汤下之;下消谓饮一斗溲亦一斗,系相火虚衰,肾关不固,宜用八味肾气丸。

按:白虎加人参汤,乃《伤寒论》治外感之热传入阳明胃腑以致作渴之方。方书谓上消者宜用之,此借用也。愚曾试验多次,然必胃腑兼有实热者,用之方的。中消用调胃承气汤,此须细为斟酌,若其右部之脉滑而且实,用之犹可。若其人饮食甚勤,一时不食即心中怔忡,且脉象微弱者,系胸中大气下陷,中气亦随之下陷,宜用升补气分之药,而佐以收涩之品与健补脾胃之品,拙拟升陷汤在第四卷后有治验之案可参观。若误用承气下之,则危不旋踵。至下消用八味肾气丸,其方《金匮》治男子消渴,饮一斗溲亦一斗。而愚尝试验其方,不惟治男子甚效,即治女子亦甚效。

[医案]

邑人某,年二十余,贸易津门,得消渴证。求津门医者,调治三阅月,更医十余人不效,归家就医于愚。诊其脉甚微细,旋饮水旋即小便,须臾数次。投以此汤(玉液汤。编者注),加野台参四钱,数剂渴见止而小便仍数,又加萸肉去净核五钱,连服十剂而愈。

尝治一少年,咽喉常常发干,饮水连连,不能解渴,诊其脉微弱迟濡。投以四君子汤,加干姜、桂枝尖,一剂而渴止矣。又有湿热郁于中焦作渴者,苍柏二妙散、丹溪越鞠丸,皆可酌用。

后又治一少妇得此证(指消渴。编者注),投以原方(指金匮肾气丸。编者注)不效,改遵古法,地黄用干地黄即今生地,桂用桂枝,分量一如前方,四剂而愈。此中有宜古宜今之不同者,因其证之凉热与其资禀之虚实不同耳。

曾治一室女得此证(指消渴。编者注),用八味丸(指金匮肾气丸。编者注)变作汤剂,按后世法,地黄用熟地、桂用肉桂,丸中用几两者改用几钱,惟茯苓、泽泻各用一钱,两剂而愈。(《医学衷中参西录·治消渴方·玉液汤》)

(二)滋膵饮

[组成] 生箭芪五钱 大生地一两 生怀山药一两 净萸肉五钱 生猪胰子切碎,三钱

[用法] 上五味,将前四味煎汤,送服猪胰子一半,至煎渣时,再送服余一半。

[功效] 补气健脾,养阴止渴。

[**主治**] 治消渴。

[**加减**] 若遇中、上二焦积有实热,脉象洪实者,可先服白虎加人参汤数剂,将实热消去强半,再服此汤,亦能奏效。

[**配伍**] 消渴一证,古有上中下之分,谓其证皆起于中焦而极于上下。究之无论上消、中消、下消,约皆渴而多饮多尿,其尿有甜味。是以《圣济总录》论消渴谓:渴而饮水多,小便中有脂,似麸而甘。至谓其证起于中焦,是诚有理,因中焦膵病而累及于脾也。盖膵为脾之副脏,在中医书中名为"散膏",即扁鹊《难经》所谓脾有"散膏"半斤也膵尾衔接于脾门,其全体之动脉又自脾脉分支而来,故与脾有密切之关系。有时膵脏发酵,多酿甜味,由水道下陷,其人小便遂含有糖质。迨至膵病累及于脾,致脾气不能散精达肺《内经》谓脾气散精上达于肺则津液少,不能通调水道《内经》谓通调水道下归膀胱则小便无节,是以渴而多饮多溲也。

尝阅申报有胡适之者,因病消渴,求治于北平协和医院,久而无效,惧而旋里,亦以为无药可医矣。其友劝其延中医治疗,服药竟愈。所用方中以黄芪为主药,为其能助脾气上升,还其散精达肺之旧也。《金匮》有肾气丸,善治消渴,其方以干地黄即生地黄为主,取其能助肾中之真阴,上潮以润肺,又能协同山萸肉以封固肾关也。又向因治消渴,曾拟有玉液汤方在前,方中以生怀山药为主,屡试有效。近阅医报且有单服山药以治消渴而愈者,以其能补脾固肾,以止小便频数,而所含之蛋白质,又能滋补膵脏,使其"散膏"充足,且又色白入肺,能润肺生水,即以止渴也。又俗传治消渴方,单服生猪胰子可愈。盖猪胰子即猪之膵,是人之膵病,而可补以物之膵也。此亦犹鸡内金,诸家本草皆谓其能治消渴之理也。鸡内金与猪胰子,同为化食之物也。愚因集诸药合为一方,以治消渴屡次见效。因敢笔之于书,以公诸医界。

[**方论**] 天津卢抑甫君评此方(滋膵饮。编者注)云:先生所著之《医学衷中参西录》中各种处方类于此方之理想者甚多,鄙人

临证采用多收良效,拟撰张氏医方新解,以西医之理发明之,俾西医界中亦可放胆试用,此诚沟通中西之资藉也。以后得暇,当按方循序披露,登于拙撰医学报即医药卫生浅说报,以便使中西医界之参考,庶于当今医学有小补云。

观卢君此段议论,诚当今医界之伟人也。卢君印(谦)先毕业于西医校,后又自精心研究中医,生平临证以西理断病,以中药治病,自命为新医学家。凡所用之中药,皆细心研究其成分,将其有用之成分提出,制成为流液,或制为结晶,用之较诸药片恒有捷效,且将其提出诸药之成分,恒披露于所撰医报中。卢君自命为新医学家,洵非虚语也。(张锡纯《医学衷中参西录·治消渴方·滋膵饮》)

第十一节　治虚损方

一、气　虚

(一)回阳升陷汤

[组成]　生黄芪八钱　干姜六钱　当归身四钱　桂枝尖三钱　甘草一钱

[功效]　益气养血,温阳散寒。

[主治]　治心肺阳虚,大气又下陷者。其人心冷、背紧、恶寒,常觉短气。

[方论]　周身之热力,借心肺之阳,为之宣通,心肺之阳,尤赖胸中大气为之保护。大气一陷,则心肺阳分素虚者,至此而益虚,欲助心肺之阳,不知升下陷之大气,虽日服热药无功也。

[医案]

1. 神昏

一妇人,年四十余。忽然昏倒不语,呼吸之气大有滞碍,几不能息,其脉微弱而迟。询其生平,身体羸弱,甚畏寒凉。知其心肺阳虚,寒痰结胸,而大气又下陷也。然此时形势将成痰厥,取药无及,遂急用胡椒二钱捣碎,煎二三沸,澄取清汤灌下。须臾胸中作响,呼吸顿形顺利。继用干姜八钱煎汤一盅,此时已自能饮下。须臾气息益顺,精神亦略清爽,而仍不能言,且时作呵欠,十余呼吸之顷必发太息。知其痰饮虽开,大气之陷者犹未复也。遂投以回阳升陷汤,数剂,呵欠与太息皆愈,渐能言语。

或问:心脏属火,西人亦谓周身热力皆发于心,其能宣通周身之热宜矣。今论周身热力不足,何以谓心肺之阳皆虚?答曰:肺与心同居膈上,左心房之血脉管,右心房之回血管,皆与肺循环相通,二脏之宣通热力,原有相助为理之妙。然必有大气以斡旋之,其功用始彰耳。

按:喻嘉言《医门法律》最推重心肺之阳,谓心肺阳旺,则阴分之火自然潜伏。至陈修园推广其说,谓心肺之阳下济,大能温暖脾胃消化痰饮。皆确论也。

2. 虚损

一人,年五十余。大怒之后,下痢月余始愈。自此胸中常觉满闷,饮食不能消化。数次延医服药,不外通利气分之品,即间有温补脾胃者,亦必杂以破气之药,愈服病愈增重。后愚诊视,其脉沉细微弱,至数甚迟。询其心中,常有觉凉之时。知其胸中大气下陷,兼上焦阳分虚损也。遂投以此汤(回阳升陷汤。编者注),十剂痊愈。后因怒,病又反复,医者即愚方加厚朴二钱,服后少腹下坠作疼,彻夜不能寐,复求为诊治,仍投以原方而愈。

一童子,年十三四,心身俱觉寒凉,饮食不化,常常短气,无论服何热药,皆分毫不觉热。其脉微弱而迟,右部兼沉。知其心肺阳分虚损,大气又下陷也。为制此汤(回阳升陷汤。编者注),服五剂,短气已愈,身心亦不若从前之寒凉。遂减桂枝之半,又服数剂痊愈。俾停药,日服生硫黄分许,以善其后服生硫黄法在第八卷。

(《医学衷中参西录·治大气下陷方·回阳升陷汤》)

(二)理郁升陷汤

[组成] 生黄芪六钱　知母三钱　当归身三钱　桂枝尖钱半　柴胡钱半　乳香不去油,三钱　没药不去油,三钱

[功效] 补气升陷,理气活血。

[主治] 治胸中大气下陷,又兼气分郁结,经络湮淤者。

[加减] 胁下撑胀,或兼疼者,加龙骨、牡蛎皆不用煅各五钱;少腹下坠者,加升麻一钱。

[医案]

1. 虚损

一妇人,年三十许。胸中满闷,时或作疼,鼻息发热,常常作渴。自言得之产后数日,劳力过度。其脉迟而无力。筹思再三,莫得病之端绪。姑以生山药一两,滋其津液,鸡内金二钱、陈皮一钱,理其疼闷。服后忽发寒热,再诊其脉,无力更甚,知其气分郁结,又下陷也。遂为制此汤(理郁升陷汤。编者注),一剂诸病皆觉轻,又服四剂痊愈。

2. 癥瘕

一少女,年十五。脐下左边起一癥瘕,沉沉下坠作疼,上连腰际,亦下坠作疼楚,时发呻吟。剧时,常觉小便不通,而非不通也。诊其脉,细小而沉。询其得病之由,言因小便不利,便时努力过甚,其初腰际坠疼,后遂结此癥瘕。其方结时,揉之犹软,今已五阅月,其患处愈坚结。每日晚四点钟,疼即增重,至早四点钟,又渐觉轻。愚闻此病因,再以脉象参之,知其小便时努力过甚,上焦之气陷至下焦而郁结也。遂治以理郁升陷汤,方中乳香、没药皆改用四钱,又加丹参三钱、升麻钱半,二剂而坠与疼皆愈。遂去升麻,用药汁送服朱血竭末钱许,连服数剂,癥瘕亦消。

或问:龙骨、牡蛎为收涩之品,兼胁下胀疼者,何以加此二药?答曰:胁为肝之部位,胁下胀疼者,肝气之横恣也,原当用泻肝之药,又恐与大气下陷者不宜。用龙骨、牡蛎以敛戢肝火,肝气自不至横恣,此敛之即以泻之,古人治肝之妙术也。且黄芪有膨胀之

力,胀疼者原不宜用,有龙骨、牡蛎之收敛,以缩其膨胀之力,可放胆用之无碍,此又从体验而知者也。

3. 闭经

尝治一少妇,经水两月不见,寒热往来,胁下作疼,脉甚微弱而数至六至。询之常常短气,投以理郁升陷汤,加龙骨、牡蛎各五钱,为脉数,又加玄参、生地、白芍各数钱,连服四剂。觉胁下开通,瘀血下行,色紫黑,自此经水调顺,诸病皆愈。

盖龙骨、牡蛎性虽收涩,而实有开通之力,《本经》谓龙骨消癥瘕,而又有牡蛎之咸能软坚者以辅之,所以有此捷效也。(《医学衷中参西录·治大气下陷方·理郁升陷汤》)

(三)升陷汤

[组成] 生黄芪六钱 知母三钱 柴胡一钱五分 桔梗一钱五分 升麻一钱

[功效] 益气升陷。

[主治] 治胸中大气下陷,气短不足以息。或努力呼吸,有似乎喘。或气息将停,危在顷刻。其兼证,或寒热往来,或咽干作渴,或满闷怔忡,或神昏健忘,种种病状,诚难悉数。其脉象沉迟微弱,关前尤甚。其剧者,或六脉不全,或参伍不调。

[加减] 气分虚极下陷者,酌加人参数钱,或再加山萸肉去净核数钱,以收敛气分之耗散,使升者不至复陷更佳。若大气下陷过甚,至少腹下坠,或更作疼者,宜将升麻改用钱半,或倍作二钱。

[配伍] 升陷汤,以黄芪为主者,因黄芪既善补气,又善升气。且其质轻松,中含氧气,与胸中大气有同气相求之妙用,惟其性稍热,故以知母之凉润者济之。柴胡为少阳之药,能引大气之陷者自左上升。升麻为阳明之药,能引大气之陷者自右上升。桔梗为药中之舟楫,能载诸药之力上达胸中,故用之为向导也。至其气分虚极者,酌加人参,所以培气之本也。或更加萸肉,所以防气之涣也。至若少腹下坠或更作疼,其人之大气直陷至九渊,必需升麻之大力者,以升提之,故又加升麻五分或倍作二钱也。方

中之用意如此,至随时活泼加减,尤在临证者之善变通耳。

[**方论**] 盖胸中大气,即上焦阳气,其下陷之时,非尽下陷也,亦非一陷而不升也。当其初陷之时,阳气郁而不畅则作寒,既陷之后,阳气蓄而欲宣则作热。迨阳气蓄极而通,仍复些些上达,则又微汗而热解,其咽干者,津液不能随气上潮也。其满闷者,因呼吸不利而自觉满闷也。其怔忡者,因心在膈上,原悬于大气之中,大气既陷,而心无所附丽也。其神昏健忘者,大气因下陷,不能上达于脑,而脑髓神经无所凭借也。其证多得之力小任重或枵腹力作,或病后气力未复,勤于动作,或因泄泻日久,或服破气药太过,或气分虚极自下陷,种种病因不同。而其脉象之微细迟弱,与胸中之短气,实与寒饮结胸相似。然诊其脉似寒凉,而询之果畏寒凉,且觉短气者,寒饮结胸也。诊其脉似寒凉,而询之不畏寒凉,惟觉短气者,大气下陷也。且即以短气论,而大气下陷之短气,与寒饮结胸之短气,亦自有辨。寒饮结胸短气,似觉有物压之;大气下陷短气,常觉上气与下气不相接续。临证者当细审之。

[**医案**]

1. 温病

一人,年三十余。于初夏得温病,医者用凉药清解之,兼用枳实、青皮破气诸品,连服七八剂,谵语不省人事,循衣摸床,周身颤动。再延他医,以为内风已动,辞不治。后愚诊视,其脉五至,浮分微弱,而重按似有力,舌苔微黄,周身肌肤不热,知其温热之邪随破气之药下陷已深,不能外出也。遂用生石膏二两,知母、野台参各一两,煎汤两茶杯,分二次温服。自午至暮,连进二剂,共服药四次。翌日精神清爽,能进饮食,半日进食五次,犹饥而索食。看护者不敢复与,则周身颤动,复发谵语,疑其病又反复,求再诊视。其脉象大致和平,而浮分仍然微弱。恍悟其胸中大气因服破气之药下陷,虽用参数次,至此犹未尽复,故哑哑求助于水谷之气,且胃中之气,因大气下陷无所统摄,或至速于下行,而饮食亦因之速下也。遂用野台参两许,佐以麦门冬带心三钱、柴胡二钱,煎汤饮下，自此遂愈。

或问：子所治大气下陷证，有两日不食者，有饮食减少者。此证亦大气下陷，何以转能多食？答曰：事有常变，病亦有常变。王清任《医林改错》载有所治胸中瘀血二案：一则胸不能着物，一则非以物重压其胸不安，皆治以血腑逐瘀汤而愈。夫同一胸中瘀血，其病状竟若斯悬殊，故同一大气之下陷也，其脾胃若因大气下陷而运化之力减者，必然少食；若大气下陷，脾胃之气亦欲陷者，或转至多食。

2. 咳嗽

曾治一少年，泄泻半载方愈。后因劳力过度，觉喉中之气不舒，五六呼吸之间，必咳嗽一两声，而其气始舒。且觉四肢无力，饮食懒进。诊其脉微弱异常，知其胸中大气下陷，投以拙拟升陷汤，数剂而愈。

按：方书名咳喘曰"咳逆"，喘曰"喘逆"，因二证多由逆气上干也。而愚临证实验以来，知因大气下陷而咳喘者，亦复不少。盖肺悬胸中，必赖大气以包举之，而后有所附丽；大气以鼓舞之，而后安然呼吸。大气一陷，则包举之力微，肺即无所附丽，而咳嗽易生。鼓舞之机滞，肺必努力呼吸，而喘促易作。（《医学衷中参西录·治阴虚劳热方·醴泉饮》）

一人，年二十四。胸中满闷，昼夜咳嗽，其咳嗽时，胁下疼甚。诊其脉象和平，重按微弦无力。因其胁疼，又兼胸满，疑其气分不舒，少投以理气之药。为其脉稍弱，又以黄芪佐之，而咳嗽与满闷益甚，又兼言语声颤动。乃细问病因，知其素勤稼穑，因感冒懒食，犹枵腹力作，以致如此。据此病因，且又服理气之药不受，其为大气下陷无疑。遂投以升陷汤（生箭芪六钱、知母三钱、柴胡一钱五分、桔梗一钱五分、升麻一钱。主治胸中大气下陷，气短不足以息，或努力呼吸，有似乎喘；或气息将停，危在顷刻。编者注），四剂，其病脱然。

按：此证之形状，似甚难辨，因初次未细诘问，致用药少有差错，犹幸迷途未远，即能醒悟，而病亦旋愈。由斯观之，临证者，甚勿自矜明察，而不屑琐琐细问也。

3. 喘证

一人，年二十。卧病两月不愈，精神昏愦，肢体酸懒，亦不觉有所苦。屡次延医诊视，莫审病情，用药亦无效。一日忽然不能喘息，张口呼气外出而气不上达，其气蓄极之时，肛门突出，约二十呼吸之顷，气息方通。一昼夜之间，如此者八九次。诊其脉，关前微弱不起，知其大气下陷，不能司肺脏呼吸之枢机也。遂投以人参一两、柴胡三钱、知母二钱，一剂而呼吸顺。又将柴胡改用二钱，知母改用四钱，再服数剂，宿病亦愈。

按：此证卧病数月，气分亏损太甚，故以人参代黄芪。且此时系初次治大气下陷证，升陷汤方犹未拟出也。又按：此证初得时，当系大气下陷，特其下陷未剧，故呼吸之间不觉耳。人参、黄芪皆补气兼能升气者也，然人参补气之力胜于黄芪，黄芪升气之力胜于人参。故大气陷而气分之根柢犹未伤者，当用黄芪；大气陷而气分之根柢兼伤损者，当用人参。是以气分虚极下陷者，升陷汤方后，曾注明酌加人参数钱也。

一人，年二十余。动则作喘，时或咳嗽。医治数年，病转增剧，皆以为痨疾不可治。其脉非微细，而指下若不觉其动，知其大气下陷不能鼓脉外出以成起伏之势也。投以升陷汤（生箭芪六钱、知母三钱、柴胡一钱五分、桔梗一钱五分、升麻一钱。主治胸中大气下陷，气短不足以息，或努力呼吸，有似乎喘；或气息将停，危在顷刻。编者注），加人参、天冬各三钱，连服数剂而愈。

其父喜曰：族人向有患此证者，四年而亡。今此子病已三年，得遇先生而愈，是果何处得此神方而能挽回人命乎？因其病久，俾于原方中减去升麻，为末炼蜜作丸药，徐服月余以善其后。

一人，年四十八。素有喘病，薄受外感即发，每岁反复两三次，医者投以小青龙加石膏汤辄效。一日反复甚剧，大喘昼夜不止。医者投以从前方两剂，分毫无效。延愚诊视，其脉数至六至，兼有沉濡之象。疑其阴虚不能纳气，故气上逆而作喘也。因其脉兼沉濡，不敢用降气之品。遂用熟地黄、生山药、枸杞、玄参大滋真阴之品，大剂煎汤，送服人参小块人参用块之理详第一卷十全育真汤下二钱。连服三剂，喘虽见轻，仍不能止。复诊视时，见令人为其捶背，言背常发紧，捶之则稍轻，呼吸亦稍舒畅。此时，其脉已不数，仍然沉濡。因细询，此次反复之由，言曾努力搬运重物，当时即觉气分不舒，迟两三日遂发喘。乃恍悟，此证因阴虚不能纳气，故难于吸。因用力太过，大气下陷，故难于呼。其呼吸皆须努力，故呼吸倍形迫促。但用纳气法治之，只治其病因之半，是以其喘亦止愈其半也。遂改用升陷汤，方中升麻、柴胡、桔梗，皆不敢用，以桂枝尖三钱代之。又将知母加倍，再加玄参四钱，连服数剂痊愈。

按：此证虽大气下陷，而初则实兼不纳气也。升麻、柴胡、桔梗，虽能升气，实与不纳气之证有碍，用之恐其证仍反复。惟桂枝性本条达，能引脏腑之真气上行，而又善降逆气。仲景苓桂术甘汤用之以治短气，取其能升真气也。桂枝加桂汤用之以治奔豚，取其能降逆气也。且治咳逆上气吐吸喘也《本经》原有明文。既善升陷，又善降逆，用于此证之中，固有一无二之良药也。

或问：桂枝一物耳，何以既能升陷又能降逆？答曰：其能升陷者，以其为树之枝，原在上，桂之枝又直上而不下垂，且色赤属火而性又温也。其能降逆者，以其味辛，且华于秋，得金气而善平肝木，凡逆气之缘肝而上者逆气上升者多由于肝，桂枝皆能镇之。大抵最良之药，其妙用恒令人不测。拙拟参赭镇气汤在第二卷后，有单用桂枝治一奇病之案，且详论药性之妙用，可以参观。

一人，年四十许。每岁吐血两三次，如此四年，似有一年甚于一年之势，其平素常常咳嗽，痰涎壅滞，动则作喘，且觉短气。其脉沉迟微弱，右部尤甚。知其病源系大气下陷，投以升陷汤，加龙骨、牡蛎皆不用煅、生地黄各六钱，又将方中知母改用五钱，连服三剂，诸病皆愈。遂减去升麻，又服数剂以善其后。

或问：吐血之证，多由于逆气上干而血随气升，此证既大气下陷，当有便血溺血之证，何以竟吐血乎？答曰：此证因大气陷后，肺失其养，痨嗽不已，以致血因嗽甚而吐出也。究之胸中大气与上逆之气原迥异。夫大气为诸气之纲领，大气陷后，诸气无所统摄，或更易于上干。且更有逆气上干过甚，排挤胸中大气下陷者案详第二卷参赭镇气汤下。至便血溺血之证，由于大气下陷者诚有之，在妇女更有因之血崩者案详第八卷固冲汤下。又转有因大气下陷而经血倒行，吐血衄血者案详第八卷加味麦门冬汤下。是知大气既陷，诸经之气无所统摄，而或上或下错乱妄行，有不能一律论者。

或问：龙骨、牡蛎为收涩之品，大气陷者宜升提，不宜收涩。今方中重用二药，皆至六钱，独不虑其收涩之性，有碍大气之升乎？答曰：龙骨、牡蛎最能摄血之本源。此证若但知升其大气，恐血随升气之药复妄动，于升陷汤中，加此二药，所以兼顾其血也。且大气下陷后，虑其耗散，有龙骨、牡蛎以收敛之，转能辅升陷汤之所不逮。况龙骨善化瘀血《本经》主癥瘕，牡蛎善消坚结观其治瘰疬可知。二药并用，能使血之未离经者，永安其宅，血之已离经者，尽化其滞。加于升陷汤中，以治气陷兼吐血之证，非至稳善之妙药乎。

按：吐血证最忌升麻。此证兼吐血，服升陷汤时，未将升麻减去者，因所加之龙骨、牡蛎原可监制之，而服药之时，吐血之证，犹未反复也。若恐升麻有碍血证时，亦可减去之，多加柴胡一钱。（《医学衷中参西录·治大气下陷方·升陷汤》）

又：曾治一人，年近五旬，素有喘疾。因努力任重，旧证复发。延医服药罔效。后愚诊视其脉，数近六至，而兼有沉濡之象。愚疑其阴虚不能纳气，因其脉兼沉濡，不敢用降气之药。遂用熟地、生山药、枸杞、玄参大滋真阴之药，大剂煎汤，送下人参小块二钱，连服三剂脉即不数，仍然沉濡，喘虽见轻，仍不能愈。因思此证得之努力任重，胸中大气因努力而陷，所以脉现沉濡，且其背恶寒而兼发紧,此亦大气下陷之征也。亦治以升陷汤,方中升麻、柴胡、桔梗皆不敢用,以桂枝尖三钱代之。因其素有不纳气之证,桂枝能升大气,又能纳气归肾也。又外加滋阴之药,数剂痊愈。(《医学衷中参西录·治阴虚劳热方·醴泉饮》)

4. 心悸

一妇人,年二十余。资禀素羸弱,因院中失火,惊恐过甚,遂觉呼吸短气,心中怔忡,食后更觉气不上达,常作太息。其脉近和平,而右部较沉。知其胸中大气,因惊恐下陷,《内经》所谓恐则气陷也。遂投以升陷汤,为心中怔忡,加龙眼肉五钱,连服四剂而愈。

5. 神昏

大气下陷之证,不必皆内伤也,外感证亦有之。

一人年四十许,于季春得温证,延医调治不愈,留连两旬,病益沉重。后愚诊视,其两目清白无火,竟昏愦不省人事,舌干如磋,却无舌苔。问之亦不能言语,周身皆凉,其五六呼吸之顷,必长出气一口。其脉左右皆微弱,至数稍迟,此亦胸中大气下陷也。盖大气不达于脑中则神昏,大气不潮于舌本则舌干,神昏舌干,故问之不能言也。其周身皆凉者,大气陷后,不能宣布于营卫也。其五六呼吸之顷,必长出气者,大气陷后,胸中必觉短气,故太息以舒其气也。遂用野台参一两、柴胡二钱,煎汤灌之,一剂见轻,两剂痊愈。

按:此证从前原有大热,屡经医者调治,大热已退,精神愈惫。医者诿为不治,病家亦以为气息奄奄,待时而已。乃迟十余日而病状如故,始转念或可挽回,而迎愚诊视。幸投药不差,随手奏效,是知药果对证,诚有活人之功也。

又按:此证若不知为大气下陷,见其舌干如斯,但知用熟地、阿胶、枸杞之类滋其津液,其滞泥之性,填塞膺胸,既陷之大气将何由上达乎?愚愿业医者,凡遇气分不舒之证,宜先存一大气下陷理想,以细心体察,倘遇此等证,庶可挽回人命于顷刻也。

6. 水肿

一人,年四十余。小便不利,周身漫肿,自腰以下,其肿尤甚。上焦痰涎堵塞,剧时几不能息。咳嗽痰中带血,小便亦有血色。迁延半载,屡次延医服药,病转增剧。其脉滑而有力,疑是湿热壅滞,询之果心中发热。遂重用滑石、白芍以渗湿清热,佐以柴胡、乳香、没药以宣通气化。为其病久不任疏通,每剂药加生山药两许以固气滋阴。又用药汁,送服三七末二钱,以清其血分。数剂热退血减,痰涎亦少,而小便仍不利。偶于诊脉时,见其由卧起坐,因稍费力,连连喘息十余口,呼吸始顺。且其脉从前虽然滑实,究在沉分。此时因火退,滑实既减,且有濡象。恍悟此证确系大气下陷。遂投以升陷汤,知母改用六钱,又加玄参五钱、木通二钱,一剂小便即利。又服数剂,诸病痊愈。

7. 汗证

一人,年四十七。咳嗽短气,大汗如洗,昼夜不止,心中怔忡,病势危急。遣人询方,俾先用山萸肉(去净核)二两煎服,以止其汗。翌日迎愚诊视,其脉微弱欲无,呼吸略似迫促。自言大汗虽止,而仍有出汗之时,怔忡见轻,仍觉短气。知其确系大气下陷,遂投以升陷汤,为其有汗,加龙骨、牡蛎皆不用煅各五钱,三剂而愈。

一妇人,产后四五日,大汗淋漓,数日不止,形势危急,气息奄奄,其脉微弱欲无。问其短气乎?心中怔忡且发热乎?病人不能言而颔之。知其大气下陷,不能吸摄卫气,而产后阴分暴虚,又不能维系阳分,故其汗若斯之脱出也。遂用生黄芪六钱,玄参一两,山萸肉去净核、生杭芍各五钱,桔梗二钱,一剂汗减,又服两剂,诸病皆愈。从前六七日未大便,至此大便亦通。

一妇人,年二十余。动则自汗,胸胁满闷,心中怔忡。其脉沉迟微弱,右部尤甚。为其脉迟,疑是心肺阳虚,而询之不觉寒凉,知其为大气下陷也。其家适有预购黄芪一包,且证兼自汗,升、柴亦不宜用,遂单用生黄芪一两煎汤,服后诸病皆愈。有习医者董生捷亭在座,疑而问曰:《本经》黄芪原主大风,有透表之力,生用则透表之力益大,与自汗证不宜。其性升而能补,有膨胀之力,与满闷证不宜。今单用生黄芪两许,而两证皆愈,并怔忡亦愈,其义何居?答曰:黄芪诚有透表之力,故气虚不能逐邪外出者,用于发表药中即能得汗。若其阳强阴虚者,误用之则大汗如雨,不可遏抑。惟胸中大气下陷,致外卫之气无所统摄而自汗者,投以黄芪则其效如神。至于证兼满闷而亦用之者,确知其为大气下陷,呼吸不利而作闷,非气郁而作闷也。至于心与肺同悬胸中,皆大气之所包举,大气升则心有所依,故怔忡自止也。董生闻之欣喜异常,曰:先生真我师也。继加桔梗二钱、知母三钱,又服两剂,以善其后。

8. 虚损

曾治一少妇,忽然饮食甚多,一时觉饥不食,即心中怔忡。医者以为中消证,屡治不效。向愚询方,疑其胸中大气下陷,为开升陷汤方,加龙骨、牡蛎皆不用煅各五钱,数剂而愈。盖病因虽同,而病之情状,恒因人之资禀不同而有变易。斯在临证者,细心体察耳。

按:此证与前证,虽皆大气下陷,而实在寒温之余,故方中不用黄芪,而用人参。因寒温之热,最能铄耗津液,人参能补气兼能生津液,是以《伤寒论》方中,凡气虚者,皆用人参而不用黄芪也。

或问:紧为受寒之脉,故伤寒麻黄汤证,其脉必紧。此证既为热药所伤,何以其右脉沉紧?答曰:脉沉紧者,其脉沉而有力也。夫有力当作洪象,此证因大气下陷,虽内有实热,不能鼓脉作起伏之势,故不为洪而为紧,且为沉紧也。其独见于右部者,以所服干姜之热,胃先受之也。

按:脉无起伏为弦,弦而有力,即紧脉也。若但弦,则为寒矣。仲景平脉篇谓"双弦者寒,偏弦者饮。"究之饮为稀涎,亦多系因寒而成也。

一人,年二十余。因力田劳苦过度,致胸中大气下陷。四肢懒动,饮食减少,自言胸中满闷。其实非满闷,乃短气也。粗人不善述病情，往往如此。医者不能自审病因，投以开胸理气之剂，服后增重。又改用半补半破之剂，两剂后，病又见重。又延他医，投以桔梗、当归、木香各数钱，病大见愈，盖全赖桔梗，升提气分之力也。医者不知病愈之由，再服时，竟将桔梗易为苏梗，升降异性，病骤反复。自此不敢服药，迟延二十余日，病势垂危，喘不能卧，昼夜倚壁而坐，假寐片时，气息即停，心下突然胀起，急呼醒之，连连喘息数口，始觉气息稍续，倦极偶卧片时，觉腹中重千斤，不能转侧，且不敢仰卧。延愚诊视，其脉乍有乍无，寸关尺三部，或一部独见，或两部同见，又皆一再动而止，此病之危，已至极点。因确知其为大气下陷，遂放胆投以生箭芪一两，柴胡、升麻、萸肉_{去净}核各二钱。煎服片时，腹中大响一阵，有似昏愦苏息，须臾恍然醒悟，自此呼吸复常，可以安卧，转侧轻松。其六脉皆见，仍有雀啄之象。自言百病皆除，惟觉胸中烦热。遂将方中升麻、柴胡，皆改用钱半，又加知母、玄参各六钱，服后脉遂复常，惟左关参伍不调，知其气分之根柢犹未实也。遂改用野台参一两，玄参、天冬、麦冬_{带心}各三钱，两剂痊愈。

或问：喘者皆系气上逆，而不能下达。此证系胸中大气下陷，何以亦作喘乎？答曰：人之胸中大气，实司肺脏之呼吸，此证因大气下陷过甚，呼吸之机关将停，遂勉强鼓舞肺脏，努力呼吸以自救，其迫促之形，有似乎喘，而实与气逆之喘，有天渊之分。观此证假寐之时，肺脏不能努力呼吸，气息即无，其病情可想也。设以治气逆作喘者治此证，以治此证之喘者治气逆作喘，皆凶危立见。临证者当细审之。

按：大气下陷之甚者，其努力呼吸，迫促异常之状，与喘之剧者，几无以辨。然喘证无论内伤外感，其剧者必然肩息_{《内经》谓喘而肩动者为肩息}。大气下陷者，虽至呼吸有声，必不肩息。盖肩息者，因喘者之吸气难。不肩息者，因大气下陷者之呼气难也。欲辨此证，可作呼气难与吸气难之状，以默自体验，临证自无差谬。又喘者之脉多数，或有浮滑之象，或尺弱寸强，大气下陷之脉，皆与此成反比例,尤其明征也。

一诸生,年五十六,为学校教员,每讲说后,即觉短气,向愚询方。愚曰:此胸中大气虚而欲陷,为至紧要之证,当多服升补气分之药。彼欲用烧酒炖药,谓朝夕服之甚便。愚曰:如此亦可,然必须将药炖浓,多饮且常饮耳。遂为疏方,用生黄芪四两,野台参二两,柴胡、桔梗各八钱,先用黄酒斤许,煎药十余沸,再用烧酒二斤,同贮瓶中,置甑中炖开,每饭前饮之,旬日而愈。后因病愈,置不复饮。隔年,一日步行二里许,自校至家,似有气息迫促之状,不能言语,倏忽而亡。盖其身体素胖,艰于行步,胸中大气素有欲陷之机,因行动劳苦而遂下陷,此诚《内经》所谓大气入于脏腑,不病而猝死者也。方书有气厥,中气诸名目,大抵皆大气下陷之证,特未窥《内经》之旨而妄为议论耳。

按:补中益气汤所治之喘证,即大气下陷者之努力呼吸也。若果系真喘,桔梗尚不宜用,况升麻乎? 愚少时观东垣书,至此心尝疑之,后明大气下陷之理,始觉豁然,而究嫌其立言欠妥。设医者真以为补中益气汤果能治喘,而于气机上逆之真喘亦用之,岂不足偾事乎? 此有关性命之处,临证者当审辨之。

9. 痿证

一妇人,年三十余。得下痿证,两腿痿废,不能屈伸。上半身常常自汗,胸中短气,少腹下坠,小便不利,寝不能寐。延医治疗数月,病势转增。诊其脉细如丝,右手尤甚。知其系胸中大气下陷,欲为疏方。病家疑而问曰:大气下陷之说,从前医者皆未言及。然病之本源,既为大气下陷,何以有种种诸证乎? 答曰:人之大气虽在胸中,实能统摄全身,今因大气下陷,全身无所统摄,肢体遂有废而不举之处,此两腿之所以痿废也。其自汗者,大气既陷,外卫之气亦虚也。其不寐者,大气既陷,神魂无所依附也。小便不利者,三焦之气化,不升则不降,上焦不能如雾,下焦即不能如渎也。至于胸中短气,少腹下坠,又为大气下陷之明征也。遂治以升陷汤,因其自汗,加龙骨、牡蛎皆不用煅各五钱,两剂汗止,腿稍能屈伸,诸病亦见愈。继服拙拟理郁升陷汤(生黄芪六钱、知母三钱、当归身三钱、桂枝尖一钱半、柴胡钱半、乳香不去油三钱、没药不去油三钱。主治胸中大气下陷,又兼气分郁结,经络湮淤者。编者注)数剂,两腿渐能着力。然痿废既久,病在筋脉,非旦夕所能脱然。俾用舒筋通脉之品,制作丸药,久久服之,庶能痊愈。

(四)参麦汤

[组成] 人参三钱 干麦冬带心,四钱 生山药六钱 清半夏二钱 牛蒡子炒、捣,三钱 苏子炒、捣,二钱 生杭芍三钱 甘草钱半

[功效] 益气养阴,祛痰平喘。

[主治] 治阴分亏损已久,浸至肺虚有痰,咳嗽劳喘,或兼肺有结核者。

[病因病机] 痨证病原或因父母延累性质,易患此证;或因身虚居处湿地,衣服单薄冷风吹袭;或天时寒热骤变;或热地人迁居冷地;或食物不足;或屋内臭浊不通风气;或辛苦劳倦;或房事过度;或饮酒过度,在女子或漏经带下;或哺婴儿太久。男女患此证者,每在十五岁以上,三十岁以下。病状先干嗽,或有血呛出,渐至气短促,行动呼吸更促,困倦无精神,手足疲软赢瘦,颈变细长,胸膈变窄,略有勤苦则汗出泄泻,食物不化,夜卧不安,脉微细而数,心跳多痰。或咳血胸膈时疼,声音不清,久则哑,手指末节生大甲弯曲。

[配伍] 人参为补肺之主药,而有肺热还伤肺之虞,有麦冬以佐之,则转能退热。麦冬为润肺之要品,而有咳嗽忌用之说,有半夏以佐之,则转能止嗽。至于山药,其收涩也,能助人参以补气,其黏润也,能助麦冬以滋液。虽多服久服,或有壅滞,而牛蒡子之滑利,实又可以相济。且牛蒡子能降肺气之逆,半夏能降胃气、冲气之逆,苏子与人参同用,又能降逆气之因虚而逆。平其逆气,则喘与嗽不治自愈矣。用白芍者,因肝为肺之对宫,肺金虚损,不能清肃下行以镇肝木,则肝火恒恣横而上逆,故加芍药以敛

戢其火。且芍药与甘草同用,甘苦化合味近人参,即功近人参,而又为补肺之品也。

按:古方多以麦冬治肺虚咳嗽,独徐灵胎谓嗽者断不宜用。盖以其汁浆胶黏太甚,肺中稍有邪客,即可留滞不散,惟济以半夏之辛燥开通,则不惟治嗽甚效,即治喘亦甚效。故仲景治伤寒解后,虚羸少气,气逆欲吐,有竹叶石膏汤,麦冬与半夏同用。治火逆上气,有麦门冬汤,以麦冬为君,亦佐以半夏也。又肺虚痨嗽者,医者多忌用半夏,是未知半夏之性者也。徐灵胎曰:肺属金喜敛而不喜散。盖敛则肺叶垂而气顺,散则肺叶张而气逆。半夏之辛,与姜、桂之辛迥别,入喉则闭不能言,涂金疮则血不复出,辛中滞涩,故能疏又能敛。又辛之敛与酸之敛不同,酸则一主于敛,辛则敛中有发散之意,尤与肺投合也。

又喻嘉言赞麦门冬汤中用半夏曰:于大建中气,大生津液药中,增入半夏之辛温一味,以利咽下气,此非半夏之功,实善用半夏之功也。

(五)醒脾升陷汤

[组成]　生箭芪四钱　白术四钱　桑寄生三钱　川续断三钱　萸肉去净核,四钱　龙骨煅捣,四钱　牡蛎煅捣,四钱　川草薢二钱　甘草蜜炙,二钱

[功效]　健脾补肾,固涩缩尿。

[主治]　治脾气虚极下陷,小便不禁。

[配伍]　《内经》曰:饮入于胃,游溢精气,上输于脾,脾气散精,上归于肺,通调水道,下输膀胱。是脾也者,原位居中焦,为水饮上达下输之枢机,枢机不旺,则不待上达而即下输,此小便之所以不禁也。然水饮降下之路不一,《内经》又谓:肝热病者,小便先黄;又谓:肝壅两胠胁也满,卧则惊悸,不得小便。且芍药为理肝之主药,而善利小便。由斯观之,是水饮又由胃入肝,而下达膀胱也。至胃中所余水饮,传至小肠渗出,此又人所共知。

故方中用黄芪、白术、甘草以升补脾气,即用黄芪同寄生、续

断以升补肝气,更用龙骨、牡蛎、萸肉、萆薢以固涩小肠也。又人之胸中大气旺,自能吸摄全身气化,不使下陷,黄芪与寄生并用,又为填补大气之要药也。

[方论] 或问:黄芪为补肺脾之药,今谓其能补肝气何也?答曰:"同声相应,同气相求",孔子之言也。肝属木而应春令,其气温而性喜条达,黄芪性温而升,以之补肝,原有同气相求之妙用。愚自临证以来,凡遇肝气虚弱,不能条达,一切补肝之药不效者,重用黄芪为主,而少佐以理气之品,服之,覆杯之顷,即见效验。

或问:《本经》谓桑寄生能治腰疼,坚齿发、长须眉,是当为补肝肾之药,而谓其能补胸中大气何也? 答曰:寄生根不着土,寄生树上,最善吸空中之气以自滋生,故其所含之气化,实与胸中大气为同类。尝见有以补肝肾,而多服久服,胸中恒觉满闷,无他,因其胸中大气不虚,故不受寄生之补也。且《本经》不又谓其治痈肿乎? 然痈肿初起,服之必无效,惟痈肿溃后,生肌不速,则用之甚效。如此而言,又与黄芪之主痈疽败证者相同,则其性近黄芪,更可知矣。

或问:萆薢世医多用以治淋,夫淋以通利为主,盖取萆薢能利小便也。此方中用之以固小便,其性果固小便乎,抑利小便乎?答曰:萆薢为固涩下焦之要药,其能治失溺,《别录》原有明文。《别录》者乃陶弘景集南北朝以前名医所用之药,附载于《本经》之后,用墨书之,以别于《本经》之朱书,故曰《名医别录》。虽非《本经》,其书诚可确信。时医因古方有萆薢分清饮,遂误认萆薢为利小便之要药,而于小便不利,淋涩诸证多用之。尝见有以利小便,而小便转癃闭者,以治淋证,竟致小便滴沥不通者,其误人可胜道哉。盖萆薢分清饮之君萆薢,原治小便频数,溺出旋白如油,乃下焦虚寒,气化不固之证,观其佐以缩小便之益智,温下焦之乌药,其用意可知。特当日命名时,少欠斟酌,遂致庸俗医辈,错有会心,贻害无穷,可不慎哉!

[医案] 曾治一少妇,心中寒凉,饮食减少,坐时觉左半身下

坠,寝时不敢向左侧,服温补兼理气之药,年余不效。后愚诊视,左脉微弱不起,知其肝气虚也。治以生黄芪八钱,柴胡、川芎各一钱,干姜三钱,煎汤饮下,须臾左侧即可安卧,又服数剂,诸病皆愈。是知谓肝虚无补法者,非见道之言也。(《医学衷中参西录·治大气下陷方·醒脾升陷汤》)

(六)一味薯蓣饮

[组成]　生怀山药切片,四两

[用法]　上一味煮汁两大碗,以之当茶,徐徐温饮之。

[功效]　益气养阴。

[主治]　治痨瘵发热,或喘或嗽,或自汗,或心中怔忡,或因小便不利,致大便滑泻,及一切阴分亏损之证。

[方论]　山药之性,能滋阴又能利湿,能滑润又能收涩。是以能补肺补肾兼补脾胃。且其含蛋白质最多,在滋补药中诚为无上之品,特性甚和平,宜多服常服耳。

陈修园谓:山药为寻常服食之物,不能治大病,非也。若果不治大病,何以《金匮》治痨瘵有薯蓣丸。

[医案]

1. 喘证

尝治一室女,温病痰喘,投以小青龙加石膏汤,又遵《伤寒论》加减法,去麻黄加杏仁,喘遂定。时已近暮,一夜安稳。至黎明喘大作,脉散乱如水上浮麻,不分至数,此将脱之候也。取药不及,适有生山药两许,急煮汁饮之,喘稍定,脉稍敛,可容取药,方中仍重用山药而愈。

一妇人,产后十余日,大喘大汗,身热痨嗽。医者用黄芪、熟地、白芍等药,汗出愈多。后愚诊视,脉甚虚弱,数至七至,审证论脉,似在不治。俾其急用生山药六两,煮汁徐徐饮之,饮完添水重煮,一昼夜所饮之水,皆取于山药中。翌日又换山药六两,仍如此煮饮之。三日后诸病皆愈。

一人,年四十余,得温病十余日,外感之火已消十之八九。大便忽然滑下,喘息迫促,且有烦渴之意。其脉甚虚,两尺微按即无。亦急用生山药六两,煎汁两大碗,徐徐温饮下,以之当茶,饮完煎渣再饮,两日共用山药十八两,喘与烦渴皆愈,大便亦不滑泻。

西人谓食物中之蛋白质最能益人。山药之汁晶莹透彻,黏而且滑,纯是蛋白之质,故人服之大有补益。然必生煮服之,其蛋白之质始全;若炒焦而后入煎剂,其蛋白之质已涸,虽服亦何益哉。

2. 虚损

一室女,月信年余未见,已成痨瘵,卧床不起。治以拙拟资生汤(生山药一两、玄参五钱、于术三钱、生鸡内金二钱、牛蒡子三钱。主治痨瘵羸弱已甚,饮食减少,喘促咳嗽,身热脉虚数者。亦治女子血枯不月。编者注),复俾日用生山药四两,煮汁当茶饮之,一月之后,体渐复初,月信亦通。见者以此证可愈,讶为异事。(《医学衷中参西录·治阴虚劳热方·一味薯蓣饮》)

二、阴虚劳热

(一)醴泉饮

[组成] 生山药一两 大生地五钱 人参四钱 玄参四钱 生赭石轧细,四钱 牛蒡子炒、捣,三钱 天冬四钱 甘草二钱

[功效] 滋补肺阴,清火理痰。

[主治] 治虚劳发热,或喘或嗽,脉数而弱。

[加减] 有肾阴虚者,其人因肾虚不能纳气,时时咳逆上气,甚或喘促,宜填补下焦真阴,兼用收降之品。若其脉甚数者,陈修园谓,宜滋养脾阴。盖以脾脉原主和缓,脉数者必是脾阴受伤,宜于滋阴药中,用甘草以引之归脾,更兼用味淡之药,如薏米、石斛之类。治妇女月闭血枯,浸至虚劳,或兼咳嗽满闷,但胸中素觉短气,或大便易滑泻者,又当预防其大气下陷。用醴泉饮时,宜减赭石、牛蒡子,并一切苏子、蒌仁、紫菀、杏仁,治咳喘套药皆不宜用。

[配伍] 劳热之证,大抵责之阴虚。有肺阴虚者,其人因肺

中虚热熏蒸,时时痒而作嗽,甚或肺中有所损伤,略一动作,辄发喘促,宜滋补肺阴,兼清火理痰之品。

特是人身之阴,所盖甚广,凡周身之湿处皆是也。故阴虚之甚者,其周身血脉津液,皆就枯涸。必用汁浆最多之药,滋脏腑之阴,即以溉周身之液,若方中之山药、地黄是也。然脉之数者,固系阴虚,亦系气分虚弱,有不能支持之象,犹人之任重而体颤也。故用人参以补助气分,与玄参、天冬之凉润者并用,又能补助阴分。且虑其升补之性,与咳嗽上逆者不宜,故又佐以赭石之压力最胜者,可使人参补益之力下行直至涌泉,而上焦之逆气浮火,皆随之顺流而下;更可使下焦真元之气,得人参之峻补而顿旺,自能吸引上焦之逆气浮火下行也。至于牛蒡子与山药并用,最善止嗽,甘草与天冬并用,最善润肺,此又屡试屡效者也。

初制此方时,原无赭石,有丹参三钱,以运化人参之补力。

[医案]

1. 虚损

沈阳商家子娄顺田,年二十二,虚劳咳嗽,甚形羸弱,脉数八至,按之即无。细询之,自言曾眠热炕之上,晨起觉心中发热,从此食后即吐出,夜间咳嗽甚剧,不能安寝。因二十余日寝食俱废,遂觉精神恍惚,不能支持。愚闻之,知脉象虽危,仍系新证,若久病至此,诚难挽回矣。遂投以醴泉饮,为其呕吐,将赭石改用一两_{重用赭石之理详见参赭镇气汤下},一剂吐即止,可以进食,嗽亦见愈。从前五六日未大便,至此大便亦通下。如此加减服之,三日后脉数亦见愈。然犹六至余,心中犹觉发热,遂将玄参、生地皆改用六钱,又每日于午时,用白蔗糖冲水,送服西药阿司匹林七厘许。数日诸病皆愈,脉亦复常。

2. 闭经

后治一年少妇人,信水数月不行,时作寒热,干嗽连连,且兼喘逆,胸隔满闷,不思饮食,脉数几至七至。治以(醴泉饮。编者注)有丹参原方不效,遂以赭石易丹参,一剂咳与喘皆愈强半,胸次开通,即能饮食,又服数剂脉亦和缓,共服二十剂,诸病皆愈。

以后凡治妇女月闭血枯,浸至虚劳,或兼咳嗽满闷者,皆先投以此汤,俾其饮食加多,身体强壮,经水自通。间有瘀血暗阻经道,或显有癥瘕可据者,继服拙拟理冲汤或理冲丸皆在第八卷以消融之,则妇女无难治之病矣。

按:短气与喘原迥异。短气者难于呼气不上达也。喘者难于吸气不下降也。而不善述病情者,往往谓喘为"上不来气",是以愚生平临证,凡遇自言上不来气者,必细细询问,确知其果系呼气难与吸气难,而后敢为施治也。(《医学衷中参西录·治阴虚劳热方·醴泉饮》)

(二)十全育真汤

[组成] 野台参四钱 生黄芪四钱 生山药四钱 知母四钱 玄参四钱 生龙骨捣细,四钱 生牡蛎捣细,四钱 丹参二钱 三棱钱半 莪术钱半

[功效] 补气养阴,活血化瘀。

[主治] 治虚劳,脉弦数细微,肌肤甲错,形体羸瘦,饮食不壮筋力,或自汗,或咳逆,或喘促,或寒热不时,或多梦纷纭,精气不固。

[加减] 气分虚甚者,去三棱、莪术,加生鸡内金三钱;喘者倍山药,加牛蒡子三钱;汗多者,以白术易黄芪,倍龙骨、牡蛎,加山萸肉去净核、生白芍各六钱。若其汗过多,服药仍不止者,可但用龙骨、牡蛎、萸肉各一两煎服,不过两剂其汗即止。汗止后再服原方。若先冷后热而汗出者,其脉或更兼微弱不起,多系胸中大气下陷,细阅拙拟升陷汤在第四卷后跋语,自知治法。

[配伍] 盖人禀天地之气以生,人身之气化即天地之气化,天地将雨之时,必阳气温暖上升,而后阴云会合大雨随之。黄芪温升补气,乃将雨时上升之阳气也;知母寒润滋阴,乃将雨时四合之阴云也。二药并用,大具阳升阴应云行雨施之妙。膏泽优渥烦热自退,此不治之治也此理参玉液汤后跋语益明。况痨瘵者多损肾,

黄芪能大补肺气,以益肾水之源,使气旺自能生水,而知母又大能滋肺中津液,俾阴阳不至偏胜,即肺脏调和,而生水之功益善也黄芪、知母虽可并用以退虚热,然遇阴虚热甚者,又必须加生地黄八钱或至一两,方能服之有效。

或问:治痨瘵兼用破血之药,诚为确当之论,但破血用三棱、莪术,将毋其力过猛乎?答曰:仲景之大黄䗪虫丸与百劳丸所用破血之药,若大黄、干漆、水蛭,皆猛于三棱、莪术,而方中不用三棱、莪术者,诚以三棱、莪术《本经》不载。至梁陶弘景著《名医别录》于《本经》外增药品三百六十五味,皆南北朝以前,名医所用之药,亦未载三棱、莪术。是当仲景时犹无三棱、莪术,即有之,亦未经试验可知。而愚于破血药中,独喜用三棱、莪术者,诚以其既善破血,尤善调气三棱莪术详解在理冲汤下。补药剂中以为佐使,将有瘀者瘀可徐消,即无瘀者亦可借其流通之力,以行补药之滞,而补药之力愈大也。况后天资生纳谷为宝。无论何病,凡服药后饮食渐增者易治,饮食渐减者难治。三棱、莪术与参、术、芪诸药并用,大能开胃进食,又愚所屡试屡效者也。

[**方论**] 或又问:肾气丸既按古方修制,可以有效,而《金匮》虚劳门,肾气丸与大黄䗪虫丸之外,又有七方,皆可随证采择,则子之十全育真汤,似亦可以不拟欤?答曰:《金匮》虚劳门诸方,虽皆有效,而一方专治虚劳门一证。若拙拟十全育真汤,实兼治虚劳门诸证。

如方中用黄芪以补气,而即用人参以培元气之根本。用知母以滋阴,而即用山药、元参以壮真阴之渊源。用三棱、莪术以消瘀血,而即用丹参以化瘀血之渣滓。至龙骨、牡蛎,若取其收涩之性,能助黄芪以固元气;若取其凉润之性,能助知母以滋真阴;若取其开通之性《本经》龙骨主癥瘕,后世本草亦谓牡蛎消血,又能助三棱、莪术以消融瘀滞也。至于疗肺虚之咳逆、肾虚之喘促,山药最良。治多梦之纷纭,虚汗之淋漓,龙骨、牡蛎尤胜。此方中意也,以寻常药饵十味,汇集成方,而能补助人身之真阴阳、真气血、真精神，故曰十全育真也。

痨瘵者多兼瘀血，其证原有两种：有因痨瘵而瘀血者，其人或调养失宜，或纵欲过度，气血亏损，流通于周身者必然迟缓，血即因之而瘀，其瘀多在经络；有因瘀血而成痨瘵者，其人或有跌伤碰伤，或力小任重，或素有吐衄证，服药失宜，以致先有瘀血，日久浸成痨瘵，其瘀血多在脏腑。此二者服十全育真汤皆可愈。而瘀血在脏腑者，尤须多用破血之药。

或问：劳字从火，诚以痨瘵之证，阴虚发热者居其强半。故钱仲阳之减味地黄丸；张景岳之左归饮，皆为对证良方，以其皆以熟地黄为君，大能滋真阴退虚热也。子方中何以独不用也？答曰：若论用熟地，我固过来人也。忆初读方书时，曾阅赵氏《医贯》、张氏《八阵》、冯氏《锦囊》诸书，遂确信其说。临证最喜用熟地，曾以八味地黄丸作汤，加苏子、白芍，治吸不归根之喘逆；加陈皮、白芍，治下虚上盛之痰涎；加苏子、厚朴，治肾不摄气，以致冲气上逆之胀满时病人服之觉有推荡之力，后制参赭镇气汤治此证更效，方在第二卷；又尝减茯苓、泽泻三分之二，治女子消渴小便频数《金匮》谓治男子消渴以治女子亦效，案详见玉液汤下；又尝去附子，加知母、白芍，治阴虚不能化阳，致小便不利积成水肿；又尝用六味地黄丸作汤，加川芎、知母，以治如破之头疼；加胆草、青黛，以治非常之眩晕；加五味、枸杞、柏子仁，以敛散大之瞳子，且信其煎汁数碗，浩荡饮之之说；用熟地四两、茯苓一两，以止下焦不固之滑泻；用熟地四两、白芍一两，以通阴虚不利之小便；又尝于一日之中用熟地斤许，治外感大病之后，忽然喘逆，脉散乱欲脱之险证此证当用后来复汤，彼时其方未拟出，惟知用熟地亦幸成功，是知冯楚瞻谓熟地能大补肾中元气诚有所试也，且不独治内伤也；又尝用熟地、阿胶大滋真阴之类，治温病脉阳浮而阴不应，不能作汗，一日连服两剂，济阴以应其阳，使之自汗详案在第五卷寒解汤下；并一切伤寒外感，因下元虚惫而邪深陷者，莫不重用熟地，补其下元，即以托邪外出。惟用以治阴虚劳热之证，轻者可效，若脉数至七八至鲜有效者。彼时犹不知改图，且以为地黄丸,即《金匮》之肾气丸,自古推为良方,此而不效,则他方更无论矣,不知肾气丸原用干地黄,即药坊间之生地也,其桂用桂枝,即《神农本草经》之牡桂也,与今之地黄丸迥不侔矣。其方《金匮》凡五见,一治"脚气上入少腹不仁";一治"虚劳腰痛,少腹拘急,小便不利";一治"短气有微饮,当从小便去之";一治"男子消渴,小便反多,饮一斗,小便一斗";一治"妇人转胞,胞系了戾,不得溺"。统观五条,原治少腹膀胱之疾居多,非正治痨瘵之药,况后世之修制,又失其本然乎。

[医案]

1. 咳嗽/发热

后治一妇人,年近五旬,身热痨嗽,脉数几至八至。先用六味地黄丸加减作汤服不效,继用左归饮加减亦不效。愚忽有会悟,改用生黄芪六钱、知母八钱为方,数剂见轻,又加丹参、当归各三钱,连服十剂痊愈。

以后凡遇阴虚有热之证,其稍有根柢可挽回者,于方中重用黄芪、知母,莫不随手奏效。

2. 喘证

后贤徐灵胎曾治一人,上盛下虚,胸次痰火壅滞,喘不能卧,将人参切作小块,用清火理痰之药煎汤,送服而愈。后其病复发,病家自用原方,并人参亦煎服,病益甚,灵胎仍教以依从前服法,其病仍愈。夫同一人参也,生切块送服则效,煎汤则不惟不效,转至增剧,由此可以悟古人制肾气丸之精义矣。

世俗医者,遇脉数之证,大抵责之阴虚血涸。不知元气虚极莫支者,其脉可至极数。设有人或力作,或奔驰,至气力不能支持之时,其脉必数。乃以力倦之不能支持,以仿气虚之不能支持,其事不同而其理同也。愚临证细心体验,凡治虚劳之证,固不敢纯用补药,然理气药多于补气药,则脉即加数,补气药多于理气药,则脉即渐缓。是知脉之数与不数,固视乎血分之盈亏,实尤兼视乎气分之强弱。故此十全育真汤中,台参、黄芪各四钱,而三棱、莪术各钱半,补气之药原数倍于理气之药。若遇气分虚甚者,犹必以鸡内金易三棱、莪术也。(《医学衷中参西录·治阴虚劳热方·十全育真汤》)

(三)沃雪汤

[组成] 生山药一两半　牛蒡子炒、捣,四钱　柿霜饼冲服,六钱

[功效] 益气养阴,润肺止咳。

[主治] 治脾肺阴分亏损,饮食懒进,虚热痨嗽,并治一切阴虚之证。更兼肾不纳气作喘者。

[医案] 一人,年四十余,素有喘证,薄受外感即发。医者投以小青龙汤,一剂即愈,习以为常。一日喘证复发,连服小青龙汤三剂不愈。其脉五至余,右寸浮大,重按即无。知其从前服小青龙即愈者,因其证原受外感。今服之而不愈者,因此次发喘原无外感也。盖其薄受外感即喘,肺与肾原有伤损,但知治其病标,不知治其病本,则其伤损必益甚,是以此次不受外感亦发喘也。为拟此汤(沃雪汤。编者注)服两剂痊愈,又服数剂以善其后。(《医学衷中参西录·治阴虚劳热方·沃雪汤》)

(四)珠玉二宝粥

[组成] 生山药二两　生薏米二两　柿霜饼八钱

[用法] 上三味,先将山药、薏米捣成粗渣,煮至烂熟,再将柿霜饼切碎,调入融化,随意服之。

[功效] 健脾养阴,润肺止咳。

[主治] 治脾肺阴分亏损,饮食懒进,虚热痨嗽,并治一切阴虚之证。

[配伍] 山药、薏米皆清补脾肺之药。然单用山药,久则失于黏腻;单用薏米,久则失于淡渗,惟等分并用,乃可久服无弊。又用柿霜之凉可润肺、甘能归脾者,以为之佐使。病人服之不但疗病,并可充饥,不但充饥,更可适口。用之对证,病自渐愈,即不对证,亦无他患,诚为至稳善之方也。

[注意事项] 薏米若购自药房多系陈者,或间有虫粪,宜水

淘数次,然后可用。柿霜饼,即柿霜熬成者,为柿霜白而净者甚少,故用其熬成饼者。然熬此饼时恒有掺以薄荷水者,其性即不纯良。遇阴虚汗多之证用之即有不宜,若果有白净柿霜尤胜于饼。

[医案]　一少年,因感冒懒于饮食,犹勤稼穑,枵腹力作,遂成痨嗽。过午发热,彻夜咳吐痰涎。医者因其年少,多用滋阴补肾之药,间有少加参、芪者。调治两月不效,饮食减少,痰涎转增,渐至不起,脉虚数兼有弦象,知其肺脾皆有伤损也。授以此方(珠玉二宝粥。编者注),俾一日两次服之,半月痊愈。

或问:脉现弦象,何以即知其脾肺伤损?答曰:脉虽分部位,而其大致实不分部位。今此证左右之脉皆弦,夫弦为肝脉,肝盛必然侮脾,因肝属木脾属土也。且五行之中,惟土可以包括四行,即脾气可以包括四脏。故六部脉中,皆以和缓为贵,以其饶有脾土之气也。今其脉不和缓而弦硬,其脾气受伤,不能包括四脏可知。又肺属金,所以镇肝木者也,故肺金清肃之气下行,肝木必不至恣横,即脉象不至于弦。今其脉既现如此弦象,则肺金受伤,不能镇肝木更可知也。(张锡纯《医学衷中参西录·治阴虚劳热方·珠玉二宝粥》)

(五)资生汤

[组成]　生山药一两　玄参五钱　于术三钱　生鸡内金捣碎,二钱　牛蒡子炒、捣,三钱

[功效]　健脾补气,滋阴养血。

[主治]　治痨瘵羸弱已甚,饮食减少,喘促咳嗽,身热脉虚数者。亦治女子血枯不月。

[加减]　热甚者,加生地黄五六钱。

地黄生用,其凉血退热之功,诚优于玄参。西人谓其中含铁质,人之血中,又实有铁锈。地黄之善退热者,不但以其能凉血滋阴,实有以铁补铁之妙,使血液充足,而蒸热自退也。又痨瘵之热,大抵因真阴亏损,相火不能潜藏。夫相火生于水脏之命门穴,

为阴中之火,方书谓之龙雷之火,犹两间之电气也。电之性喜缘铁传递,为地黄函有铁质,故又善引相火下行,安其故宅。《本经》列之上品,洵良药也。然必烧热过甚而始加之者,以此方原以健补脾胃为主,地黄虽系生用,经水火煎熬,其汁浆仍然黏泥,恐于脾胃有不宜也。至热甚者,其脾胃必不思饮食,用地黄退其热,则饮食可进,而转有辅助脾胃之效。

又瘀在经络者,亦可用前方资生汤加当归、丹参。(《医学衷中参西录·治阴虚劳热方·十全育真汤》)

[配伍] 如此汤用于术以健脾之阳,脾土健壮,自能助胃。山药以滋胃之阴,胃汁充足,自能纳食胃化食赖有酸汁。特是脾为统血之脏,《内经》谓"血生脾",盖谓脾系血液结成,故中多含血。西人亦谓脾中多回血管详见补络补管汤下,为血汇萃之所。此证因心思怫郁,心血不能调畅,脾中血管遂多闭塞,或如烂炙,或成丝膜,此脾病之由。而脾与胃相助为理,一气贯通,脏病不能助腑,亦即胃不能纳食之由也。鸡内金为鸡之脾胃,中有瓷、石、铜、铁,皆能消化,其善化有形郁积可知。且其性甚和平,兼有以脾胃补脾胃之妙。故能助健补脾胃之药,特立奇功,迥非他药所能及也。方中以此三味为不可挪移之品。

女子月信,若日久不见,其血海必有坚结之血。治此等证者,但知用破血通血之药,往往病犹未去,而人已先受其伤。鸡内金性甚和平,而善消有形郁积,服之既久,瘀血之坚结者,自然融化。矧此方与健脾滋阴之药同用,新血活泼滋长,生新自能化瘀也。

玄参《本经》谓其微寒,善治女子产乳余疾,且其味甘胜于苦,不至寒凉伤脾胃可知,故用之以去上焦之浮热,即以退周身之烧热;且其色黑多液,《本经》又谓能补肾气,故以治痨瘵之阴虚者尤宜也。

牛蒡子体滑气香,能润肺又能利肺,与山药、玄参并用,大能止嗽定喘,以成安肺之功,故加之以为佐使也。

[方论] 《易》有之"至哉坤元,万物资生",言土德能生万物也。人之脾胃属土,即一身之坤也,故亦能资生一身。脾胃健壮,

多能消化饮食,则全身自然健壮,何曾见有多饮多食,而病痨瘵者哉。《内经》阴阳别论曰:二阳之病发心脾,有不得隐曲,在女子为不月,其传为风消,其传为息贲者,死不治。夫病至于风消、息贲、痨瘵之病成矣。而名为二阳之病者,以其先不过阳明胃腑不能多纳饮食也,而原其饮食减少之故。曰发于心脾,原其发于心脾之故。曰有不得隐曲者何居?盖心为神明之府,有时心有隐曲,思想不得自遂,则心神怫郁,心血亦遂不能濡润脾土,以成过思伤脾之病。脾伤不能助胃消食,变化精液,以溉五脏,在男子已隐受其病,而尚无显征;在女子则显然有不月之病。此乃即女以征男也。至于传为风消,传为息贲,无论男女病证至此,人人共见,痨瘵已成,挽回实难,故曰不治。然医者以活人为心,病证之危险,虽至极点,犹当于无可挽回之中,尽心设法以挽回之。而其挽回之法,仍当遵二阳之病发心脾之旨。戒病者淡泊寡欲,以养其心,而复善于补助其脾胃,使饮食渐渐加多,其身体自渐渐复原。

[注意事项]　生山药,即坊间所鬻之干山药,而未经火炒者也。然此药坊间必炒熟,然后鬻之,以俗习所尚使然也。而此方若用炒熟山药,则分毫无效理详见一味薯蓣饮下。

于术色黄气香,乃浙江于潜所产之白术也。色黄则属土,气香则醒脾,其健补脾胃之功,迥异于寻常白术。今坊间鬻者,均名于术,而价值悬殊,其价之廉者,未必出于于潜。而但观其色黄气香,即其价值甚廉,用之亦有殊效,此以色味为重,不以道地为重也。且价廉则贫者可服,利济之功益善也。

[医案]

1. 虚损

民国二年,客居大名。治一室女,痨瘵年余,月信不见,羸弱不起。询方于愚,为拟此汤(资生汤。编者注)。连服数剂,饮食增多。身犹发热,加生地黄五钱,五六剂后热退,渐能起床,而腿疼不能行动。又加丹参、当归各三钱,服至十剂腿愈,月信亦见。

又言有白带甚剧,向忘言及。遂去丹参加生牡蛎六钱,又将于术加倍,连服十剂带证亦愈。遂将此方邮寄家中。

2. 喘证

邻村赵芝林病痨瘵数年不愈,经医不知凡几,服药皆无效。今春骤然咳嗽,喘促异常,饮食减少,脉甚虚数,投以资生汤十剂痊愈。(《医学衷中参西录·治阴虚劳热方》)

编者注:此案是张氏门人高如璧收到张氏在河北大名所治一痨瘵室女闭经用资生汤治愈的信函后,按图索骥所治案例。张锡纯以上两个医案评论说:"审斯则知此方治痨瘵,无论男女,服之皆有捷效也。"

三、阳 虚

(一)敦复汤

[组成] 野台参四钱 乌附子三钱 生山药五钱 补骨脂炒、捣,四钱 核桃仁三钱 萸肉去净核,四钱 茯苓钱半 生鸡内金捣细,钱半

[功效] 补肾健脾,益气温阳。

[主治] 治下焦元气虚惫,相火衰微,致肾弱不能作强《内经》云肾者作强之官,脾弱不能健运,或腰膝酸疼,或黎明泄泻,一切虚寒诸证。

[配伍] 拙拟敦复汤,原为补相火之专方,而方中以人参为君,与萸肉、茯苓并用,借其收敛下行之力,能大补肾中元气,元气既旺相火自生。又用乌附子、补骨脂之大热纯阳,直达下焦,以助相火之热力;核桃仁之温润多脂,峻补肾脏,以厚相火之基址。且附子与人参同用名参附汤,为回元阳之神丹,补骨脂与核桃仁并用名青娥丸,为助相火之妙品核桃仁属木,补骨脂属火,并用之,有木火相生之妙。又恐药性太热,于下焦真阴久而有碍,故又重用生山药,取其汁浆稠黏,能滋下焦真阴,其气味甘温,又能固下焦气化也。至于鸡内金,其健运脾胃之力,既能流通补药之滞,其收涩膀胱之力,又能逗留热药之性也。

[方论] 人身之热力,方书恒责重相火,而不知君火之热力,较相火尤胜。盖生育子女以相火为主,消化饮食以君火为主。君火发于心中,为阳中之火,其热下济,大能温暖脾胃,助其消化之力,此火一衰,脾胃消化之力顿减。若君火旺而相火衰者,其人仍能多饮多食,可享大寿,是知君火之热力,关于人身者甚大也。愚自临证实验以来,遇君火虚者不胜计,其人多廉于饮食,寒饮留滞为恙,投以辛热升补之剂,即随手奏效拙拟理饮汤为治是病的方。彼谓心脏恶热,用药惟宜寒凉者,犹是一偏之论。

[医案] 曾治一人,年二十余,嗜睡无节,即动作饮食之时,亦忽然昏倒鼾睡。诊其脉两尺洪滑有力,知其肾经实而且热也。遂用黄柏、知母各八钱,茯苓、泽泻各四钱,数剂而愈。是知人之资禀不齐:心脏多恶热,而亦有宜温补者;肾脏多恶寒,而亦有宜凉泻者。是在临证时细心与之消息,不可拘于成见也。欲明心火之热力,今又得一确实征验。

(二)服硫黄法

[组成] 硫黄

[功效] 温阳散寒。

[主治] 治一切阳分衰惫之病。

[配伍] 尝观葛稚川《肘后方》,首载扁鹊玉壶丹,系硫黄一味九转而成。治一切阳分衰惫之病。而其转法所需之物颇难备具,今人鲜有服者。愚临证实验以来,觉服制好之熟硫黄,犹不若径服生者其效更捷。盖硫黄制熟则力减,少服无效,多服又有燥渴之弊,服生硫黄少许,既有效而又无他弊也。十余年间,用生硫黄治愈沉寒锢冷之病不胜计。

盖硫黄原无毒,其毒也即其热也,使少服不令觉热,即于人分毫无损,故不用制熟即可服,更可常服也。且自古论硫黄者,莫不谓其功胜桂、附,惟径用生者系愚之创见,而实由自家徐徐尝验,确知其功效甚奇,又甚稳妥,然后敢以之治病。今邑中日服生硫黄者数百人,莫不饮食加多,身体强壮,皆愚为之引导也。

[医案]

1. 咳嗽

一妇人年五旬,上焦阳分虚损,寒饮留滞作嗽,心中怔忡,饮食减少,两腿畏寒,卧床不起者已二年矣。医者见其咳嗽怔忡,犹认为阴分虚损,复用熟地、阿胶诸滞泥之品,服之病益剧。后愚诊视,脉甚弦细,不足四至,投以拙拟理饮汤(白术四钱、干姜五钱、桂枝二钱、炙甘草二钱、茯苓片二钱、白芍二钱、橘红一钱半、川厚朴一钱半。服数剂后,饮虽开通,而气分若不足者,酌加生黄芪数钱。主治因心肺阳虚,致脾湿不升,胃郁不降,饮食不能运化精微,变为饮邪。编者注)加附子三钱,服七八日咳嗽见轻,饮食稍多,而仍不觉热,知其数载沉疴,非程功半载不能愈也。俾每日于两餐之前服生硫黄三分,体验加多,后服数月,其病果愈。

按:古方中硫黄皆用石硫黄,而今之硫黄皆出于石,其色黄而亮,砂粒甚大,且无臭气者即堪服食。且此物燃之虽气味甚烈,嚼之实无他味。无论病在上在下,皆宜食前嚼服,服后即以饭压之。若不能嚼服者,为末开水送服亦可,且其力最长,即一日服一次,其热亦可昼夜不歇。

2. 喘证

一叟年六十有一,频频咳吐痰涎,兼发喘逆。人皆以为痨疾,未有治法。诊其脉甚迟,不足三至,知其寒饮为恙也。投以拙拟理饮汤加人参、附子各四钱,喘与咳皆见轻而脉之迟仍旧。因思脉象如此,非草木之品所能挽回。俾服生硫黄少许,不觉温暖,则徐徐加多,两月之间,服生硫黄斤余,喘与咳皆愈,脉亦复常。

3. 呕吐

一人年十八九,常常呕吐涎沫,甚则吐食。诊其脉象甚迟濡,投以大热之剂毫不觉热,久服亦无效验。俾嚼服生硫黄如黄豆粒大,徐徐加多,以服后移时觉微温为度。后一日两次服,每服至二钱,始觉温暖。共服生硫黄四斤,病始除根。

4. 泄泻

一孺子三岁失乳。频频滑泻，米谷不化，瘦弱异常。俾嚼服生硫黄如绿豆粒大两块，当日滑泻即愈，又服数日，饮食加多，肌肉顿长。后服数月，严冬在外嬉戏，面有红光，亦不畏寒。

一数月孺子，乳汁不化，吐泻交作，常常啼号，日久羸瘦。其啼时蹙眉，似有腹疼之意。俾用生硫黄末三厘许，乳汁送服，数次而愈。

5. 水肿

一叟年近六旬，得水肿证。小便不利，周身皆肿，其脉甚沉细，自言素有疝气，下焦常觉寒凉。愚曰：欲去下焦之寒，非服硫黄不可。且其性善利水，施之火不胜水而成水肿者尤为对证。为开苓桂术甘汤加野台参三钱，威灵仙一钱，一日煎渣再服，皆送服生硫黄末二分。十日后，小便大利，肿消三分之二。下焦仍觉寒凉，遂停汤药单服硫黄试验，渐渐加多，一月共服生硫黄四两，周身肿尽消，下焦亦觉温暖。

6. 腿痛

一人年四十许，因受寒腿疼不能步履。投以温补宣通之剂，愈后，因食猪头 猪头咸寒与猪肉不同 反复甚剧，疼如刀刺，再服前药不效。俾每于饭前嚼服生硫黄如玉秫粒大，服后即以饭压之。试验加多，后每服至钱许，共服生硫黄二斤，其证始愈。（《医学衷中参西录·杂录·服硫黄法》）

(三)水晶桃

[组成]　核桃仁一斤　柿霜饼一斤

[用法]　先将核桃仁饭甑蒸熟，再与柿霜饼同装入瓷器内蒸之，融化为一，晾冷，随意服之。

[功效]　补肾温阳，润肺止咳。

[主治]　治肺肾两虚，或咳嗽，或喘逆，或腰膝酸疼，或四肢无力，以治孺子尤佳。

[配伍]　果之有核，犹人之有骨，是以骨亦名骸，其右旁皆从

亥也。肾主骨而为生育之本,果核之仁亦为生生之机。故凡果核之仁,具补益之性者,皆能补肾。核桃乃果核之最大者,其仁既多脂,味更香美,为食中佳品,性善补肾可知。柿霜色白入肺,而甘凉滑润,其甘也能益肺气,其凉也能清肺热,其滑也能利肺痰,其润也能滋肺燥,与核桃同用,肺肾同补,金水相生,虚者必易壮实。且食之又甚适口,饥时可随便服之,故以治小儿尤佳也。

[医案] 俗传治痨嗽方,秋分日取鲜莱菔十余枚去叶,自叶中心穿以鲜槐条,令槐条头透出根外,悬于茂盛树上满百日,至一百零一日取下。用时去槐条,将莱菔切片煮烂,调红砂糖服之,每服一枚,数服即愈。

按:莱菔色白入肺,槐条色黑入肾,如此作用,盖欲导引肺气归肾。其悬于茂盛树上者,因茂树之叶多吐氧气,莱菔借氧气酝酿,其补益之力必增也。悬之必满百日者,欲其饱经霜露,借金水之气,以补金水之脏也。

邑中孙姓叟,年近六旬,劳喘,百药不效,后得此方服之而愈。每岁多备此药,以赠劳喘者,服之愈者甚多六卷仙露饮后附有来函中载治嗽方,其第二方甚效,宜选用。(《医学衷中参西录·治阴虚劳热方·水晶桃》)

四、阴阳两虚

既济汤

[组成] 大熟地一两　萸肉去净核,一两　生山药六钱　生龙骨捣细,六钱　生牡蛎捣细,六钱　茯苓三钱　生杭芍三钱　乌附子一钱

[功效] 健脾补肾,阴阳并补。

[主治] 治大病后阴阳不相维系。阳欲上脱,或喘逆,或自汗,或目睛上窜,或心中摇摇如悬旌;阴欲下脱,或失精,或小便不禁,或大便滑泻。一切阴阳两虚,上热下凉之证。

[配伍] 或问:既济汤原为救脱之药,方中何以不用人参?

答曰:人参之性补而兼升,以治上脱,转有气高不返之虞。喻嘉言《寓意草》中论之甚详。惟与赭石同用,始能纳气归根。而证兼下脱者,赭石又不宜用,为不用赭石,所以不敢用人参。且阳之上脱也,皆因真阴虚损,不能潜藏元阳,阳气始无所系恋而上奔。故方中重用熟地、山药以峻补真阴,俾阴足自能潜阳。而佐以附子之辛热,原与元阳为同气,协同芍药之苦降《本经》味苦,自能引浮越之元阳下归其宅。更有萸肉、龙骨、牡蛎以收敛之,俾其阴阳固结,不但元阳不复上脱,而真阴亦永不下脱矣。

[**方论**]　或问:此方能治脱证宜矣,而并能治心疼者何也?答曰:凡人身内外有疼处,皆其气血瘀而不通。《本经》谓:山茱萸主心下邪气,寒热,温中,逐寒湿痹。是萸肉不但酸敛,而更善开通可知。李士材治肝虚作疼,萸肉与当归并用。

[**医案**]

1. 汗证

一人,年二十余,禀资素羸弱,又耽烟色,于秋初患疟,两旬始愈。一日大便滑泻数次,头面汗出如洗,精神颓惫,昏昏似睡。其脉上盛下虚,两寸摇摇,两尺欲无,数至七至。延医二人皆不疏方。愚后至为拟此汤(既济汤。编者注),一剂而醒,又服两剂遂复初。

2. 胸痹

友人张寿田沧州人,其子侄从愚学医,曾治一少年,素患心疼,发时昼夜号呼。医者屡投以消通之药,致大便滑泻,虚气连连下泄,汗出如洗,目睛上泛,心神惊悸,周身瞤动,须人手按,而心疼如故。延医数人皆不敢疏方。寿田投以此汤(既济汤。编者注),将方中萸肉倍作二两,连服两剂,诸病皆愈,心疼竟从此除根。(《医学衷中参西录·治阴虚劳热方·既济汤》)

五、气阴两虚

(一)来复汤

[**组成**]　萸肉去净核,二两　生龙骨捣细,一两　生牡蛎捣细,一

两　生杭芍六钱　　野台参四钱　　甘草蜜炙,二钱

[**用法**]　主治诸证若见一端,即宜急服。

[**功效**]　滋阴益气,收敛止汗。

[**主治**]　治寒温外感诸证,大病瘥后不能自复,寒热往来,虚汗淋漓;或但热不寒,汗出而热解,须臾又热又汗,目睛上窜,势危欲脱;或喘逆,或怔忡,或气虚不足以息。

[**医案**]

1. 感冒

一少年,素伤烟色,又感冒风寒,医者用表散药,数剂治愈。间日忽遍身冷汗,心怔忡异常,自言气息将断,急求为调治,诊其脉浮弱无根,左右皆然。愚曰:此证虽危易治,得黄肉数两,可保无虞。时当霖雨,药坊隔五里许,遣快骑冒雨急取净黄肉四两、人参五钱,先用黄肉二两,煎数沸急服之,心定汗止,气亦接续,又将人参切作小块,用所余黄肉,煎浓汤送下,病若失。

2. 汗证

一人,年二十余,于孟冬得伤寒证,调治十余日,表里皆解。忽遍身发热,顿饭顷,汗出淋漓,热顿解,须臾又热又汗。若是两昼夜,势近垂危,仓猝迎愚诊治。及至,见汗出浑身如洗,目上窜不露黑睛,左脉微细模糊,按之即无,此肝胆虚极,而元气欲脱也,盖肝胆虚者,其病象为寒热往来,此证之忽热忽汗,亦即寒热往来之意。急用净黄肉二两煎服,热与汗均愈其半,遂为拟此方(来复汤。编者注),服两剂而病若失。

一人,年四十八,大汗淋漓,数日不止,衾褥皆湿,势近垂危。询方于愚,俾用净黄肉二两,煎汤饮之,其汗遂止。翌晨迎愚诊视,其脉沉迟细弱,而右部之沉细尤甚,虽无大汗,遍体犹湿。疑其胸中大气下陷,询之果觉胸中气不上升,有类巨石相压。乃恍悟前此之汗,亦系大气陷后,卫气无所统摄而外泄之故。遂用生黄芪一两,黄肉、知母各三钱,一剂胸次豁然,汗亦尽止,又服数剂以善其后此案参看升陷汤后跋语方明。

3. 脱证

一人，年四十余，外感痰喘，愚为治愈，但脉浮力微，按之即无。愚曰：脉象无根，当服峻补之剂，以防意外之变。病家谓：病人从来不受补药，服之即发狂疾，峻补之药实不敢用。愚曰：既畏补药，如是备用亦可。病家依愚言。迟半日忽发喘逆，又似无气以息，汗出遍体，四肢逆冷，身躯后挺，危在顷刻。急用净萸肉四两，暴火煎一沸即饮下，汗与喘皆微止。

又添水再煎数沸饮下，病又见愈。后添水将原渣煎透饮下，遂汗止喘定，四肢之厥逆亦回。

4. 堕胎

一妊妇得霍乱证，吐泻约一昼夜，病稍退胎忽滑下。觉神气顿散，心摇摇似不能支持，求愚治疗。既至，则病势大革，殓服在身，已舁诸床，病家欲竟不诊视。愚曰：一息犹存，即可挽回。诊之，脉若有若无，气息奄奄，呼之不应。取药无及，适此舍翁，预购药两剂未服，亦系愚方，共有萸肉六钱，急拣出煎汤灌下，气息稍大，呼之能应。又取萸肉、生山药各二两，煎汤一大碗，徐徐温饮下，精神顿复。俾日用生山药末两余，煮粥服之，以善其后。

历观以上诸案，则萸肉救脱之功，较参、术、芪不更胜哉。盖萸肉之性，不独补肝也，凡人身之阴阳气血将散者，皆能敛之。故救脱之药，当以萸肉为第一。而《本经》载于中品，不与参、术、芪并列者，窃忆古书竹简韦编，易于错简，此或错简之误欤。

凡人元气之脱，皆脱在肝。故人虚极者，其肝风必先动，肝风动，即元气欲脱之兆也。又肝与胆脏腑相依，胆为少阳，有病主寒热往来；肝为厥阴，虚极亦为寒热往来，为有寒热，故多出汗。萸肉既能敛汗，又善补肝，是以肝虚极而元气将脱者服之最效。愚初试出此药之能力，以为一己之创见，及详观《神农本草经》山茱萸原主寒热，其所主之寒热，即肝经虚极之寒热往来也。特从前涉猎观之，忽不加察，且益叹《本经》之精当，实非后世本草所能及也。又《本经》谓山茱萸能逐寒湿痹,是以前方可用以治心腹疼痛。四卷曲直汤用以治肢体疼痛,为其味酸能敛。二卷中补络补管汤用之以治咳血吐血。再合以此方重用之,最善救脱敛汗。则山茱萸功用之妙,真令人不可思议矣。

5. 产后脱证

湖北张港崔兰亭君来函:"张港红十字会朱总办之儿媳,产后角弓反张,汗出如珠,六脉散乱无根,有将脱之象,迎为诊治。急用净萸肉二两,俾煎汤服之,一剂即愈。举家感谢云:'先生之方如此效验神速,真神医也。'愚应之曰:'此非我之功,乃著《衷中参西录》者之功也。'总办因作诗一首,托寄先生相谢,且以表扬先生之大德云。"(《医学衷中参西录·治阴虚劳热方·来复汤》)

(二)镇摄汤

[**组成**] 野台参五钱　生赭石轧细,五钱　生芡实五钱　生山药五钱　萸肉去净核,五钱　清半夏二钱　茯苓二钱

[**用法**] 服此汤数剂后脉见柔和,即病有转机,多服自愈。

[**功效**] 益气养阴,降逆平冲。

[**主治**] 治胸膈满闷,其脉大而弦,按之似有力,非真有力,此脾胃真气外泄,冲脉逆气上干之证。

[**加减**] 服药数剂后,满闷见轻,去芡实加白术二钱。

[**方论**] 脉之真有力者,皆有洪滑之象。洪者如波涛叠涌,势作起伏;滑者指下滑润,累累如贯珠。此脉象弦直,既无起伏之势,又无贯珠之形,虽大而有力,实非真有力之象。和缓者脾胃之正脉,弦长者肝胆之正脉。然脾胃属土,其脉象原宜包括金、木、水、火诸脏腑,故六部之脉皆有和缓,乃为正象。今其脉弦而有力,乃肝木横恣,侵侮脾土之象,故知其脾胃虚也。冲脉上隶阳明,故冲气与胃气原相贯通。今因胃气虚而不降,冲气即易于上干。此时脾胃气化不固,既有外越之势,冲气复上干而排挤之,而其势愈外越,故其脉又兼大也。

[**注意事项**]　慎勿作实证治之。若用开通之药,凶危立见。

[**医案**]

一媪,年过六旬,胸腹满闷,时觉有气自下上冲,饮食不能下行。其子为书贾,且知医。曾因卖书至愚书校,述其母病证,且言脉象大而弦硬。为拟此汤(镇摄汤。编者注),服一剂满闷即减,又服数剂痊愈。

一人,年近五旬,心中常常满闷,呕吐痰水。时觉有气起自下焦,上冲胃口。其脉弦硬而长,右部尤甚,此冲气上冲,并迫胃气上逆也。问其大便,言甚干燥。遂将方中(镇摄汤。编者注)赭石改作一两,又加知母、生牡蛎各五钱,厚朴、苏子各钱半,连服六剂痊愈。(张锡纯《医学衷中参西录·治阴虚劳热方·镇摄汤》)

第十二节　治腿痛方

(一)活络祛寒汤

[**组成**]　生黄芪五钱　当归四钱　丹参四钱　桂枝尖二钱　生杭芍三钱　生明乳香四钱　生明没药四钱　生姜三钱

[**功效**]　补气温经,活血止痛。

[**主治**]　治经络受寒,四肢发搐,妇女多有此证。

[**加减**]　寒甚者,加干姜三钱。

[**配伍**]　证寒在经络,不在脏腑。经络多行于肌肉之间,故用黄芪之温补肌肉者为君,俾其形体壮旺,自能胜邪。又佐以温经络、通经络诸药品,不但能祛寒,且能散风,此所谓血活风自去也。风寒既去,血脉活泼,其搐焉有不止者乎?(《医学衷中参西录·治气血郁滞肢体疼痛方·活络祛寒汤》)

(二)健运汤

[**组成**]　生黄芪六钱　野台参三钱　当归三钱　寸麦冬带心三钱　知母三钱　生明乳香三钱　生明没药三钱　莪术一钱　三棱

一钱

[用法]　此方减麦冬、知母三分之一,合数剂为一剂,轧细炼蜜为丸,名健运丸,治同前证。

[功效]　补气养血,活血止痛。

[主治]　治腿疼、臂疼因气虚者。亦治腰疼。

[方论]　从来治腿疼臂疼者,多责之风寒湿痹,或血瘀、气滞、痰涎凝滞。不知人身之气化壮旺流行,而周身痹者、瘀者、滞者,不治自愈,即偶有不愈,治之亦易为功也。

愚临证体验以来,知元气素盛之人,得此病者极少。故凡遇腿疼、臂疼,历久调治不愈者,补其元气以流通之,数载沉疴,亦可随手奏效也。

(三)曲直汤

[组成]　萸肉去净核,一两　知母六钱　生明乳香三钱　生明没药三钱　当归三钱　丹参三钱

[功效]　滋阴养血,活血止痛。

[主治]　治肝虚腿疼,左部脉微弱者。

[加减]　服药数剂后,左脉仍不起者,可加续断三钱,或更加生黄芪三钱,以助气分亦可。觉凉者,可减知母。

[配伍]　按:山茱萸得木气最厚,酸收之中,大具开通之力,以木性喜条达故也。《神农本草经》谓主寒湿痹,诸家本草多谓其能通利九窍,其性不但补肝,而兼能利通气血可知。若但视为收涩之品,则浅之乎视山茱萸矣。特是其核与肉之性相反,用者须加审慎,千万将核去净。乳香、没药不但流通经络之气血,诸凡脏腑中有气血凝滞,二药皆能流通之。医者但知其善入经络,用之以消疮疡,或外敷疮疡,而不知用之以调脏腑之气血,斯岂知乳香、没药者哉。

[方论]　脾虚可令人腿疼,前方已详其理,深于医学者大抵皆能知之。至肝虚可令人腿疼,方书罕言,即深于医学者,亦恒不知。

[医案]

1. 发热

安东友人刘仲友,年五十许。其左臂常觉发热,且有酸软之意。医者屡次投以凉剂,发热如故,转觉脾胃消化力减少。后愚诊之,右脉和平如常,左脉微弱,较差于右脉一倍。询其心中,不觉凉热。知其肝木之气虚弱,不能条畅敷荣,其中所寄之相火,郁于左臂之经络而作热也。遂治以曲直汤,加生黄芪八钱,佐萸肉以壮旺肝气黄芪补肝气之理详见前醒脾升陷汤下,赤芍药三钱,佐当归、丹参诸药以流通经络,服两剂,左脉即见起,又服十剂痊愈。

2. 腿痛

曾治一人,年三十许,当大怒之后,渐觉腿疼,日甚一日,两月后,卧床不能转侧。医者因其得之恼怒之余,皆用舒肝理气之药,病转加剧。后愚诊视,其左脉甚微弱,自言凡疼甚之处皆热。因恍悟《内经》谓"过怒则伤肝",所谓伤肝者,乃伤肝经之气血,非必郁肝经之气血也,气血伤则虚弱随之,故其脉象如斯也。其所以腿疼且觉热者,因肝主疏泄,中藏相火相火生于命门寄于肝胆,肝虚不能疏泄,相火即不能逍遥流行于周身,以致郁于经络之间,与气血凝滞而作热作疼,所以热剧之处,疼亦剧也。为制此汤(曲直汤。编者注),以萸肉补肝,以知母泻热,更以当归、乳香诸流通血气之药佐之,连服十剂,热愈疼止,步履如常。

奉天本溪湖煤铁公司科员王云生,年四十余,两胁下连腿作疼,其疼剧之时,有如锥刺,且尿道艰涩滴沥,不能成溜,每小便一次,须多半点钟,其脉亦右部如常,左部微弱。亦投以曲直汤,加生黄芪八钱,续断三钱,一剂其疼减半,小便亦觉顺利。再诊之,左脉较前有力。又按原方略为加减,连服二十余剂,胁与腿之疼皆愈,小便亦通利如常。盖两胁为肝之部位,肝气壮旺上达,自不下郁而作疼。至其小便亦通利者,因肾为二便之关,肝气既旺,自能为肾行气也古方书有肝行肾之气之语。(《医学衷中参西录·治气血郁滞肢体疼痛方·曲直汤》)

(四)振中汤

[组成] 于白术炒，六钱　当归身二钱　陈皮二钱　厚朴钱半　生明乳香钱半　生明没药钱半

[功效] 健脾理气，活血止痛。

[主治] 治腿疼、腰疼，饮食减少者。

[配伍] 盖此方重用白术以健补脾胃，脾胃健则气化自能旁达。且白术主风寒湿痹，《本经》原有明文，又辅以通活气血之药，不惟风寒湿痹开，而气血之痹而作疼者，亦自开也。

[医案] 一媪，年近七旬。陡然腿疼，不能行动，夜间疼不能寐。其家人迎愚调治，谓脉象有力，当是火郁作疼。及诊其脉，大而且弦，问其心中亦无热意。愚曰：此脉非有火之象，其大也，乃脾胃过虚，真气外泄也。其弦也，乃肝胆失和，木盛侮土也。治以振中汤(炒白术六钱、当归身二钱、陈皮二钱、厚朴钱半、生明乳香钱半、生明没药钱半。主治腿疼、腰疼，饮食减少者。编者注)，加人参、白芍、山萸肉去净核各数钱，补脾胃之虚，即以抑肝胆之盛，数剂而愈。

一室女腿疼，几不能步，治以拙拟健运汤而愈。次年旧病复发，又兼腰疼，再服前方不效。诊其脉，右关甚濡弱，询其饮食减少，为制此汤(曲直汤。编者注)，数剂，饮食加多，二十剂后，腰疼腿疼皆愈。(《医学衷中参西录·治气血郁滞肢体疼痛方·振中汤》)

第十三节　治疟疾方

加味小柴胡汤

[组成] 柴胡三钱　黄芩三钱　知母三钱　潞参三钱　鳖甲醋炙，三钱　清半夏二钱　常山酒炒，钱半　草果一钱　甘草一钱　酒曲三钱　生姜三钱　大枣擘开，两枚

[功效] 和解少阳，清热截疟。

[主治]　治久疟不愈,脉象弦而无力。

[加减]　疟初起者减潞参、鳖甲。热甚者,加生石膏五六钱或至一两。寒甚者,再加草果五分或至一钱。_{神曲皆发不好,故方中用酒曲。}

[配伍]　疟邪不专在少阳,而实以少阳为主,故其六脉恒露弦象。其先寒者,少阳之邪外与太阳并也。其后热者,少阳之邪内与阳明并也。故方中用柴胡以升少阳之邪,草果、生姜以祛太阳之寒,黄芩、知母以清阳明之热。又疟之成也,多挟痰、挟食,故用半夏、常山以豁痰,酒曲以消食也。用人参,因其疟久气虚,扶其正即所以逐邪外出。用鳖甲者,因疟久则胁下结有痞积_{方书名疟母实由肝脾胀大},消其痞积,然后能断疟根株。用甘草、大枣者,所以化常山之猛烈而服之不至瞑眩也。

[医案]

1. 疟病

或问:叶氏医案,其治疟之方,多不用柴胡。其门人又有相传之说,谓不宜用柴胡治疟。若误用之,实足偾事。其说果可信乎?答曰:叶氏当日声价甚高,疟原小疾,初起之时,鲜有延之诊治者。迨至疟久,而虚证歧出,恒有疟邪反轻,而他病转重,但将其病之重者治愈,而疟亦可随愈,此乃临证通变之法,非治疟之正法也。至于病在厥阴,亦有先寒后热,出汗少愈,形状类疟之证。此系肝气虚极将脱,若误认为疟,用柴胡升之,凶危立见。此当重用山萸肉,以敛而补之_{观来复汤后医案,自明其理},是以《本经》山茱萸亦主寒热也。叶氏门人所谓误用柴胡足偾事者,大抵指此类耳。

或问:叶氏治疟,遇其人阴虚燥热者,恒以青蒿代柴胡。后之论者,皆赞其用药,得化裁通变之妙。不知青蒿果可以代柴胡乎?答曰:疟邪伏于胁下两板油中,乃足少阳经之大都会。柴胡之力,能入其中,升提疟邪透膈上出,而青蒿无斯力也。若遇阴虚者,或热入于血分者,不妨多用滋阴凉血之药佐之。若遇燥热者,或热盛于气分者,不妨多用清燥散火之药佐之。

曾治一人,疟间日一发,热时若燔,即不发疟之日,亦觉心中发热,舌燥口干,脉象弦长凡疟脉皆弦重按甚实,知其阳明火盛也。投以大剂白虎汤,加柴胡三钱。服后顿觉心中清爽,翌晨疟即未发。又煎前剂之半,加生姜三钱,服之而愈。

2. 温病

又尝治一人得温病,热入阳明之腑,舌苔黄厚,脉象洪长,又间日一作寒热,此温而兼疟也。然其人素有鸦片嗜好,病虽实,而身体素虚。投以拙拟白虎加人参以麦冬代知母山药代粳米汤在第六卷,亦少加柴胡,两剂而愈。

或问:太阳主皮肤,阳明主肌肉,少阳介于皮肤肌肉之间,故可外与太阳并,内与阳明并。今言疟邪伏于胁下两板油中,则在阳明之里矣,又何能外与太阳并,内与阳明并?答曰:此段理解,至精至奥,千古未发。今因子问,愚特详悉言之。人身十二经,手足各六。其他手足同名之经,原各有界限。独少阳经,《内经》谓之游部。所谓游部者,其手足二经,一脉贯通,自手至足,自足至手,气化游行,而毫无滞碍也。故方书论三阳之次第,外太阳,其内少阳,又其内阳明。是少阳在太阳之内,阳明之外也。此指手少阳而言,乃肥肉、瘦肉中间之脂膜,以三焦为腑者也。至其传经之先后,即由太阳而阳明,由阳明而少阳。是少阳不惟在太阳之内,并在阳明之内也。此指足少阳而言,即两胁下之板油,以胆为腑者也。疟邪伏于其中,其初发也,由板油而达三焦,由三焦而及肥肉、瘦肉间之脂膜,遂可与太阳相并,而为表寒之证。此太阳指太阳之经而言,非指腑也。迨至疟邪不能外出,郁而生热,其热由肌肉而内陷,缘三焦直达于胃三焦即膜油,原与胃相连,遂可与阳明相并而成里热之证。此指阳明之腑而言胃为阳明之腑,非指经也。若但认为阳明之经相并,其热惟在于肌肉间,何以疟当热时,脉现洪实,不但周身发热,胃中亦觉大热,而嗜饮凉水乎。盖古籍立言简括,经腑未尝指明,后世方书,又不明少阳为游部之理,而分手足少阳为二经,是以对于此等处,未有一显明发挥者。

西人治疟,恒用鸡纳霜,于未发疟之日,午间、晚间各服半瓦,白糖水送下。至翌晨又如此服一次,其疟即愈。

按:鸡纳霜,系用鸡纳树皮熬炼成霜。其树生于南美洲,其皮有红者、黄者、金黄者。炼霜以其皮金黄者为上,故又称金鸡纳霜。此药又名规尼涅,若制以硫酸,名硫酸规尼涅,制以盐酸,名盐酸规尼涅,性皆凉,而盐酸者较尤凉。若治疟,宜用盐酸者,省文曰盐规。为其为树皮之液炼成,故能入三焦外达腠理而发汗_腠理系皮里之膜亦属少阳,方书有谓系肥肉瘦肉中间之膜者非是。为三焦为手少阳之腑,原与足少阳一脉贯通,故又能入胁下板油之中,搜剔疟邪之根蒂也。治疟便方,有单用密陀僧者,然其药制之不能如法,轻率服之,实与性命有关。

《医话稿》曾载有医案可考也,即制之如法服之为行险之道。(《医学衷中参西录·治疟疾方·加味小柴胡汤》)

第十四节　治霍乱方

(一)急救回生丹

[**组成**]　朱砂_{顶高者,一钱五分}　冰片_{三分}　薄荷冰_{二分}　粉甘草_{细末,一钱}

[**用法**]　上药四味共研细,分作三次服,开水送下,约半点钟服一次。若吐剧者,宜于甫吐后急服之。若于将吐时服之,恐药未暇展布即吐出。服后温覆得汗即愈。服一次即得汗者,后二次仍宜服之。若服完一剂未痊愈者,可接续再服一剂。若其吐泻已久,气息奄奄有将脱之势,但服此药恐不能挽回,宜接服后急救回阳汤_{方在后}。

[**功效**]　清解毒邪。

[**主治**]　治霍乱吐泻转筋,诸般痧证暴病,头目眩晕,咽喉肿疼,赤痢腹疼,急性淋证。

[**配伍**]　霍乱之证多发于秋际者,因此毒气酿成多在夏令。

人当暑热之时,周身时时有汗,此毒之伏于三焦者,犹得随汗些些外出。迫至秋凉汗闭,其毒不得外出,是以蓄极而动,乘脾胃之虚而内攻也。故治此症者,当以解毒之药为主,以助心活血之药为佐,以调阴阳奠中土之药为使。爰拟方于下,名之曰急救回生丹。朱砂顶高者一钱五分。此药为水银、硫黄二原质合成。此二原质皆善消毒菌,化合为朱砂,又色赤入心,能解心中窜入之毒,且又重坠,善止呕吐,俾服药后不致吐出。冰片三分。真好冰片,出于杉树及加尔普斯科树,其次者,系樟脑炼成。此方中冰片,宜用樟脑炼成者。因樟脑之性,原善振兴心脏,通活周身血脉,尤善消除毒菌。特其味稍劣,炼之为冰片,味较清馥。且经炼,而其力又易上升至脑,以清脑中之毒也。薄荷冰二分。此药善解虎列拉之毒,西人屡发明之。且其味辛烈香窜,无窍不通,无微不至,周身之毒皆能扫除。矧与冰片,又同具发表之性,服之能作汗解,使内蕴之邪由汗透出。且与冰片皆性热用凉,无论症之因凉因热,投之咸宜也西药房名薄荷冰为薄荷脑。粉甘草细末一钱。此药最善解毒,又能调和中宫,以止吐泻。且又能调和冰片、薄荷冰之气味,使人服之不致过于苛辣也。

　　[医案]　己未秋,奉天霍乱盛行。时愚在奉天立达医院,拟得此方,用之甚效。适值警务处长莲波王君,任防疫总办,问愚有何良方救此危险之证,因语以此方。王君言,若药坊间配制恐不如法,即烦院中为制三十剂,分于四路防疫所。若果效时,后再多制。愚遂亲自监视,精制三十剂付之。翌日来信言,药甚效验,又俾制五十剂。又翌日来信言,此药效验异常,又俾制一百二十剂。愚方喜此药可以广传救人疾苦,孰意翌日自京都购得周氏回生丹到,此药即停止矣。因思自古治霍乱无必效之方,此方既如此效验,若不自我传遍寰区,恐难告无罪于同胞。遂将霍乱之病由与治法及用法之意,详书一纸,登诸报章。又将登报之文,寄于直隶故城县知事友人袁霖普,而袁君果能用方救人若干,推行遍于直隶,山东诸州县。

[**附记**]　直隶故城县袁霖普来函,论急救回生丹之效果。

寿甫仁兄雅鉴:前次寄来急救回生丹方,不知何以斟酌尽善。初故城闹疫,按方施药六十剂,皆随手辄效。后故城外镇郑家口闹疫,又施药二百剂,又莫不全活。继遂将其方刷印数百张,直隶百余县,山东数十县,每县署寄去一张。目下又呈明省长登北洋公报矣。锡类推仁,我兄之功德真无量哉。(《医学衷中参西录·治霍乱方·急救回生丹》)

(二)卫生防疫宝丹

[**组成**]　粉甘草_{细末,十两}　细辛_{细末,两半}　香白芷_{细末,一两}　薄荷冰_{细末,四钱}　冰片_{细末,二钱}　朱砂_{细末,三两}

[**用法**]　先将前五味和匀,用水为丸如桐子大,晾干不宜日晒。再用朱砂为衣,勿令余剩。装以布袋,杂以琉珠,来往撞荡,务令光滑坚实。如此日久,可不走气味。若治霍乱证,宜服八十丸,开水送服。余证宜服四五十丸。服后均宜温覆取微汗。若平素含化以防疫疠,自一丸至四五丸皆可。

[**功效**]　芳香辟秽,清热解毒。

[**主治**]　治霍乱吐泻转筋,下痢腹疼,及一切痧症。平素口含化服,能防一切疠疫传染。

此药又善治头疼、牙疼_{含化},心下、胁下及周身关节经络作疼,气郁、痰郁、食郁、呃逆、呕哕。醒脑养神,在上能清,在下能温,种种利益,不能悉数。

[**医案**]

奉天抚顺县瓢尔屯,煤矿经理尚席珍君来函,论卫生防疫宝丹之效果。

寿甫仁兄伟鉴:向在院中带来卫生防疫宝丹(甘草十两、细辛一两半、白芷一两、薄荷冰四钱、冰片二钱、朱砂三两。主治霍乱吐泻转筋,下痢腹痛,及一切痧症。平素口含化服,能防一切疠疫传染。编者注)二百包,原备矿上工人之用,后值霍乱发生,有工人病者按原数服药四十丸,病愈强半,又急续服四十丸,遂脱然痊愈。后有病者数人,皆服药八十丸。中有至剧者一人,一次服药一百二十丸,均完全治愈。近处有此证者,争来购求此药,亦服之皆愈。一方呼为神丹,二百包倏忽告尽。乞于邮便再为寄数百包来,以救生命,是所切盼。

直隶故城县知事袁霖普君来函,论卫生防疫宝丹之效果。

寿甫仁兄道鉴:前接卫生防疫宝丹方,弟照方配制,不料时疫盛行,各县染此病者,伤人甚伙,弟除传布各县各乡之外,前后已配药六大料,救活病人已及千矣。刻又陈请省长、警务处长,登之北洋公报,使各县皆得知之。人之欲善,谁不如我,倘各县均肯舍药,则救人无算矣。弟虽费钱不少,然私心窃慰,愈征我兄为救世之人,非偶然也。翘首北望,不胜欣颂,兼为群黎致谢焉。

按:此二方,后方较前方多温药两味。前方性微凉,后方则凉热平均矣。用者斟酌于病因,凉热之间,分途施治可也。后方若临证急用,不暇为丸,可制为散,每服一钱,效更速。(《医学衷中参西录·治霍乱方·卫生防疫宝丹》)

(三)急救回阳汤

[**组成**] 潞党参八钱 生山药一两 生杭芍五钱 山萸肉去净核,八钱 炙甘草三钱 赭石研细,四钱 朱砂研细,五分

[**用法**] 先用童便半盅炖热,送下朱砂,继服汤药。

[**功效**] 补气养阴,镇心安神。

[**主治**] 治霍乱吐泻已极,精神昏昏,气息奄奄,至危之候。

[**配伍**] 以上二方,皆为治霍乱之要药矣。然彼以祛邪为主,此以扶正为主。诚以得此证者,往往因治不如法,致日夜吐泻不已,虚极将脱,危在目前。病势至此,其从前之因凉因热皆不暇深究。惟急宜重用人参以回阳,山药、芍药以滋阴,山萸肉以敛肝气之脱此证吐泻之始,肝木助邪侮土,吐泻之极而肝气转先脱,炙甘草以和中气之漓,此急救回阳汤所以必需也。用赭石者,不但取其能止呕吐,俾所服之药不致吐出,诚以吐泻已久,阴阳将离,赭石色赤入心,能协同人参,助心气下降。而方中山药,又能温固下焦,

滋补真阴,协同人参以回肾气之下趋,使之上行也。用朱砂且又送以童便者,又以此时百脉闭塞,系心脏为毒气所伤,将熄其鼓动之机,故用朱砂直入心以解毒,又引以童便使毒气从尿道泻出,而童便之性又能启发肾中之阳上达,以应心脏也。是此汤为回阳之剂,实则交心肾和阴阳之剂也。服此汤后,若身温脉出,觉心中发热有烦躁之意者,宜急滋其阴分,若玄参、生芍药之类,加甘草以和之,煎一大剂,分数次温饮下。此《伤寒论》太阳篇,先用甘草干姜汤继用甘草芍药汤之法也。

[方论]　陆九芝曰:霍乱一证,有寒有热,热者居其九寒者居其一。凡由高楼大厦,乘凉饮冷而得之者,仲景则有理中、四逆诸方,后世亦有浆水、大顺、复元、冷香饮子诸方。病多属寒,药则皆宜热。若夫春分以后,秋分以前,少阳相火、少阴君火、太阴湿土三气合行其令。天之热气则下降,地之湿气则上腾,人在气交之中,清气在阴,浊气在阳,阴阳反戾,清浊相干,气乱于中,而上吐下泻。治此者,宜和阴阳,分清浊,以定其乱,乱定即无不愈。此则病非寒也,而亦非尽用寒药也。即如薷藿、平陈、胃苓等汤习用之剂,亦皆温通,特不用姜、附、丁、萸之大辛大热者耳。又有不吐不泻而挥霍撩乱者,则多得之饱食之后。凡夏月猝然冒暑,惟食填太阴,亦曰饱食填息。此证为病最速,为祸最酷,而人多忽之。即有知者,亦仅以停食为言,绝不信其为闭证之急者。闭则手足肢冷,六脉俱伏,甚则喜近烈日。此乃邪闭而气道不宣,其畏寒也,正其热之甚也。此等证,只欠一吐法耳。自吐法之不讲,本属一吐即愈之病,而竟不知用也。此外更有四肢厥逆,甚至周身如冰,而竟不恶寒,反有恶热者。此更是内真热,外假寒,即厥阴中热深厥深之象。岂独不可用四逆、理中,即姜汤米饮及五苓散中之桂枝,亦不可用。而且宜苦寒之剂,佐以挑痧刮痧等法,刺出其恶血以泄热毒者。同治壬戌,江苏沪渎,时疫盛行,绵延而至癸亥。余尝以石膏、芩、连,清而愈之者,则暑湿热之霍乱也。以凉水调胆矾吐而愈之者,则饱食填息之霍乱也。其肢皆冷,而其脉

皆伏，维时大医，竞用丁、萸、桂、附，日误数人，而竟不知改图，岂不深可惜哉。上所录二则，皆于霍乱之证有所发明，故详志之，以备采择。

[医案] 门人高如璧，曾治一少妇。吐泻一昼夜，甚是困惫，浓煎人参汤，送服益元散（滑石、甘草、朱砂。编者注）而愈。盖独参汤能回阳，益元散能滋阴，又能和中滑石、甘草能和中以止吐泻解毒甘草、朱砂能解毒，且可引毒气自小便出，是以应手奏效。此亦拙拟急救回阳汤（潞党参八钱、生山药一两、生杭芍五钱、山萸肉八钱、炙甘草三钱、赭石研细四钱、朱砂研细五分。先用童便半盅炖热，送下朱砂，继服汤药。主治霍乱吐泻已极，精神昏昏，气息奄奄，至危之候。编者注）之意也。

此证之转筋者，多因吐泻不已，肝木乘脾气之虚而侮土。故方书治转筋多用木瓜，以其酸能敛肝，即所以平肝也。然平肝之药，不必定用木瓜。壬寅秋际，霍乱流行，曾单用羚羊角三钱治愈数人。因羚羊角善解热毒，又为平肝之妙药也。又曾有一人，向愚询治泄泻之方，告以酸石榴连皮捣烂，煎汤服之。后值霍乱发生，其人用其方治霍乱初起之泄泻者，服之泻愈，而霍乱亦愈。由是观之，石榴亦为敛肝之要药，而敛肝之法，又实为治霍乱之要着也。（《医学衷中参西录·治霍乱方·急救回阳汤》）

第二章　妇科方剂

一、月经病

(一)安冲汤

[组成]　白术炒,六钱　生黄芪六钱　生龙骨捣细,六钱　生牡蛎捣细,六钱　大生地六钱　生杭芍三钱　海螵蛸捣细,四钱　茜草三钱　川续断四钱

[功效]　益气养阴,固冲止崩。

[主治]　治妇女经水行时多而且久,过期不止或不时漏下。

[配伍]　干臣疑而问曰:茜草、螵蛸治此证如此效验,前医何为去之？答曰:彼但知茜草、螵蛸能通经血,而未见《内经》用此二药雀卵为丸,鲍鱼汤送下,治伤肝之病,时时前后血也。故于经血过多之证,即不敢用。不知二药大能固涩下焦,为治崩之主药也。海螵蛸为乌贼鱼骨,其鱼常口中吐墨,水为之黑,故能补益肾经,而助其闭藏之用。

[医案]

1. 月经淋漓不断

一妇人,年三十余。夫妻反目,恼怒之余,经行不止,且又甚多。医者用十灰散加减,连服四剂不效。后愚诊视,其右脉弱而且濡。询其饮食多寡,言分毫不敢多食,多即泄泻。遂投以此汤(安冲汤。编者注),去黄芪,将白术改用一两。一剂血止,而泻亦愈。又服一剂,以善其后。

友人刘干臣其长郎妇,经水行时,多而且久,淋漓八九日始

断。数日又复如故。医治月余,初稍见轻,继又不愈。延愚诊视,观所服方,即此安冲汤,去茜草、螵蛸。遂仍将二药加入,一剂即愈。又服一剂,永不反复。

友人孙荫轩夫人,曾患此证(指月经淋漓不断。编者注)甚剧。荫轩用微火将海螵蛸煨至半黑半黄为末,用鹿角胶化水送服,一次即愈,其性之收涩可知。茜草一名地血,可以染绛,《内经》名茹芦,即茹芦根也。蒲留仙《聊斋志异》载,有人欲乌其须,或戏授以茜草细末,其须竟成紫髯,洗之不去。其性之收涩,亦可知也。干臣又问曰:二药既收涩若此,而又能通经络者何也?答曰:螵蛸可以磋物,故能消瘀。茜草色赤似血,故能活血。且天下妙药,大抵令人难测,如桂枝能升元气,又能降逆气,山萸肉能固脱,又能通利九窍。凡若此者,皆天生使独,而不可以气味形色推求者也。曾游东海之滨,见海岸茜草蕃生。其地适有膈上瘀血者,俾剖取茜草鲜根,煮汁,日日饮之,半月而愈。

2. 崩漏

一妇人,年二十余。小产后数日,恶露已尽,至七八日,忽又下血。延医服药,二十余日不止。诊其脉洪滑有力,心中热而且渴。疑其夹杂外感,询之身不觉热,又疑其血热妄行,遂将方中生地改用一两,又加知母一两,服后血不止,而热渴亦如故。因思此证,实兼外感无疑。遂改用白虎加人参汤以山药代粳米。方中石膏重用生者三两。煎汤两盅,分两次温饮下。外感之火遂消,血亦见止。仍与安冲汤,一剂遂痊愈。又服数剂,以善其后。(《医学衷中参西录·治女科方·安冲汤》)

(二)理冲汤

[组成] 生黄芪三钱　党参二钱　于术二钱　生山药五钱 天花粉四钱　知母四钱　三棱三钱　莪术三钱　生鸡内金黄者,三钱

[用法] 用水三盅,煎至将成,加好醋少许,滚数沸服。服此汤十余剂后,虚证自退,三十剂后,瘀血可尽消。

[功效] 益气健脾,活血消积。

[**主治**] 治妇女经闭不行,或产后恶露不尽,结为癥瘕。以致阴虚作热,阳虚作冷,食少劳嗽,虚证沓来。

亦治室女月闭血枯。并治男子痨瘵,一切脏腑癥瘕、积聚、气郁、脾弱、满闷、痞胀、不能饮食。

[**加减**] 服之觉闷者,减去于术。觉气弱者,减三棱、莪术各一钱。泻者,以白芍代知母,于术改用四钱。热者,加生地、天冬各数钱。凉者,知母、花粉各减半,或皆不用。凉甚者,加肉桂搗細冲服、乌附子各二钱。瘀血坚甚者,加生水蛭不用炙二钱。若其人坚壮无他病,惟用以消癥瘕积聚者,宜去山药。若病人身体羸弱,脉象虚数者,去三棱、莪术,将鸡内金改用四钱,因此药能化瘀血,又不伤气分也。迨气血渐壮,瘀血未尽消者,再用三棱、莪术未晚。若男子痨瘵,三棱、莪术亦宜少用,或用鸡内金代之亦可。

[**配伍**] 初拟此方时,原专治产后瘀血成癥瘕,后以治室女月闭血枯亦效,又间用以治男子痨瘵亦效验,大有开胃进食,扶羸起衰之功。《内经》有四乌贼骨一蘆茹丸,原是男女并治,为调血补虚之良方。此方窃师《内经》之意也。

从来医者调气行血,习用香附,而不习用三棱、莪术。盖以其能破癥瘕,遂疑其过于猛烈。而不知能破癥瘕者,三棱、莪术之良能,非二药之性烈于香附也。愚精心考验多年,凡习用之药,皆确知其性情能力。若论耗散气血,香附犹甚于三棱、莪术。若论消磨癥瘕,十倍香附亦不及三棱、莪术也。且此方中,用三棱、莪术以消冲中瘀血,而即用参、芪诸药,以保护气血,则瘀血去而气血不至伤损。且参、芪能补气,得三棱、莪术以流通之,则补而不滞,而元气愈旺。元气既旺,愈能鼓舞三棱、莪术之力以消癥瘕,此其所以效也。

[**方论**] 人之脏腑,一气贯通,若营垒连络,互为犄角。一处受攻,则他处可为之救应。故用药攻病,宜确审病根结聚之处,用对证之药一二味,专攻其处。即其处气血偶有伤损,他脏腑气血犹可为之输将贯注。亦犹相连营垒之相救应也。又加补药以为

之佐使,是以邪去正气无伤损。世俗医者,不知此理,见有专确攻病之方,若拙拟理冲汤者,初不审方中用意何如,君臣佐使何如,但见方中有三棱、莪术,即望而生畏,不敢试用。自流俗观之,亦似慎重,及观其临证调方,漫不知病根结于何处,惟是混开混破。恒集若香附、木香、陈皮、砂仁、枳壳、厚朴、延胡、灵脂诸药,或十余味或数十味为一方。服之令人脏腑之气皆乱,常有病本可治,服此等药数十剂而竟至不治者。更或见有浮火虚热,而加芩、栀、蒌实之属,则开破与寒凉并用,虽脾胃坚壮者,亦断不能久服,此其贻害尤甚也。愚目击此等方,莫不直指其差谬,闻者转以愚好诋毁医辈,岂知愚心之愤惋,有不能自已者哉。

[注意事项] 室女与妇人未产育者,若用此方,三棱、莪术宜斟酌少用,减知母之半,加生地黄数钱,以濡血分之枯。若其人血分虽瘀,而未见癥瘕,或月信犹未闭者,虽在已产育之妇人,亦少用三棱、莪术。

[医案]

1. 癥瘕

奉天省议员孙益三之夫人,年四十许。自幼时有癥瘕结于下脘,历二十余年。癥瘕之积,竟至满腹,常常作疼,心中怔忡,不能饮食,求为诊治。因思此证,久而且剧,非轻剂所能疗。幸脉有根柢,犹可调治。遂投以理冲汤,加水蛭三钱。恐开破之力太过,参、芪又各加一钱,又加天冬三钱,以解参、芪之热。数剂后,遂能进食。服至四十余剂,下瘀积若干,癥瘕消有强半。

益三,柳河人,因有事与夫人还籍,药遂停止。阅一载,腹中之积,又将复旧,复来院求为诊治。仍照前方加减,俾其补破凉热之间,与病体适宜。仍服四十余剂,积下数块。又继服三十余剂,瘀积大下。其中或片或块且有膜甚厚,若胞形。此时身体觉弱,而腹中甚松畅。恐瘀犹未净,又调以补正活血之药,以善其后。

隔数月,益三又介绍其同邑友人王尊三之夫人,来院求为治癥瘕。自言瘀积十九年矣,满腹皆系硬块。亦治以理冲汤,为其平素气虚,将方中参芪加重,三棱、莪术减半。服数剂,饮食增加,将三棱、莪术渐增至原定分量。又服数剂,气力较壮,又加水蛭二钱、蟅虫俗名红娘十枚。又服二十余剂,届行经之期,随经下紫黑血块若干,病愈其半。又继服三十剂,届经期,瘀血遂大下,满腹积块皆消。又俾服生新化瘀之药,以善其后。

一妇人,年三十余。癥瘕起于少腹,渐长而上。其当年长者稍软,隔年即硬如石。七年之间,上至心口,旁塞两肋,饮食减少,时觉昏愦;剧时昏睡一昼夜,不饮不食。屡次服药竟分毫无效。后愚为诊视,脉虽虚弱,至数不数,许为治愈,授以此方。病人自揣其病,断无可治之理,竟置不服。次年病益进,昏睡四日不醒。愚用药救醒之,遂恳切告之曰:去岁若用愚方,病愈已久,何至危困若斯。然此病尚可为,甚勿再迟延也,仍为开前方(理冲汤。编者注)。病人喜,信愚言,连服三十余剂,磊块皆消。惟最初所结之病根,大如核桃之巨者尚在。又加生水蛭不宜炙一钱,服数剂痊愈。

2. 痞满

一媪,年六旬。气弱而且郁,心腹满闷,不能饮食,一日所进谷食,不过两许,如此已月余矣。愚诊视之,其脉甚微细,犹喜至数调匀,知其可治。遂用此汤(理冲汤。编者注),将三棱、莪术各减一钱,连服数剂,即能进饮食。又服数剂,病遂痊愈。(《医学衷中参西录·治女科方·理冲汤》)

(三)理冲丸

[组成]　水蛭不用炙,一两　生黄芪一两半　生三棱五钱　生莪术五钱　当归六钱　知母六钱　生桃仁带皮尖,六钱

[用法]　上药七味,共为细末,炼蜜为丸,桐子大,开水送服二钱,早晚各一次。

[功效]　益气养血,活血消积。

[主治]　主治经闭、或产后恶露不尽结为癥瘕、痃瘕、癥瘕、积聚、气郁、脾弱、满闷、痞胀。

[**配伍**]　仲景抵当汤、大黄䗪虫丸、百劳丸,皆用水蛭,而后世畏其性猛,鲜有用者,是未知水蛭之性也。《本经》曰:水蛭气味咸平无毒,主逐恶血、瘀血、月闭,破癥瘕、积聚、无子、利水道。徐灵胎注云:凡人身瘀血方阻,尚有生气者易治,阻之久则生气全消而难治。盖血既离经,与正气全不相属,投之轻药,则拒而不纳,药过峻,又转能伤未败之血,故治之极难。水蛭最善食人之血,而性又迟缓善入。迟缓则生血不伤,善入则坚积易破,借其力以消既久之滞,自有利而无害也。观《本经》之文与徐氏之注,则水蛭功用之妙,为何如哉。特是徐氏所谓迟缓善入者,人多不解其理。盖水蛭行于水中,原甚迟缓。其在生血之中,犹水中也,故生血不伤也。着人肌肉,即紧贴善入。其遇坚积之处,犹肌肉也,故坚积易消也。

水蛭破瘀血,而不伤新血,徐氏之论确矣。不但此也,凡破血之药,多伤气分,惟水蛭味咸专入血分,于气分丝毫无损。且服后腹不觉疼,并不觉开破,而瘀血默消于无形,真良药也。愚治妇女月闭癥瘕之证,其脉不虚弱者,恒但用水蛭轧细,开水送服一钱,日两次。虽数年瘀血坚结,一月可以尽消。

水蛭、虻虫皆为破瘀血之品。然愚尝单用以实验之,虻虫无效,而水蛭有效。以常理论之,凡食血之物,皆能破血。然虻虫之食血以嘴,水蛭之食血以身。其身与他物紧贴,即能吮他物之血。故其破瘀血之功独优。至破瘀血而不伤新血者,徐氏之注详矣,而犹有剩义。盖此物味咸气腐,与瘀血气味相近,有同气相求之妙。至新血虽亦味咸,却无腐气,且其质流通似水。水蛭之力,在新血之中,若随水荡漾而毫无着力之处,故不能伤新血也。

《本经》水蛭文中"无子"二字,原接上文主字,一气读下,言能主治妇人无子也。盖无子之病,多因血瘀冲中,水蛭善消冲中瘀血,故能治之。而不善读《本经》者,恒多误解。友人韩厘廷治一少妇,月信不通,曾用水蛭。后有医者谓,妇人服过水蛭,即终身不育,病家甚是懊悔。后厘廷闻知,向愚述之。愚曰:水蛭主治妇人无子,《本经》原有明文,何医者之昧昧也。后其妇数月即孕,至期举一男,甚胖壮。

近世方书,多谓水蛭必须炙透方可用,不然则在人腹中,能生殖若干水蛭害人,诚属无稽之谈。曾治一妇人,经血调和,竟不产育。细询之,少腹有癥瘕一块。遂单用水蛭一两,香油炙透,为末。每服五分,日两次,服完无效。后改用生者,如前服法。一两犹未服完,癥瘕尽消,逾年即生男矣。此后屡用生者,治愈多人,亦未有贻害于病愈后者。

或何:同一水蛭也,炙用与生用,其功效何如此悬殊? 答曰:此物生于水中,而色黑水色味咸水味气腐水气,原得水之精气而生。炙之则伤水之精气,故用之无效。水族之性,如龙骨、牡蛎、龟板大抵皆然。故王洪绪《外科证治全生集》谓用龙骨者,宜悬于井中,经宿而后用之,其忌火可知,而在水蛭为尤甚。特是水蛭不炙,为末甚难,若轧之不细,晒干再轧或纸包置炉台上令干亦可。此须亲自检点,若委之药坊,至轧不细时,必须火焙矣。西人治火热肿疼,用活水蛭数条,置患处,覆以玻璃杯,使吮人毒血,亦良法也。

方中桃仁不去皮尖者,以其皮赤能入血分,尖乃生发之机,又善通气分。杨玉衡《寒温条辨》曾有斯说。愚疑其有毒,未敢遽信。遂将带皮生桃仁,嚼服一钱,心中安然,以后始敢连皮尖用之。至于不炒用,而生用者,凡果中之仁,皆含生发之气,原可借之以流通既败之血也。徐氏《本经百种录》曰:桃得三月春和之气以生,而花鲜明似血,故凡血瘀、血枯之疾,不能调和畅达者,此能入于其中而和之、散之。然其生血之功少,而去瘀之功多者,盖桃核本非血类,实不能有所补益。若癥瘕皆已败之血,非生气不能流通,桃之生气在于仁,而味苦又能开泄,故能逐旧而不伤新也。夫既借其生气以流通气血,不宜炒用可知也。若入丸剂,蒸熟用之亦可。

[**注意事项**]　桃仁用时须细心检点,或说给病家检点,恐药

坊间以带皮之生杏仁伪充,则有毒不可服矣。

(四)资生通脉汤

[组成]　白术炒,三钱　生怀山药一两　生鸡内金黄色的,二钱　龙眼肉六钱　山萸肉去净核,四钱　枸杞果四钱　玄参三钱　生杭芍三钱　桃仁二钱　红花钱半　甘草二钱

[功效]　益气养血,活血通络。

[主治]　治室女月闭血枯,饮食减少,灼热咳嗽。

[加减]　灼热不退者,加生地黄六钱或至一两。咳嗽者,加川贝母三钱,米壳二钱嗽止去之。泄泻者,去玄参,加熟地黄一两,云苓片二钱,或更酌将白术加重。服后泻仍不止者,可于服药之外,用生怀山药细末煮粥,掺入捻碎熟鸡子黄数枚,用作点心,日服两次,泻止后停服,大便干燥者,加当归、阿胶各数钱。小便不利者,加生车前子三钱装袋,地肤子二钱或将芍药善治阴虚小便不利加重。肝气郁者,加生麦芽三钱,川芎、莪术各一钱。汗多者,将山萸肉改用六钱,再加生龙骨、生牡蛎各六钱。

[配伍]　室女月闭血枯,服药愈者甚少,非其病难治,实因治之不得其法也。《内经》谓:二阳之病发心脾,有不得隐曲,在女子为不月。夫二阳者,阳明胃腑也。胃腑有病,不能消化饮食,推其病之所发,在于心脾。又推其心脾病之所发,在于有不得隐曲凡不能自如者皆为不得隐曲。盖心主神,脾主思,人有不得隐曲,其神思郁结,胃腑必减少酸汁化食赖酸汁,欢喜则酸汁生者多,忧思则酸汁生者少不能消化饮食,以生血液,所以在女子为不月也。夫女子不月,既由于胃腑有病,不能消化饮食。治之者,自当调其脾胃,使之多进饮食,以为生血之根本。

故方中用白术以健胃之阳,使之蠕动有力饮食之消亦仗胃有蠕动。山药、龙眼肉以滋胃之阴,俾其酸汁多生。鸡内金原含有酸汁,且能运化诸补药之力,使之补而不滞。血虚者必多灼热,故用玄参、芍药以退热。又血虚者,其肝肾必虚,故用山萸肉、枸杞以补其肝肾。甘草为补脾胃之正药,与方中山萸肉并用,更有酸甘

化阴之妙。桃仁、红花为破血之要品,方中少用之,非取其破血,欲借之以活血脉通经络也。至方后附载,因证加减诸药,不过粗陈梗概,至于证之变更多端,尤贵临证者,因时制宜耳。

[医案]

1. 月经未来

沧州城东,曹庄子曹姓女,年十六岁,天癸犹未至。饮食减少,身体羸瘦,渐觉灼热。其脉五至,细而无力。治以资生通脉汤(白术炒三钱、生怀山药一两、生鸡内金黄色的二钱、龙眼肉六钱、山萸肉去净核四钱、枸杞果四钱、玄参三钱、生杭芍三钱、桃仁二钱、红花钱半、甘草二钱。编者注),服至五剂,灼热已退,饮食加多。遂将方中玄参、芍药各减一钱,又加当归、怀牛膝各三钱。服至十剂,身体较前胖壮,脉象亦大有起色。又于方中加樗鸡俗名红娘虫十枚,服至七八剂,天癸遂至。遂减去樗鸡,再服数剂,以善其后。(《医学衷中参西录·治女科方·资生通脉汤》)

2. 闭经

奉天大南关马氏女,自十四岁,月事已通,至十五岁秋际,因食瓜果过多,泄泻月余方愈,从此月事遂闭。延医诊治,至十六岁季夏,病浸增剧。其父原籍辽阳,时充奉天兵工厂科长。见愚所著《衷中参西录》,因求为诊治。其身形瘦弱异常,气息微喘,干嗽无痰,过午潮热,夜间尤甚,饮食减少,大便泄泻。其脉数近六至,微细无力。俾先用生怀山药细末八钱,水调煮作粥,又将熟鸡子黄四枚,捻碎掺粥中,再煮一两沸,空心时服。服后须臾,又服西药百布圣(胃蛋白酶)二瓦,以助其消化。每日如此两次,用作点心,服至四日,其泻已止。又服数日,诸病亦稍见轻。遂投以资生通脉汤,去玄参加生地黄五钱、川贝三钱,连服十余剂,灼热减十分之八,饮食加多,喘嗽亦渐愈。遂将生地黄换作熟地黄,又加怀牛膝五钱,服至十剂,自觉身体爽健,诸病皆无,惟月事犹未见。又于方中加䗪虫即土鳖虫,背多横纹者真,背光滑者非五枚,樗鸡十枚,服至四剂,月事已通。遂去䗪虫、樗鸡,俾再服数剂,以善其后。

甘肃马姓,寓天津安居里,有女十七岁。自十六岁秋际,因患右目生内障,服药不愈,忧思过度,以致月闭。自腊月服药,直至次年孟秋月底不愈。其兄向为陆军团长,时赋闲家居,喜涉阅医书。见愚新出版五期《衷中参西录》,极为推许。遂来寓问询,求为诊治。其人体质瘦弱,五心烦热。过午两颧色红,灼热益甚,心中满闷,饮食少许,即停滞不下,夜不能寐。脉搏五至,弦细无力。为其饮食停滞,夜不能寐,投以资生通脉汤,加生赭石研细四钱,熟枣仁三钱,服至四剂,饮食加多,夜已能寐,灼热稍退,遂去枣仁,减赭石一钱,又加地黄五钱,丹皮三钱,服药十剂,灼热大减。又去丹皮,将龙眼肉改用八钱,再加怀牛膝五钱。连服十余剂,身体浸壮健。因其月事犹未通下,又加䗪虫五枚、樗鸡十枚。服至五剂,月事已通。然下者不多,遂去樗鸡、地黄,加当归五钱,俾服数剂,以善其后。

(五)固冲汤

[组成] 白术炒,一两　生黄芪六钱　龙骨煅、捣细,八钱　牡蛎煅、捣细,八钱　萸肉去净核,八钱　生杭芍四钱　海螵蛸捣细,四钱　茜草三钱　棕边炭二钱　五倍子轧细、药汁送服,五分

[用法] 从前之方,龙骨、牡蛎皆生用,其理已详于理冲丸下。此方独用煅者,因煅之则收涩之力较大,欲借之以收一时之功也。

[功效] 健脾益气,固冲止崩。

[主治] 治妇女血崩。

[加减] 脉象热者,加大生地一两。凉者,加乌附子二钱;大怒之后,因肝气冲激血崩者,加柴胡二钱。若服两剂不愈,去棕边炭,加真阿胶五钱,另炖同服。服药觉热者宜酌加生地。

[配伍] 治女子血崩有两种草药。一种为宿根之草,一根恒生数茎,高不盈尺,叶似地肤,微宽,浓则加倍,其色绿而微带苍色,孟夏开小白花,结实如杜梨,色如其叶,老而微黄,多生于宅畔

路旁板硬之地,俗呼为牤牛蛋,又名臭科子,然实未有臭味。初不知其可入药也。戊辰孟夏,愚有事回籍。有南关王氏妇,患血崩,服药不效。有人教用此草连根实锉碎,煮汤饮之,其病顿愈。后愚回津言及此方,门生李××谓:"此方余素知之,若加黑豆一小握,用水、酒各半煎汤,则更效矣。"一种为当年种生之草,棵高尺余,叶圆而有尖,色深绿,季夏开小白花,五出,黄蕊,结实大如五味,状若小茄,嫩则绿,熟则红,老则紫黑,中含甜浆可食,俗名野茄子,有山之处呼为山茄子。奉省医者多采此草阴干备用,若遇血崩时,将其梗叶实共切碎煎汤服之立愈。

在津曾与友人张××言及此草,张××谓,此即《本草纲目》之龙葵,一名天茄子,一名老鸦睛草者是也。而愚查《本草纲目》龙葵,言治吐血不止,未尝言治血崩。然治吐血之药,恒兼能治下血,若三七、茜草诸药是明征也。以遍地皆有之草,而能治如此重病,洵堪珍哉。

[医案]

1. 崩漏

《傅青主女科》,有治老妇血崩方,试之甚效。其方用生黄芪一两,当归一两酒洗,桑叶十四片,三七末三钱药汁送下水煎服,二剂血止,四剂不再发。若觉热者,用此方宜加生地两许。

一妇人,年三十余。陡然下血,两日不止。及愚诊视,已昏愦不语,周身皆凉,其脉微弱而迟。知其气血将脱,而元阳亦脱也。遂急用此汤,去白芍,加野台参八钱,乌附子三钱。一剂血止,周身皆热,精神亦复。仍将白芍加入,再服一剂,以善其后。

长子荫潮曾治一妇人,年四十许。骤得下血证甚剧,半日之间,即气息奄奄,不省人事。其脉右寸关微见,如水上浮麻,不分至数,左部脉皆不见。急用生黄芪一两,大火煎数沸灌之,六部脉皆出。然微细异常,血仍不止。观其形状,呼气不能外出,又时有欲大便之意,知其为大气下陷也大气下陷,详见升陷汤下。遂为开固冲汤方,将方中黄芪改用一两。早十一点钟,将药服下,至晚三点钟,即愈如平时。

后荫潮在京,又治一血崩证,先用固冲汤不效,加柴胡二钱,一剂即愈,足见柴胡升提之力,可为治崩要药。

或问:血崩之证,多有因其人暴怒,肝气郁结,不能上达,而转下冲肾关,致经血随之下注者,故其病俗亦名之曰气冲。兹方中多用涩补之品,独不虑于肝气郁者有妨碍乎?答曰:此证虽有因暴怒气冲而得者,然当其血大下之后,血脱而气亦随之下脱,则肝气之郁者,转可因之而开。且病急则治其标,此证诚至危急之病也。若其证初得,且不甚剧,又实系肝气下冲者,亦可用升肝理气之药为主,而以收补下元之药辅之也。(《医学衷中参西录·治女科方·固冲汤》)

又族姊适徐姓,年三十余。有妊流产,已旬日矣。忽然下血甚多,头晕腹胀,脉小无力。知为冲脉滑脱之征证,予以固冲汤,加柴胡钱半,归身二钱。服药三剂即止。俾继服坤顺至宝丹以善其后。(《医学衷中参西录·相臣哲嗣毅武来函》)

2. 月经淋漓不断

天津赵稚堂君夫人,年四十余岁,行经过期不止,诸治不效,延弟诊视。见两部之脉皆微细无力,为开固冲汤原方予之,服数剂即全收功。因思如此年岁,血分又如此受伤,谅从此断生育矣。不意年余又产一子,安然无恙。盖因固冲汤止血兼有补血之功也。(《医学衷中参西录·李曰纶来函》)

3. 小产后出血不止

又天津张华亭君夫人,年二十四岁,因小产后血不止者绵延月余,屡经医治无效。诊其脉象,微细而数,为开固冲汤方,因其脉数,加生地一两。服药后,病虽见轻,而不见大功。反复思索,莫得其故。细询其药价过贱,忽忆人言此地药局所鬻黄芪,有真有假,今此方无显著之功效,或其黄芪过劣也。改用口黄芪,连服两剂痊愈。由斯知药物必须地道真正方效也。(《医学衷中参西录·李曰纶来函》)

直隶青县张××来函：

族姊适徐姓，年三十余。有妊流产，已旬日矣。忽然下血甚多，头晕腹胀，脉小无力。知为冲脉滑脱之征证，予以固冲汤，加柴胡钱半，归身二钱。服药三剂即止。俾继服坤顺至宝丹以善其后。

直隶盐山李××来函：

天津赵××妻，年四十余岁，行经过期不止，诸治不效，延弟诊视。见两部之脉皆微细无力，为开固冲汤原方予之，服数剂即全收功。因思如此年岁，血分又如此受伤，谅从此断生育矣。不意年余又产一子，安然无恙。盖因固冲汤止血兼有补血之功也。

(六)加味麦门冬汤

[组成]　干寸冬带心，五钱　野台参四钱　清半夏三钱　生山药以代粳米，四钱　生杭芍三钱　丹参三钱　甘草二钱　生桃仁带皮尖捣，二钱　大枣掉开，三枚

[功效]　健脾养阴，降逆安冲。

[主治]　治妇女倒经。

[配伍]　麦门冬汤，于大补中气以生津液药中，用半夏一味，以降胃安冲，且以山药代粳米，以补肾敛冲，于是冲中之气安其故宅，冲中之血自不上逆，而循其故道矣。特是经脉所以上行者，固多因冲气之上干，实亦下行之路，有所壅塞。观其每至下行之期，而后上行可知也。故又加芍药、丹参、桃仁以开其下行之路，使至期下行，毫无滞碍。是以其方非为治倒经而设，而略为加减，即以治倒经甚效，愈也叹经之涵盖无穷也。

按：用此方治倒经大抵皆效，而间有不效者，以其兼他证也。

[方论]　或问：倒经之证，既由于冲气、胃气上逆，大气下陷者，其气化升降之机正与之反对，何亦病倒经乎？答曰：此理甚微奥，人之大气，原能斡旋全身，为诸气之纲领。故大气常充满于胸中，自能运转胃气使之下降，镇摄冲气使之不上冲。大气一陷，纲领不振，诸气之条贯多紊乱，此乃自然之理也。是知冲气、胃气之

逆,非必由于大气下陷,而大气下陷者,实可致冲胃气逆也。致病之因既不同,用药者岂可胶柱鼓瑟哉。

妇女倒经之证,陈修园《女科要旨》借用《金匮》麦门冬汤。可谓特识。然其方原治"火逆上气,咽喉不利"。今用以治倒经,必略为加减,而后乃与病证吻合也。

或问:《金匮》麦门冬汤所主之病,与妇人倒经之病迥别,何以能借用之而有效验?答曰:冲为血海,居少腹之两旁。其脉上隶阳明,下连少阴。少阴肾虚,其气化不能闭藏以收摄冲气,则冲气易于上干。阳明胃虚,其气化不能下行以镇安冲气,则冲气亦易于上干。冲中之气既上干,冲中之血自随之上逆,此倒经所由来也。

[医案]

曾治一室女,倒经年余不愈,其脉象微弱。投以此汤(加味麦门冬汤。编者注),服药后甚觉短气。再诊其脉,微弱益甚。自言素有短气之病,今则益加重耳。恍悟其胸中大气,必然下陷,故不任半夏之降也。遂改用拙拟升陷汤在第四卷(生黄芪六钱、知母三钱、柴胡一钱五分、桔梗一钱五分、升麻一钱;主治胸中大气下陷,气短不足以息。编者注),连服十剂。短气愈,而倒经之病亦愈。

又一少妇,倒经半载不愈。诊其脉微弱而迟,两寸不起,呼吸自觉短气,知其亦胸中大气下陷。亦投以升陷汤,连服数剂,短气即愈。身体较前强壮,即停药不服。其月经水即顺,逾十月举男矣。(《医学衷中参西录·治女科方·加味麦门冬汤》)

二、带 下 病

清带汤

[组成] 生山药一两 生龙骨捣细,六钱 生牡蛎捣细,六钱 海螵蛸去净甲捣,四钱 茜草三钱

[功效] 健脾祛湿,固涩止带。

[主治] 治妇女赤白带下。

[加减] 单赤带,加白芍、苦参各二钱。单白带,加鹿角霜、

白术各三钱。鹿角霜系鹿角沉埋地中，日久欲腐，掘地而得者。其性微温，为补督任冲三脉之要药。盖鹿角甚硬，埋久欲腐，服之转与肠胃相宜，而易得其气化也。药房鬻者，多系用鹿角煅透为霜，其性燥，不如出土者。至谓系熬鹿角胶所余之渣者，则非是。

[配伍] 带下为冲任之证，而名谓带者，盖以奇经带脉，原主约束诸脉，冲任有滑脱之疾，责在带脉不能约束，故名为带也。然其病非仅滑脱也，也若滞下。然滑脱之中，实兼有瘀滞。其所瘀滞者，不外气血。而实有因寒、因热之不同。此方用龙骨、牡蛎以固脱，用茜草、海螵蛸以化滞，更用生山药以滋真阴固元气。至临证时，遇有因寒者，加温热之药。因热者，加寒凉之药，此方中意也。而愚拟此方，则又别有会心也。

尝考《神农本草经》龙骨善开癥瘕，牡蛎善消鼠瘘，是二药为收涩之品，而兼具开通之力也。又考轩岐《内经》四乌贼骨一蘆茹丸，以雀卵鲍鱼汤送下，治伤肝之病，时时前后血。乌贼鱼骨即海螵蛸，蘆茹即茜草，是二药为开通之品，而实具收涩之力也。四药汇集成方，其能开通者，兼能收涩，能收涩者，兼能开通，相助为理，相得益彰。此中消息之妙，有非言语所能罄者。

[方论] 带下似滞下之说，愚向持此论。后观西法，亦谓大肠病则流白痢，子宫病则流白带，其理相同。法用儿茶、白矾、石榴皮、没食子等水洗之。若此证之剧者，兼用其外治之法亦可。又其内治白带法，用没食子一两捣烂，水一斤半，煎至一斤，每温服一两，日三次。或研细做粉，每服五分，日二次亦可。又可单以之熬水洗之，或用注射器注射之。

[医案]

一妇人，年二十余，患白带甚剧，医治年余不愈。后愚诊视，脉甚微弱。自言下焦凉甚，遂用此方（清带汤：生山药一两、生龙骨捣细六钱、生牡蛎捣细六钱、海螵蛸四钱、茜草三钱。主治带下病。编者注），加干姜六钱，鹿角霜三钱，连服十剂痊愈。

一媪，年六旬。患赤白带下，而赤带多于白带，亦医治年余不愈。诊其脉甚洪滑,自言心热头昏,时觉眩晕,已半载未起床矣。遂用此方(清带汤。编者注),加白芍六钱,数剂白带不见,而赤带如故,心热、头眩晕亦如故。又加苦参、龙胆草、白头翁各数钱。连服七八剂,赤带亦愈,而诸疾亦遂痊愈。自拟此方以来,用治带下,愈者不可胜数,而独载此两则者,诚以二证病因,寒热悬殊。且年少者用此方,反加大热之药;年老者用此方,反加苦寒之药。欲临证者,当知审证用药,不可拘于年岁之老少也。

按:白头翁不但治因热之带证甚效也,邑治东二十里,有古城址基,周十余里,愚偶登其上,见城背阴多长白头翁,而彼处居人未之识也,遂剖取其鲜根,以治血淋、溺血与大便下血之因热而得者甚效,诚良药也。是以仲景治厥阴热痢有白头翁汤也。愚感白头翁具此良材,而千百年埋没于此不见用,因作俚语以记之曰:白头翁住古城阴,埋没英材岁月深,偶遇知音来劝驾,出为斯世起疴沉。

带证,若服此汤未能除根者,可用此汤送服秘真丹在第二卷一钱。

按:没食子味苦而涩,苦则能开,涩则能敛,一药而具此两长,原与拙拟清带汤之意相合。且其收敛之力最胜。凡下焦滑脱之疾,或大便滑泻、或小便不禁、或男子遗精、或女子崩漏,用之皆效验。今之医者,多忽不知用,惜哉!又东人中将汤,治白带亦甚效。玉烛汤下载有其方,可采用。若以治赤带,方中官桂、丁香宜斟酌少用,苦参宜多用。(《医学衷中参西录·治女科方·清带汤》)

三、妊娠病

(一)安胃饮

[组成]　清半夏温水淘洗两次、毫无矾味、然后入煎,一两　净青黛三钱　赤石脂一两

[用法]　用做饭小锅,煎取清汁一大碗,调入蜂蜜二两,徐徐温饮下。一次只饮一口,半日服尽。

[功效]　降逆止呕,清热和胃。

[**主治**]　治恶阻。

[**加减**]　若服后吐仍未止，或其大便燥结者，去石脂加生赭石轧细一两。若嫌青黛微有药味者，亦可但用半夏、赭石。

[**配伍**]　或问，《本经》谓赭石能堕胎，此方治恶阻，而有时以赭石易石脂，独不虑其有堕胎之弊乎？答曰：恶阻之剧者，饮水一口亦吐出，其气化津液不能下达。恒至大便燥结，旬余不通。其甚者，或结于幽门胃下口、阑门大小肠相接处，致上下关格不通，满腹作疼，此攸关性命之证也。夫病既危急，非大力之药不能挽回。况赭石之性，原非破。其镇坠之力，不过能下有形滞物。若胎至六七个月，服之或有妨碍；至恶阻之时，不过两三个月，胎体未成，惟是经血凝滞，赭石毫无破血之性，是以服之无妨。且呕吐者，其冲气、胃气皆上逆，借赭石镇逆之力，以折其上逆之机，气化乃适得其平，《内经》所谓"有故无殒亦无殒也"。愚治恶阻之证，遇有上脘固结，旬日之间勺饮不能下行，无论水与药，入口须臾即吐出。群医束手诿谓不治。而愚放胆重用生赭石数两，煎汤一大碗，徐徐温饮下。吐止、结开、便通，而胎亦无伤。拙拟参赭镇气汤下，载有详案可考也。

半夏辛温下行，为降逆止呕之主药。坊间皆制以白矾，服之转令人呕吐。清半夏其矾虽较少，然亦必淘洗数次，始无矾味。特是既经矾煮，又经淘洗，致半夏降逆止呕之力大减。遇病之剧者，恒不能胜病，故必须以他药辅之。愚有鉴于此，恒自制半夏用之。

法用生半夏数斤，冷时用温水浸之，日换水二次，热时以井泉水，日换水三四次，约浸二十余日。试嚼服半粒，觉辣味不甚猛烈，乘湿切片，晒干囊装，悬于透风之处。每用一两，煎汤两茶盅，调入净蜂蜜二两，徐徐咽之。无论呕吐如何之剧，未有不止者。盖古人用半夏，原汤泡七次即用。初未有用白矾制之者也。（《医学衷中参西录·治女科方·安胃饮》）

（二）寿胎丸

[**组成**]　菟丝子炒熟，四两　　桑寄生二两　　川续断二两　　真阿

胶二两

[**用法**]　上药将前三味轧细,水化阿胶和为丸,一分重千足一分。每服二十丸,开水送下,日再服。

[**功效**]　补肾养血安胎。

[**主治**]　治滑胎。

[**加减**]　气虚者,加人参二两,大气陷者,加生黄芪三两大气下陷证详见升陷汤下,食少者加炒白术二两。凉者,加炒补骨脂二两,热者,加生地二两。

[**配伍**]　胎在母腹,若果善吸其母之气化,自无下坠之虞。且男女生育,皆赖肾脏作强。菟丝大能补肾,肾旺自能荫胎也。寄生能养血、强筋骨,大能使胎气强壮,故《神农本草经》载其能安胎。续断亦补肾之药。阿胶系驴皮所熬,最善伏藏血脉,滋阴补肾,故《神农本草经》亦载其能安胎也。至若气虚者,加人参以补气。大气陷者,加黄芪以升补大气。饮食减少者,加白术以健补脾胃。凉者,加补骨脂以助肾中之阳补骨脂善保胎修园曾详论之。热者,加生地黄以滋肾中之阴。临时斟酌适宜,用之无不效者。此方乃思患预防之法,非救急之法。若胎气已动,或至下血者,又另有急救之方。

寿胎丸,重用菟丝子为主药,而以续断、寄生、阿胶诸药辅之,凡受妊之妇,于两月之后徐服一料,必无流产之弊。此乃于最易流产者屡次用之皆效。至陈修园谓宜用大补大温之剂,使子宫常得暖气,则胎自日长而有成,彼盖因其夫人服白术、黄芩连堕胎五次,后服四物汤加鹿角胶、补骨脂、续断而胎安,遂疑凉药能堕胎,笃信热药能安胎。不知黄芩之所以能堕胎者,非以其凉也。《神农本草经》谓黄芩下血闭,岂有善下血闭之药而能保胎者乎?盖汉、唐以前,名医用药皆谨遵《神农本草经》,所以可为经方,用其方者鲜有流弊。迨至宋、元以还,诸家恒师心自智,其用药或至显背《神农本草经》。是以医如丹溪,犹粗忽如此,竟用黄芩为保胎之药,俾用其方者不惟无益,而反有所损,此所以为近代之名医也。所可异者,修园固笃信《神农本草经》者也,何于用白术、黄芩之堕胎,不知黄芩之能开血闭,而但谓其性凉不利于胎乎? 究之胎得其养,全在温度适宜,过凉之药,固不可以保胎,即药过于热,亦非所以保胎也。惟修园生平用药喜热恶凉,是以立论稍有所偏耳。

菟丝无根,蔓延草木之上,而草木为之不茂,其善吸他物之气化以自养可知。胎在母腹,若果善吸其母之气化,自无下坠之虞。且男女生育,皆赖肾脏作强。菟丝大能补肾,肾旺自能荫胎也。寄生根不着土,寄生树上,又复隆冬茂盛,雪地冰天之际,叶翠子红,亦善吸空气中气化之物。且其寄生于树上,亦犹胎之寄母腹中,气类相感,大能使胎气强壮,故《本经》载其能安胎。续断亦补肾之药,而其节之断处,皆有筋骨相连,大有连属维系之意。阿胶系驴皮所熬,驴历十二月始生,较他物独迟。以其迟,挽流产之速,自当有效。且其胶系阿井之水熬成,阿井为济水之伏流,以之熬胶,最善伏藏血脉,滋阴补肾,故《本经》亦载其能安胎也。至若气虚者,加人参以补气。大气陷者,用黄芪以升补大气。饮食减少者,加白术以健补脾胃。凉者,加补骨脂以助肾中之阳_{补骨脂善保胎修园曾详论之}。热者,加生地黄以滋肾中之阴。临时斟酌适宜,用之无不效者。

[医案]

曾治一少妇,其初次有妊,五、六月而坠。后又有妊,六、七月间,忽胎动下血,急投以生黄芪、生地黄各二两,白术、山萸肉_{去净核}、龙骨_{煅捣}、牡蛎_{煅捣}各一两,煎汤一大碗,顿服之,胎气遂安。将药减半,又服一剂。后举一男,强壮无恙。

友人张洁泉善针灸,其夫人素有滑胎之病。是以洁泉年近四旬,尚未育麟。偶与谈及,问何以不治。洁泉谓每次服药,皆无效验,即偶足月,产下亦软弱异常,数日而殇。此盖关于禀赋,非药力所能挽回也。愚曰:挽回此证甚易,特视用药何如耳。时其夫人受孕三、四月,遂治以此方(寿胎丸。编者注),服药两月,至期举一男,甚强壮。

按:此方乃思患预防之法,非救急之法。若胎气已动,或至下

血者,又另有急救之方。(《医学衷中参西录·治女科方·寿胎丸》)

(三)温冲汤

[组成] 生山药八钱 当归身四钱 乌附子二钱 肉桂去粗皮后入,二钱 补骨脂炒、捣,三钱 小茴香炒,二钱 核桃仁二钱 紫石英煅研,八钱 真鹿角胶另炖、同服,若恐其伪可代以鹿角霜三钱,二钱

[功效] 温阳补肾,健脾养血。

[主治] 治妇人血海虚寒不育。

[配伍] 人之血海,其名曰冲。在血室之两旁,与血室相通。上隶于胃阳明经,下连于肾少阴经。有任脉以为之担任,督脉为之督摄,带脉为之约束。阳维、阴维、阳跷、阴跷,为之拥护,共为奇经八脉。此八脉与血室,男女皆有。在男子则冲与血室为化精之所,在女子则冲与血室实为受胎之处。《内经》上古通天论所谓"太冲脉盛,月事以时下,故有子"者是也。是以女子不育,多责之冲脉。郁者理之,虚者补之,风袭者祛之,湿胜者渗之,气化不固者固摄之,阴阳偏胜者调剂之。冲脉无病,未有不生育者。而愚临证实验以来,凡其人素无他病,而竟不育者,大抵因相火虚衰,以致冲不温暖者居多。因为制温冲汤一方。其人若平素畏坐凉处,畏食凉物,经脉调和,而艰于生育者,即与以此汤服之。或十剂或数十剂,遂能生育者多矣。

[医案] 一妇人,自二十出嫁,至三十未育子女。其夫商治于愚。因细询其性质禀赋,言生平最畏寒凉,热时亦不敢食瓜果。其经脉则大致调和,偶或后期两三日。知其下焦虚寒,因思《本经》谓紫石英"气味甘温,治女子风寒在子宫,绝孕十年无子"。遂为拟此汤,方中重用紫石英六钱,取其性温质重,能引诸药直达于冲中,而温暖之。服药三十余剂,而畏凉之病除。后数月遂孕,连生子女。益信《本经》所谓治十年无子者,诚不误也。(《医学衷中参西录·治女科方·温冲汤》)

四、生产及产后病

(一)大顺汤

[**组成**] 野党参一两 当归一两 生赭石轧细,二两

[**用法**] 用卫足花子炒爆一钱作引,或丈菊花瓣一钱作引皆可,无二物作引亦可。

[**功效**] 益气补血,催生。

[**主治**] 治产难,不可早服,必胎衣破后,小儿头至产门者,然后服之。

[**配伍**] 或疑赭石乃金石之药,不可放胆重用。不知赭石性至和平,虽重坠下行,而不伤气血,况有党参一两以补气,当归一两以生血。且以参、归之微温,以济赭石之微凉,温凉调和愈觉稳妥也。矧产难者非气血虚弱,即气血壅滞,不能下行。人参、当归虽能补助气血,而性皆微兼升浮,得赭石之重坠,则力能下行,自能与赭石相助为理,以成催生开交骨之功也。至于当归之滑润,原为利产良药,与赭石同用,其滑润之力亦愈增也。

[**方论**] 卫足花即葵花,其子即冬葵子。缘此花若春日早种,当年即可结子。而用以催生,则季夏种之,经冬至明年结子者尤效,故名曰冬葵子。

按:葵菜古人推为百菜之长,以其宿根年年生长,且又发生最早,性甚耐旱,即不堪种植之处,种之无不番生。其叶春夏秋三时皆可食。且含汁黏滑,又能养人。八口之家,有葵二亩,荒年可以无饥。葵之关乎民命者如此,所以论荒政者,以种葵为要图。而"马践园葵,鲁之民为之经岁不饱"也。今人不知种之以备荒荐,果何故耶。

[**医案**] 一妇人,临产交骨不开,困顿三日,势甚危急。亦投以此汤(大顺汤:党参一两、当归一两、生赭石轧细二两。用卫足花子炒爆一钱作引,或丈菊花瓣一钱作引皆可,无二物作引亦可。主治难产,不可早服,必胎衣破后,小儿头至产门者,然后服之。

编者注),一剂而产。自拟得此方以来,救人多矣。放胆用之,皆可随手奏效。(《医学衷中参西录·治女科方·大顺汤》)

(二)滋阴清胃汤

[**组成**] 玄参两半 当归三钱 生杭芍四钱 甘草钱半 茅根二钱

[**用法**] 上药五味,煎汤两盅,分两次温服,一次即愈者,停后服。

[**功效**] 清热滋阴,养血活血。

[**主治**] 治产后温病,阳明腑实,表里俱热者。

[**配伍**] 产后忌用寒凉,而温热入阳明腑后,又必用寒凉方解,因此医者恒多束手。不知石膏、玄参《本经》皆明载治产乳。是以热入阳明之重者,可用白虎加人参以山药代粳米汤,更以玄参代知母。其稍轻者,治以此汤,皆可随手奏效。愚用此两方,救人多矣。临证者当笃信《本经》,不可畏石膏、玄参之寒凉也。况石膏、玄参,《本经》原皆谓其微寒,并非甚寒凉之药也。(《医学衷中参西录·治女科方·滋阴清胃汤》)

(三)和血熄风汤

[**组成**] 当归一两 生黄芪六钱 真阿胶不炒,四钱 防风三钱 荆芥三钱 川芎三钱 生杭芍二钱 红花一钱 生桃仁带皮尖捣,钱半

[**功效**] 养血益气,活血熄风。

[**主治**] 治产后受风发搐。

[**配伍**] 此方虽治产后受风,而实以补助气血为主。盖补正气,即所以逐邪气,而血活者,风又自去也血活风自去,方书成语。若产时下血过多或发汗过多,以致发搐者,此方仍不可用,为其犹有发表之药也。当滋阴养血,以荣其筋,熄其内风,其搐自止。若血虚而气亦虚者,又当以补气之药辅之。而补气之药以黄芪为最,因黄芪不但补气,实兼能治大风也《本经》谓黄芪主大风。

[**方论**] 《傅青主女科》曰:产后气血暴虚,百骸少血濡养,忽

然口紧牙紧,手足筋脉拘搐,类中风痫痉,虽虚火泛上有痰,皆当以末治之。勿执偏门,而用治风消痰方,以重虚产妇也。当用生化汤,加参、芪以益其气。又曰:产后妇人,恶寒恶心,身体颤动,发热作渴,人以为产后伤寒也,谁知其气血两虚,正不敌邪而然乎。大抵人之气不虚,则邪断难入。产妇失血过多,其气必大虚,气虚则皮毛无卫,邪原易入。不必户外之风来袭体也,即一举一动,风可乘虚而入。然产后之风,易入亦易出,凡有外感之邪,俱不必祛风。况产后之恶寒者,寒由内生也。发热者,热由内弱也。身颤者,颤由气虚也。治其内寒外寒自散,治其内弱外热自解,壮其元气而身颤自除也。

按:傅氏之论甚超。特其虽有外感,不必祛风二句,不无可议。夫产后果有外感,原当治以外感之药,惟宜兼用补气生血之药,以辅翼之耳。若其风热已入阳明之腑,表里俱热,脉象洪实者,虽生石膏亦可用。故《金匮》有竹皮大丸,治妇人乳中虚,烦乱呕逆,方中原有石膏。《神农本草经》谓石膏治产乳,原有明文。特不宜与知母并用。又宜仿白虎加人参汤之意,重用人参,以大补元气。更以玄参代知母,始能托邪外出。则石膏之寒凉,得人参之温补,能逗留胃中,以化燥热,不至直趋下焦,而与产妇有碍也。拙拟仙露汤在第六卷后曾详论之,且有名医治验之案可参视。

[医案]

1. 产后抽搐

一妇人,产后七八日发搐,服发汗之药数剂不效,询方于愚。因思其屡次发汗不效,似不宜再发其汗,以伤其津液。遂单用阿胶一两,水融化,服之而愈。

东海渔家妇,产后三日,身冷无汗,发搐甚剧。时愚游海滨,其家人造寓求方。其地隔药房甚远,而海滨多产麻黄,可以采取。遂俾取麻黄一握,同鱼鳔胶一具,煎汤一大碗,乘热饮之,得汗而愈。用鱼鳔胶者,亦防其下血过多,因阴虚而发搐,且以其物为渔家所固有也。

一妇人,产后十余日,周身汗出不止,且发搐。治以山萸肉_{去净核}、生山药各一两,煎服两剂,汗止而搐亦愈。

2. 心悸

一妇人,产后发汗过多,覆被三层皆湿透,因致心中怔忡,精神恍惚,时觉身飘飘上至屋顶,此虚极将脱,而神魂飞越也。延愚诊视,见其汗出犹不止,六脉皆虚浮,按之即无。急用生山药、净萸肉各一两,生杭芍四钱,煎服。汗止精神亦定。翌日药力歇,又病而反复。时愚已旋里。病家复持方来询。为添龙骨、牡蛎_{皆不用煅}各八钱,且嘱其服药数剂,其病必愈。

孰意药坊中,竟谓方中药性过凉,产后断不宜用,且言此证系产后风,彼有治产后风成方,屡试屡验,怂恿病家用之。病家竟误用其方,汗出不止而脱。夫其证原属过汗所致,而再以治产后风发表之药,何异鸩毒。斯可为发汗不审虚实者之炯戒矣。

[**附方**] 《医林改错》治产后风,有黄芪桃红汤,方用生黄芪半斤,带皮尖生桃仁三钱_{捣碎},红花二钱,水煎服。按:产后风项背反张者,此方最效。

[**附方**] 俗传治产后风方,当归五钱,麻黄、红花、白术各三钱,大黄、川芎、肉桂、紫菀各二钱,煎服。

按:此方效验异常,即至牙关紧闭,不能用药者,将齿拗开灌之,亦多愈者。人多畏其有大黄而不敢用。不知西人治产后风,亦多用破血之药。盖以产后有瘀血者多,此证用大黄以破之,所谓血活风自去也。况犹有麻、桂之辛热,归、术之补益,以调燮之乎。(《医学衷中参西录·治女科方·和血熄风汤》)

(四)滋乳汤

[**组成**] 生黄芪_{一两} 当归_{五钱} 知母_{四钱} 玄参_{四钱} 穿山甲_{炒、捣,二钱} 路路通_{大者捣,三枚} 王不留行_{炒,四钱}

[**用法**] 用丝瓜瓤作引,无者不用亦可。

[**功效**] 益气养血,通络下乳。

[**主治**] 治少乳。

[加减]　若用猪前蹄两个煮汤,用以煎药更佳。

[效果]　其乳少由于气血虚或经络瘀者,服之皆有效验。

(《医学衷中参西录·治女科方·滋乳汤》)

五、杂　病

(一)玉烛汤

[组成]　生黄芪五钱　生地黄六钱　玄参四钱　知母四钱　当归三钱　香附醋炒,三钱　柴胡一钱五分　甘草一钱五分

[功效]　益气养血,疏肝解热。

[主治]　治妇女寒热往来,或先寒后热,汗出热解,或月事不调,经水短少。

[加减]　汗多者,以茵陈易柴胡,再加萸肉数钱。热多者,加生杭芍数钱。寒多者,加生姜数钱。

[配伍]　妇女多寒热往来之证,而方书论者不一说。有谓阳分虚则头午寒,阴分虚则过午热者。夫午前阳盛,午后阳衰而阴又浸盛。当其盛时,虚者可以暂实。何以其时所现之病状,转与时成反比例也。有谓病在少阳则寒热往来,犹少阳外感之邪,与太阳并则寒,与阳明并则热者。而内伤之病,原无外邪。又何者与太阳、阳明并作寒热也。有谓肝虚则乍热乍寒者。斯说也,愚曾验过。遵《本经》山茱萸主寒热之旨,单重用山萸肉去净核二两煎汤,服之立愈。然此乃肝木虚极,内风将动之候,又不可以盖寻常寒热也。盖人身之气化,原与时序之气化,息息相通。一日之午前,犹一岁之有春夏。而人身之阳气,即感之发动,以敷布于周身。妇女性多忧思,以致脏腑经络多有郁结闭塞之处,阻遏阳气不能外达,或转因发动而内陷,或发动不遂,其发动排挤经络愈加闭塞。于是周身之寒作矣。迨阳气蓄极,终当愤发。而其愤发之机与抑遏之力,相激相荡于脏腑经络之间,热又由兹而生。此前午之寒,所以变后午之热也。

黄芪为气分之主药,能补气更能升气。辅以柴胡之轩举,香

附之宣通,阳气之抑遏者皆畅发矣。然血随气行,气郁则血必瘀,故寒热往来者,其月事恒多不调,经血恒多虚损。用当归以调之,地黄以补之,知母、元参与甘草甘苦化阴以助之,则经血得其养矣。况地黄、知母诸凉药与黄芪温热之性相济,又为燮理阴阳调和寒热之妙品乎。至方书有所谓日晡发热者,日晡者,申时也,足少阴肾经主令之候也。其人或肾经阴虚,至此而肾经之火乘时而动,亦可治以此汤。将黄芪减半,地黄改用一两。

有经闭结为癥瘕,阻塞气化作寒热者,可用后理冲汤。有胸中大气下陷作寒热者,其人常觉呼吸短气,宜用拙拟升陷汤方后治验之案,可以参考。

[附方] 西人铁锈鸡纳丸治妇女经血不调,身体羸弱咳喘,或时作寒热甚效。方用铁锈、没药忌火各一钱,金鸡纳霜、花椒各五分,共为细末,炼蜜为丸六十粒。每服三粒至五粒。

东亚人有中将汤,以调妇女经脉,恒有效验。其方秘而不传。留学东亚者,曾以化验得之。门人高如璧曾开其方相寄,药品下未有分量。愚为酌定其分量,用之甚有功效,亦与东人制者等。今将其方开列于下,以备选用。延胡索醋炒三钱、当归六钱、官桂二钱、甘草二钱、丁香二钱、山楂核醋炒三钱、郁金醋炒二钱、沙参四钱、续断酒炒三钱、肉蔻赤石脂炒三钱去石脂不用、苦参三钱、怀牛膝三钱。共十二味,轧作粗渣,分三剂。每用一剂,开水浸盖碗中约半点钟,将其汤饮下。如此浸服二次,至第三次用水煎服。日用一剂,数剂经脉自调。此方中凉热、补破、涩滑之药皆有。愚所酌分量,俾其力亦适相当,故凡妇女经脉不调证,皆可服之,而以治白带证尤效。(《医学衷中参西录·治女科方·玉烛汤》)

(二)升肝舒郁汤

[组成] 生黄芪六钱 当归三钱 知母三钱 柴胡一钱五分 生明乳香三钱 生明没药三钱 川芎一钱五分

[功效] 益气养阴,疏肝活血。

[主治] 治妇女阴挺,亦治肝气虚弱,郁结不舒。

[配伍] 肝主筋,肝脉络阴器,肝又为肾行气。阴挺自阴中挺出,形状类筋之所结。病之原因,为肝气郁而下陷无疑也。故方中黄芪与柴胡、川芎并用,补肝即以舒肝,而肝气之陷者可升。当归与乳香、没药并用,养肝即以调肝,而肝气之郁者可化。又恐黄芪性热,与肝中所寄之相火不宜,故又加知母之凉润者,以解其热也。

[医案]

一妇人,年三十余。患此证,用陈氏《女科要旨》治阴挺方,治之不效。因忆《傅青主女科》有治阴挺之方,其证得之产后。因平时过怒伤肝,产时又努力太过,自产门下坠一片,似筋非筋,似肉非肉,用升补肝气之药,其证可愈。遂师其意,为制此汤(升肝舒郁汤。编者注)服之。数剂即见消,十剂痊愈。

一室女,年十五。因胸中大气下陷,二便觉常下坠,而小便尤甚。乃误认为小便不通,努力强便,阴中忽坠下一物,其形如桃,微露其尖,牵引腰际下坠作疼,夜间尤甚,剧时号呼不止。投以理郁升陷汤(生黄芪六钱、知母三钱、当归身三钱、桂枝尖一钱半、柴胡钱半、乳香不去油三钱、没药不去油三钱。主治胸中大气下陷,又兼气分郁结,经络湮淤者。编者注),将升麻加倍,二剂疼止,十剂后,其物全消。盖理郁升陷汤,原与升肝舒郁汤相似也。(《医学衷中参西录·治女科方·升肝舒郁汤》)

(三)消乳汤

[组成] 知母八钱　连翘四钱　金银花三钱　穿山甲炒、捣,二钱　瓜蒌切丝,五钱　丹参四钱　生明乳香四钱　生明没药四钱

[功效] 清热解毒,活血通络。

[主治] 治结乳肿疼或成乳痈新起者,一服即消。若已作脓,服之亦可消肿止疼,俾其速溃。并治一切红肿疮疡。

[医案]

1. 乳痈

在德州时,有军官张宪臣之夫人,患乳痈,肿疼甚剧。投以此

汤,两剂而愈。然犹微有疼时,怂恿其再服一两剂,以消其芥蒂。以为已愈,不以为意。隔旬日,又复肿疼,复求为治疗。愚曰:此次服药不能尽消,必须出脓少许,因其旧有芥蒂未除,至今已溃脓也。后果服药不甚见效。遂入西医院中治疗,旬日后,其疮外破一口,医者用刀阔之,以期便于敷药。又旬日,内溃益甚,满乳又破七八个口,医者又欲尽阔之使通。病人惧,不敢治,强出院还家,复求治于愚。见其各口中皆脓乳并流,外边实不能敷药。然内服汤药,助其肌肉速生,自能排脓外出,许以十日可为治愈。遂将内托生肌散(生黄芪四两、甘草二两、生明乳香一两半、生明没药一两半、生杭芍二两、天花粉三两、丹参一两半。上七味共为细末,开水送服三钱,日三次。若将散剂变作汤剂,须先将花粉改用四两八钱,一剂分作八次煎服,较散剂生肌尤速。主治瘰疬疮疡破后,气血亏损不能化脓生肌。或其疮数年不愈,外边疮口甚小,里边溃烂甚大者。编者注)作汤药服之,每日用药一剂,煎服二次,果十日痊愈。

2. 乳癖

表侄刘子韫,从愚学医,颖悟异常,临证疏方,颇能救人疾苦。曾得一治结乳肿疼兼治乳痈方,用生白矾、明雄黄、松萝茶各一钱半,共研细,分作三剂,日服一剂,黄酒送下,再多饮酒数杯更佳。此方用之屡次见效,真奇方也。若无松萝茶,可代以好茶叶。(《医学衷中参西录·治女科方·消乳汤》)

第三章　儿科方剂

(一)定风丹

[组成]　生明乳香三钱　生明没药三钱　朱砂一钱　全蜈蚣大者,一条　全蝎一钱

共为细末,每小儿哺乳时,用药分许,置其口中,乳汁送下,一日约服药五次。

[功效]　活血通络,祛风止痉。

[主治]　治初生小儿绵风,其状逐日抽掣,绵绵不已,亦不甚剧。

[医案]　己巳端阳前,友人黄文卿幼子,生六月,头身胎毒终未愈。禀质甚弱,忽肝风内动,抽掣绵绵不休。囟门微凸,按之甚软,微有赤色。指纹色紫为爪形。目睛昏而无神,或歪。脉浮小无根。此因虚气化不固,致肝阳上冲脑部扰及神经也。文卿云:此证西医已诿为不治,不知尚有救否? 答曰:此证尚可为,听吾用药,当为竭力治愈。遂先用定风丹三分,水调灌下。继用生龙骨、生牡蛎、生石决明以潜其阳;钩藤钩、薄荷叶、羚羊角锉细末三分以熄其风;生黄芪、生山药、山萸肉、西洋参以补其虚;清半夏、胆南星、粉甘草以开痰降逆和中。共煎汤多半杯,调入定风丹三分,频频灌之。二剂肝风止,又增损其方,四剂痊愈。

按:黄芪治小儿百病明载《本经》,惟此方用之,微有升阳之嫌。然《本经》又谓其主大风,肝风因虚内动者,用之即能熄风可知。且与诸镇肝敛肝之药并用,若其分量只用二三钱,原有益而无损也。

天津饭店聂姓幼子,生七月。夜间忽患肝风,抽动喘息,不知啼。时当仲夏,天气亢旱燥热。察其风关、气关纹红有爪形,脉数身热,知系肝风内动。急嘱其乳母,将小儿置床上,不致怀抱两热相并。又嘱其开窗,以通空气。先用急救回生丹吹入鼻中,以镇凉其脑系,遂灌以定风丹三分。又用薄荷叶、黄菊花、钩藤钩、栀子、羚羊角以散风清热,生龙骨、生牡蛎、生石决明以潜阳镇逆,天竹黄、牛蒡子、川贝母以利痰定喘。将药煎好,仍调入定风丹三分,嘱其作数次灌下,勿扰其睡。嗣来信,一剂风熄而病愈矣。

按:此二证,虽皆系肝风内动抽掣,而病因虚实迥异。相臣皆治以定风丹,而其煎汤送服之药,因证各殊。如此善用成方,可为妙手灵心矣。

献县刘姓之婴孩,抽绵风不已,夜半询方。知病危急,适存有按小儿风证方所制定风丹,与以少许,服之立止,永未再犯。后屡用此方皆效。

一小儿,生后数日即抽绵风。一日数次,两月不愈。为拟此方(指定风丹。编者注),服药数日而愈。所余之药,又治愈小儿三人。

按:此方以治小儿绵风或惊风,大抵皆效。而能因证制宜,再煮汤剂以送服此丹,则尤效。宗弟相臣,青县之名医也。喜用此丹以治小儿惊风。又恒随证之凉热虚实,作汤剂以送服此丹。其所用之汤药方,颇有可采。

[附方] 鲍云韶《验方新编》预防小儿脐风散。

方用枯矾、硼砂各二钱半,朱砂二分,冰片、麝香各五厘,共为末。凡小儿降生后,洗过,即用此末擦脐上。每小儿换褓布时,仍擦此末。脐带落后,亦仍擦之。擦完一料,永无脐风之证。

按:此方最妙,愚用之多次皆效。真育婴之灵丹也。(《医学衷中参西录·治小儿风证方·定风丹》)

(二)镇风汤

[组成] 钩藤钩三钱 羚羊角另炖、兑服,一钱 龙胆草二钱 青黛二钱 清半夏二钱 生赭石轧细,二钱 茯神二钱 僵蚕二钱

薄荷叶一钱　朱砂研细、送服，二分

　　[**用法**]　磨浓生铁锈水煎药。

　　[**功效**]　镇肝熄风，清热止痉。

　　[**主治**]　治小儿急惊风。其风猝然而得，四肢搐搦，身挺颈痉，神昏面热，或目睛上窜，或痰涎上壅，或牙关紧闭，或热汗淋漓。

　　[**加减**]　小儿得此证者，不必皆由惊恐。有因外感之热，传入阳明而得者，方中宜加生石膏；有因热疟而得者，方中宜加生石膏、柴胡。

　　[**附方**]　加味理中地黄汤：用熟地五钱，焦白术三钱，当归、党参、炙芪、故纸炒捣、枣仁炒捣、枸杞各二钱，炮姜、萸肉去净核、炙草、肉桂各一钱，生姜三片，红枣掰开三枚，胡桃用仁二个打碎为引。仍用灶心土代以灶膛土二两，煮水煎药。取浓汁一茶杯，加附子五分，煎水掺入。量小儿大小，分数次灌之。如咳嗽不止者，加米壳、金樱子各一钱。如大热不退者，加生白芍一钱。泄泻不止，去当归加丁香七粒。隔二三日，只用附子二三分。盖因附子大热，中病即宜去之。如用附子太多，则大小便闭塞不出。如不用附子，则脏腑沉寒，固结不开。若小儿虚寒至极，附子又不妨用一二钱。此所谓神而明之，存乎其人，用者审之。若小儿但泻不止，或微见惊搐，尚可受药吃乳便利者，并不必服逐寒荡惊汤，只服此汤一剂，而风定神清矣。若小儿尚未成慢惊，不过昏睡发热，或有时热止，或昼间安静，夜间发热，均宜服之。若新病壮实之小儿，眼红口渴者，乃实火之证，方可暂行清解。但果系实火，必大便闭结，气壮声洪，且喜多饮凉水。若吐泻交作，则非实火可知。此方补造化阴阳之不足，有起死回生之功。倘大虚之后，服一剂无效，必须大剂多服为妙。方书所谓天吊风、慢脾风皆系此证。

　　按：此原方加减治泻不止者，但加丁香，不去当归。而当归最能滑肠，泻不止者，实不宜用，若减去当归，恐滋阴之药少，可多加熟地一二钱又服药泻仍不止者，可用高丽参二钱捣为末，分数次用药汤送服,其泻必止。

又按:慢惊风不但形状可辨,即其脉亦可辨。

[医案]

1. 惊风

一孺子,年五六岁。秋夏之交,恣食瓜果当饭。至秋末,其行动甚迟,正行之时,或委坐于地。愚偶见之,遂恳切告其家人曰:此乃慢惊风之先兆也。小儿慢惊风证,最为危险,而此时调治甚易,服药两三剂,即无患矣。其家人不以为然。至冬初,慢惊之形状发现,呕吐不能受食,又不即治。迁延半月,病势垂危,始欲调治,而服药竟无效矣。

又有状类急惊,而病因实近于慢惊者。一童子,年十一二,咽喉溃烂。医者用吹喉药吹之,数日就愈。忽然身挺,四肢搐搦,不省人事,移时始醒,一日数次。诊其脉甚迟濡。询其心中,虽不觉凉,实畏食凉物。其呼吸似觉短气。时当仲夏,以童子而畏食凉,且征以脉象病情,其为寒痰凝结,瘀塞经络无疑。投以《伤寒论》白通汤(附子、干姜、葱白。编者注),一剂痊愈。

族侄荫棠六岁时,曾患此证(指惊风。编者注)。饮食下咽,胸膈格拒,须臾吐出。如此数日,昏睡露睛,身渐发热。投以逐寒荡惊汤原方,尽剂未吐。欲接服加味理中地黄汤,其吐又作。恍悟,此药取之乡间小药坊,其胡椒必陈。且只用一钱,其力亦小。遂于食料铺中,买胡椒二钱,炮姜、肉桂、丁香,仍按原方,煎服一剂。而寒痰开豁,可以受食。继服加味理中地黄汤,一剂而愈。

2. 呕吐

又治一未周岁小孩,食乳即吐,屡次服药亦吐出,囟门下陷,睡时露睛,将成脾风。俾其于每吃乳时,用生硫黄细末一捻,置儿口中,乳汁送下,其吐渐稀,旬日痊愈。

3. 泄泻

治一五岁幼童,先治以逐寒荡惊汤(胡椒、炮姜、肉桂各一钱,丁香十粒,共捣成细渣。以灶心土三两煮汤,澄清,药皆捣碎,不可久煎，肉桂又忌久煎，三四沸即可，煎约大半茶杯。编者注），可进饮食矣，而滑泻殊甚。继投以加味理中地黄汤，一日连进两剂，泄泻不止，连所服之药亦皆泻出。遂改用红高丽参大者一支，轧为细末，又用生怀山药细末六钱煮作粥，送服参末一钱强。如此日服三次，其泻遂止。翌日仍用此方，恐作胀满，又于所服粥中调入西药百布圣六分，如此服至三日，病痊愈。

4. 霍乱

族侄荫棠七八岁时，疟疾愈后，忽然吐泻交作。时霍乱盛行，其家人皆以为霍乱证。诊其脉弦细而迟，六脉皆不闭塞。愚曰：此非霍乱。吐泻带有黏涎否，其家人谓偶有带时。愚曰：此寒痰结胸，格拒饮食，乃慢惊风将成之兆也。投以逐寒荡惊汤（胡椒、炮姜、肉桂各一钱，丁香十粒，共捣成细渣。以灶心土三两煮汤，澄清，药皆捣碎，不可久煎，肉桂又忌久煎，三四沸即可，煎约大半茶杯。编者注）、加味理中地黄汤各一剂而愈。又此二汤治慢惊风，虽甚效验。然治此证者，又当防之于预，乃为完全之策。（《医学衷中参西录·治小儿风证方·镇风汤》）

第四章 外科方剂

(一)化腐生肌散

[组成] 炉甘石煅,六钱 乳香三钱 没药三钱 明雄黄二钱 硼砂三钱 硇砂二分 冰片三分

[用法] 共研细,收贮瓶中勿令透气。日擦患处三四次,用此药长肉。平时收口不速者,可加珍珠一分,煅研细掺入。其煅法详护眉神应散后。

[功效] 活血通络,化腐生肌。

[主治] 治瘰疬已溃烂者,用此药擦之。他疮破后者亦可用之。(《医学衷中参西录·治疮科方·化腐生肌散》)

(二)内托生肌散

[组成] 生黄芪四两 甘草二两 生明乳香一两半 生明没药一两半 生杭芍二两 天花粉三两 丹参一两半

[用法] 上七味共为细末,开水送服三钱,日三次。若将散剂变作汤剂,须先将花粉改用四两八钱,一剂分作八次煎服,较散剂生肌尤速。

[功效] 补气养阴,活血生肌。

[主治] 治瘰疬疮疡破后,气血亏损不能化脓生肌,或其疮数年不愈,外边疮口甚小,里边溃烂甚大,且有串至他处不能敷药者。

[配伍] 从来治外科者,于疮疡破后不能化脓生肌者,不用八珍即用十全大补。不知此等药若遇阳分素虚之人服之犹可,若非阳分素虚或兼有虚热者,连服数剂有不满闷烦热、饮食顿减者

乎？夫人之后天，赖水谷以生气血，赖气血以生肌肉，此自然之理也。而治疮疡者，欲使肌肉速生，先令饮食顿减，斯犹欲树之茂而先戕其根也。虽疮家阴证，亦可用辛热之品。

然林屋山人阳和汤，为治阴证第一妙方。而重用熟地一两以大滋真阴，则热药自无偏胜之患。故用其方者，连服数十剂而无弊也。如此方重用黄芪补气分以生肌肉，有丹参以开通之，则补而不滞，有花粉、芍药以凉润之，则补而不热，又有乳香、没药、甘草化腐解毒，赞助黄芪以成生肌之功。况甘草与芍药并用，甘苦化合味同人参，能双补气血则生肌之功愈速也。至变散剂为汤剂，花粉必加重者，诚以黄芪煎之则热力增，花粉煎之则凉力减，故必加重而其凉热之力始能平均相济也。至黄芪必用生者，因生用则补中有宣通之力，若炙之则一于温补，固于疮家不宜也。

[医案]

林屋山人《外科证治全生集》黄芪、甘草皆忌炙用。

集中载，治一王姓媳，颈内瘰疬数个，两腋恶核三个，又大腿患一毒不作肿疼，百日余渐发大，形大如斗，按之如石，皮现青筋，常作抽疼。经治，数人皆称曰瘤。余曰：瘤乃软者，世无石硬之瘤，而此是石疽也。问可治否？答曰：初起时皆可消，日久发大，上现青筋纹，虽按之如故，然其根下已成脓矣，如偶作一抽之疼，乃有脓之证也。上现青筋者，其内已作黄浆可知。如上现小块高低如石岩者不治。如现红筋者，其内已通血海不治。倘生斑点即自溃之证，若溃即放血，三日内毙。今患处现青筋者，医至半软为半功，溃后脓浓厚，可冀收功也。遂外以鲜商陆捣涂，内服阳和汤，十日则一抽之疼止，十三剂里外作痒，十六剂顶软，十八剂连根皆软，其颈项之瘰疬两腋之恶核皆消。只剩石疽高起，内脓垂下。令服参一钱，因在筋络之处，先以银针刺穿，后以刀阔其口，以纸钉塞孔内。次日两次流水斗许，大剂滋补托里，则去人参倍增生黄芪，连服十剂亦见愈。适有伊戚亦外科家，令其芪、草换炙者，服不三日，四围发肿，内作疼痛。复延余治，仍令照前方服二十剂,外以阳和膏随其根盘贴满,独留疮口,且以布条紧束。人问因何用膏贴又加布束？答曰:凡属阴疽,外皮活,内膜生,开深伤膜,膜烂则无治。所出之脓在皮里膜外,仅似空弄,又不能以生肌药放入,故内服温补滋阴活血之剂,外贴活血温暖膏药,加之以紧束,使其皮膜相连,易于脓尽,且易于接连生肌。果束后数日,内脓浓厚,加参服两月收功。

一人,年二十余。因抬物用力过度,腰疼半年不愈。忽于疼处发出一疮,在脊梁之旁,微似红肿,状若覆盂,大径七寸。疡医以为腰疼半年,始现此疮,其根蒂必深而难治。且其内外发热,饮食懒进,舌苔黄厚,脉象滑数。知其证兼外感实热,投以白虎加人参汤,热退能食。数日,又复虚汗淋漓,昼夜不止,遂用龙骨、牡蛎皆不用煅、生杭芍、生山药各一两为方,两剂汗止。继治以清火、消肿、解毒之药,若拙拟消乳汤,去瓜蒌加金线重楼、三七冲服之类,更加鹿角霜钱许以引经。惟消乳汤以知母为君重八钱,兹则所用不过五六钱。外用五倍子、三七、枯矾、金线重楼、白及为末,以束其根;乳香、没药、雄黄、金线重楼、三七为末,以敷其顶,皆用醋调之。旬日疮消三分之二,其顶甚软。遂以乌金膏以雄黄炒巴豆仁至黑色,研细,名乌金膏调香油敷其软处。二日,疮破出稠脓若干。

将此内托生肌散改作汤剂投之,外敷拙拟化腐生肌散。七八日间疮口长平,结痂而愈。自言其疮自始至终未尝觉疼,盖因用药节节得着也。然徒精外科者,又何能治此疮乎？

徐灵胎治疮最重围药,以围药束住疮根,不使毒势散漫,又能阻隔周身之热力,不贯注于疮,则疮必易愈。愚治此疮所用束根之药,实师徐氏之意也。(《医学衷中参西录·治疮科方·内托生肌散》)

(三)洗髓丹

[组成] 净轻粉炒至光色减去三分之二、研细,盖此药炒之则烈性少缓,若炒之过度,又恐无力,火候宜中,用其大片即净轻粉,二钱 净红粉研细,须多带紫黑片者用之,方有效验,一钱 露蜂房炮至半黑半黄色,研

细,炮时须用物按之着锅,如拳大者一个、大者可用一半,小者可用两个　核桃去皮捣碎,炮至半黑半黄色,研细,纸包数层,压去其油,盖油多即不好为丸用,十个

[**用法**]　上诸药用熟枣肉为丸,黄豆粒大,晒干,分三次服之。服时,须清晨空心,开水送下,至午后方可饮食,忌腥半月。服后,口含柳棍,有痰涎即吐出,愈多吐愈好。睡时将柳棍横含,两端各系一绳,两绳之端结于脑后,防睡着掉落。又须将柳棍勤换,即将药服完仍须如此,必待不吐痰涎时,方可不含柳棍。其药日服一次,若恶心太甚者,可间日一服。制此药时,须自经手,将轻粉、红粉称极准,其秤当以库秤为定法,轻粉须称准后再炒。

[**功效**]　祛风攻毒。

[**主治**]　治杨梅疮毒蔓延周身,或上至顶,或下至足,或深入骨髓,无论陈、新、轻、剧,服之皆有奇效。三四日间疮痂即脱落。

[**配伍**]　此方,人多有疑其服之断生育者,非也。轻粉虽烈,煅之则烈性顿减,红粉虽性近轻粉而只用一钱,且分作三日服之,又有枣肉之甘缓以解毒,核桃仁多用至十枚,峻补肾经以防患,配合得宜,服之自有益无害。此方愚用屡矣,服后生男女者,不胜计也。

[**方论**]　核桃乃果核最大者,夫果之有核犹人之有骨,是以骨称骸骨,其字旁皆从亥也。核桃之核若是其大,其仁且又润而多脂,性能补骨益髓可知。且又善解疥癣之毒,其能解他疮之毒亦可知。加于此药之中,补正兼以逐邪,毒之深入骨髓者亦不难消除矣。至于丸以枣肉,取其甘缓之性,能缓二粉之猛悍,又能补助肠胃使不为毒药所伤也。服药之后,其牙龈必肿,间有烂者,因毒涎皆从此出故也。然内毒既清,外证不治自愈,或用甘草、硼砂、金银花熬水漱之亦可。

蜂房有三种:有黄色大蜂其房上下恒作数层,其毒甚大不宜用。曾见有以之煎水漱牙疼者,其牙龈遂皆溃烂脱牙十余枚。有黄色小蜂其房甚小,房孔仅如绿豆,虽无大毒而力微,又不堪用。

惟其蜂黄而兼红,大近寸许,恒在人家屋中垒房,俗呼为马蜂,其房入药最宜。然其房在树上者甚少,若无在树上之露蜂房,在屋中者亦可用,特稍宜加重耳。(《医学衷中参西录·治疮科方·洗髓丹》)

(四)消瘰膏

[组成]　生半夏一两　生山甲三钱　生甘遂一钱　生马钱子剪碎,四钱　皂角三钱　朱血竭二钱

[用法]　上药,前五味用香油煎枯,去渣,加黄丹收膏,火候到时,将血竭研细搀膏中熔化,和匀,随疮大小摊作膏药。临用时每药一帖加麝香少许。

[功效]　散结消肿,通络止痛。

[主治]　消瘰疬。

[医案]　友人之女,年五岁。项间起瘰疬数个,年幼不能服药,为制此药,贴之痊愈。凡膏药中用黄丹,必以火炒过,然后以之熬膏,其胶黏之力始大。而麝香不早加入膏药中者,以麝香忌火也。(《医学衷中参西录·治疮科方·消瘰膏》)

(五)消瘰丸

[组成]　牡蛎煅,十两　生黄芪四两　三棱二两　莪术二两　朱血竭一两　生明乳香一两　生明没药一两　龙胆草二两　玄参三两　浙贝母二两

[用法]　上药十味,共为细末,蜜丸,桐子大。每服三钱,用海带五钱,洗净切丝,煎汤送下,日再服。

[功效]　健脾消痰,活血化瘀,软坚散结。

[主治]　治瘰疬。

[配伍]　此方重用牡蛎、海带,以消痰软坚,为治瘰疬之主药,恐脾胃弱者,久服有碍,故用黄芪、三棱、莪术以开胃健脾三药并用能开胃健脾,第一卷十全育真汤下曾详言之,使脾胃强壮,自能运化药力,以达病所。且此证之根在于肝胆,而三棱、莪术善理肝胆之郁。此证之成,坚如铁石,三棱、莪术善开至坚之结。又佐以血

竭、乳香、没药,以通气活血,使气血毫无滞碍,瘰疬自易消散也。而犹恐少阳之火炽盛,加胆草直入肝胆以泻之;玄参、贝母清肃肺金以镇之。且贝母之性,善于疗郁结利痰涎,兼主恶疮;玄参之性,《名医别录》谓其散颈下核,《开宝本草》谓其主鼠瘘,二药皆善消瘰疬可知。

[医案]

曾治一少年,项侧起一瘰疬,其大如茄,上连耳,下至缺盆。求医治疗,言服药百剂,亦不能保其必愈。而其人家贫佣力,为人芸田,不惟无钱买如许多药,即服之亦不暇。然其人甚强壮,饮食甚多,俾于一日三餐之时,先用饭汤送服煅牡蛎细末七八钱,一月之间消无芥蒂。

又治一妇人,在缺盆起一瘰疬,大如小橘。其人亦甚强壮无他病,俾煮海带汤,日日饮之,半月之间,用海带二斤而愈。

若身体素虚弱者,即煮牡蛎、海带,但饮其汤,脾胃已暗受其伤。盖其咸寒之性,与脾胃不宜也。

族侄女患此证(即瘰疬。编者注),治数年不愈。为制此方(消瘰丸。编者注),服尽一料而愈。(《医学衷中参西录·治疮科方·消瘰丸》)

第五章

五官科方剂

第一节　眼　科

(一)明目硼硝水

[组成]　硼砂五钱　芒硝硝中若不明亮用水化开澄去其中泥土，三钱

[用法]　上药和凉水多半盅，研至融化。用点眼上，一日约点三十次。若陈目病一日点十余次。冬日须将药碗置热水中，候温点之。

[功效]　清热消肿。

[主治]　治眼疾暴发红肿疼痛。或眦多胬肉，或渐生云翳及因有火而眼即发干昏花者。(《医学衷中参西录·治眼科方·明目硼硝水》)

(二)磨翳散

[组成]　生炉甘石三钱　硼砂二钱　黄连一钱　人指甲焙脆无翳者不用，五分

[用法]　上药先将黄连捣碎，泡碗内，冷时两三日，热时一日，将泡黄连水过罗，约得清水半茶盅，再将余三味捣细，和黄连水入药钵中研之，如研前药之法，以极细为度。研好连水带药，用大盘盛之。白日置阴处晾之，夜则露之，若冬日微晒亦可。若有风尘时，盖以薄纸。俟干，贮瓶中，勿透气。用时凉水调和，点眼上，日三四次。若有目翳，人乳调和点之。

［功效］　清热明目。

［主治］　治目睛胀疼,或微生云翳,或赤脉络目,或目眦溃烂,或偶因有火视物不真。

［加减］　若目翳大而厚者,不可用黄连水研药,宜用蝉蜕带全足去翅土一钱,煎水研之。盖微茫之翳,得清火之药即退。若其翳已遮睛,治以黄连成冰翳,而不能消矣。(《医学衷中参西录·治眼科方·磨翳散》)

(三)磨翳水

［组成］　生炉甘石一两　硼砂八钱　胆矾二钱　薄荷叶三钱　蝉蜕带全足去翅土,三钱

［用法］　上药五味,将前三味药臼捣细,再将薄荷、蝉蜕煎水一大盅,用其水和所捣药末,入药钵内研至极细,将浮水者随水飞出,连水别贮一器,待片时,将浮头清水,仍入钵中,和所余药渣研细,仍随水飞出,如此不计次数,以飞净为度。若飞过者还不甚细,可再研再飞,以极细为度。制好连水贮瓶中,勿令透气。用时将瓶中水药调匀,点眼上,日五六次。

［功效］　清热疏风。

［主治］　治目翳遮睛。

［加减］　若目翳甚厚,已成肉螺者,加真藏硇砂二分,另研调和药水中。

［配伍］　此方效力全在甘石生用,然生用则质甚硬,又恐与眼不宜,故必如此研细水飞,然后可以之点眼。(《医学衷中参西录·治眼科方·磨翳水》)

(四)蒲公英汤

［组成］　鲜蒲公英根叶茎花皆用,花开残者去之,如无鲜可用干者二两代之,四两

［用法］　上一味煎汤两大碗,温服一碗。余一碗乘热熏洗。

［功效］　清热解毒,消肿止痛。

［主治］　治眼疾肿疼,或胬肉遮睛,或赤脉络目,或目睛胀

疼,或目疼连脑,或羞明多泪,一切虚火实热之证。

[加减] 目疼连脑者,宜用鲜蒲公英二两,加怀牛膝一两煎汤饮之。

[附方] 古服食方,有还少丹。

蒲公英连根带叶取一斤洗净,勿令见天日,晾干,用斗子解盐即《本经》大盐晒于斗之中者,出山西解池一两,香附子五钱,二味为细末,入蒲公英,水内淹一宿,分为十二团,用皮纸三四层裹扎定,用六一泥即蚯蚓泥如法固济,灶内焙干,乃以武火煅通红为度,冷定取出,去泥为末。早晚擦牙漱之,吐咽任便,久久方效。

年未及八十者,服之须发反黑,齿落更生。年少服之,至老不衰。由是观之,其清补肾经之功可知。且其味苦,又能清心经之热,所以治眼疾甚效者,或以斯欤。(《医学衷中参西录·治眼科方·蒲公英汤》)

(五)清脑黄连膏

[组成] 黄连二钱

[用法] 黄连二钱为细末,香油调如薄糊,常常以鼻闻之,日约二三十次。勿论左右眼患证,应须两鼻孔皆闻。

[功效] 清热解毒。

[主治] 治眼疾由热者。

[方论] 目系神经连于脑,脑部因热生炎,病及神经,必生眼疾。彼服药无捷效者,因所用之药不能直达脑部故也。愚悟得此理,借鼻窍为捷径,以直达于脑。凡眼目红肿之疾,及一切目疾之因热者,莫不随手奏效。(《医学衷中参西录·治眼科方·清脑黄连膏》)

(六)羊肝猪胆丸

[组成] 羊肝切片晒干、冬日可用慢火焙干,一具

[用法] 上一味轧细,用猪胆汁和为丸,桐子大,朱砂为衣。每服二钱,开水送下,日再服。

[功效] 养肝明目。

[**主治**]　治目瞳散大昏耗,或觉视物乏力,因有热而益甚者。

按:此方若用熊胆为丸更佳。内地鲜熊胆不易得,至干者又难辨其真伪,不如径用猪胆汁为稳妥也。

[**医案**]

1. 失明

晋书盛彦母氏失明,躬自侍养,母食必自哺之。母病既久,至于婢使,数见捶鞭。婢愤恨,伺彦暂行,取蛴螬炙饴之,母食以为美,然疑是异物,密藏以示彦。彦见之,抱母恸哭,绝而复苏。母目豁然,从此遂愈。

2. 云翳

一室女。病目年余,医治无效,渐生云翳。愚为出方(护眉神应散:治一切眼疾。无论气蒙、火蒙、肉螺、云翳,或瞳人反背,未过十年者,皆见效。方用炉甘石一两煅透,童便淬七次,珍珠二颗,大如绿豆以上者,纳通草中煅之,珠爆即速取出,血琥珀三分,真梅片二分,半两钱、五铢钱俗名马镫钱、开元钱各一个,皆煅红醋淬七次。共为细末,乳调涂眉上,日二三次。编者注),服之见轻,停药仍然反复。后得此方,如法制好。涂数次即见轻,未尽剂而愈,妙哉。

按:此方若加薄荷冰二分更效。瞳人反背之证,最为难治,以其系目系神经病也。盖目系神经,若一边纵、一边缩,目之光线必斜,视物即不真。若纵缩之距离甚大,其瞳人即可反背。治此证者,当以养其目系神经为主。此方多用金石珍贵之品,其中含有宝气。凡物之含有宝气者,皆善能养人筋肉,使筋肉不腐烂。目系神经,即脑气筋之连于目者。以此药涂眉上,中有冰片之善通窍透膜者,能引药气直达脑部,以养目系神经,目系神经之病者自愈。而瞳人反背及一切眼疾,亦自愈矣。

[**附方**]　治暴发眼便方,其眼疾初得肿疼者,用生姜三四钱,食盐一大撮,同捣烂,薄布包住,蘸新汲井泉水,擦上下眼皮。屡蘸屡擦,以擦至眼皮极热为度。擦完用温水将眼皮洗净。轻者一次即愈,重者一日擦两次亦可愈。然擦时须紧闭其目,勿令药汁

入眼中。(《医学衷中参西录·治眼科方·羊肝猪胆丸》)

(七)益瞳丸

[组成] 萸肉去净核,二两　野台参六钱　柏子仁炒,一两　玄参一两　菟丝子炒,一两　羊肝切片焙干,一具

[用法] 上药共为细末,炼蜜为丸,桐子大。每服三钱,开水送下,日两次。

[功效] 健脾补肾,养肝明目。

[主治] 治目瞳散大昏耗,或觉视物乏力。

[医案] 一妇人,年三旬。瞳子散大,视物不真,不能针黹。屡次服药无效,其脉大而无力。为制此丸,服两月痊愈。(《医学衷中参西录·治眼科方·益瞳丸》)

第二节　咽喉病

咀华清喉丹

[组成] 大生地黄切片,一两　硼砂研细,钱半

[用法] 将生地黄一片,裹硼砂少许,徐徐嚼细咽之,半日许宜将药服完。

[功效] 清热消肿止痛。

[主治] 治咽喉肿疼。

[配伍] 生地黄之性能滋阴清火,无论虚热实热服之皆宜。硼砂能润肺,清热化痰,消肿止疼。二药并用,功力甚大。而又必细细嚼服者,因其病在上,煎汤顿服,恐其力下趋,而病转不愈。且细细嚼咽,则药之津液常清润患处也。此方愚用之屡矣,随手奏效者不胜计矣。

[医案]

1. 喉痹

赵晴初曰:鸡蛋能去喉中之风,余治一幼童喉风证,与清轻甘凉法,稍加辛药,时止时发。后有人教服鸡蛋,顶上针一孔,每日

生吞一枚，不及十枚，病愈不复发。

2. 咽喉疼痛

友人齐自芸曰：平阳何汉卿游戎患喉疼，医者治以苦寒之药，愈治愈甚，渐至舌硬。后有人教用棉子油煎生鸡蛋，煎至外熟，里仍微生，日服二枚，未十日遂大愈。

3. 白喉

白喉之证，间有服《忌表抉微》诸方不效，而反加剧者。

曾治一贵州人，孙抟九，年二十，肄业于奉天高等师范学校，得白喉证。屡经医治，不外《忌表抉微》诸方加减。病日增重，医者诿谓不治。后愚为诊视，其脉细弱而数，黏涎甚多，须臾满口，即得吐出。知系脾肾两虚，肾虚气化不摄，则阴火上逆，痰水上泛。而脾土虚损，又不能制之若脾土不虚，不但能制痰水上泛，并能制阴火上逆，故其咽喉肿疼，黏涎若是之多也。投以六味地黄汤（熟地黄、牡丹皮、泽泻、山萸肉、茯苓、山药。编者注），加于术，又少加苏子。连服十剂痊愈。

咽喉之证，热者居多。然亦兼有寒者，不可不知。王洪绪曰：咽喉之间，素分毫无病，顷刻之间，或疼或闷，此系虚寒、阴火之证。用肉桂、炮姜、甘草各五分，置碗内浸以滚水，仍将碗置于滚水中，饮药一口，徐徐咽下立愈。或用乌附之片，涂以鲜蜜，火炙透至黑，取一片口含咽津，至片不甜时，再换一片，亦立愈。

按：王氏之说，咽喉陡然疼闷者，皆系因寒。然亦有因热者，或其人素有蕴热，陡然为外感所束，或劳碌过度，或暴怒过度，皆能使咽喉骤觉疼闷。斯在临证者，于其人之身体性情动作之际，细心考验，再参以脉象之虚实凉热，自无差谬。若仍恐审证不确，察其病因似寒，而尤恐病因是热，用蜜炙附子片试含一片，以细验其病之进退亦可。

［附方］

1. 异功散方

咽喉肿疼证，有外治异功散方甚效。其方用斑蝥一钱，真血竭、制乳香、制没药、上麝香、全蝎、大玄参、上梅片各分半,将斑蝥去翅足,糯米拌炒,以米色微黄为度,去糯米。用诸药共研细,瓶收贮,勿令透气。遇有咽喉肿疼证,将药捏作小块,如黄豆粒大,置在小膏药上,左肿贴右,右肿贴左,若左右俱肿,均贴在结喉项间高骨旁边软处。阅五六时,即揭去膏药,有水泡,用银针挑破,拭净毒水,能消肿止疼,真救急之良方也。

2. 养阴清肺汤

咽喉之证,有热有凉,有外感有内伤。《白喉忌表抉微》一书,此时盛行于世。其所载之方,与所载宜用宜忌之药,皆属稳善。惟其持论,与方中所用之药,有自相矛盾处。谆谆言忌表矣,而其养阴清肺汤,用薄荷二钱半,岂非表药乎?至于他方中,所用之葛根、连翘亦发表之品也。盖白喉之证,原亦温病之类。人之外肤肺主之,人之内肤三焦主之。盖此证心肺先有蕴热,外感之邪又袭三焦,而内逼心肺。则心肺之热遂与邪气上并,而现证于喉。三焦色白,故喉中作白色。既有外邪,原宜发表,因有内热,实大忌用辛热之药发表。惟薄荷、连翘诸药,辛凉宣通,复与大队凉润之药并用,既能散邪,尤能清热,所以服之辄效也。若其内热炽盛,外感原甚轻者,其养阴清肺汤亦可用,特其薄荷,宜斟酌少用,不必定用二钱半也。至谓其喉间肿甚者加煅石膏四钱,微有可议。夫石膏之性,生则散煅则敛。第一卷例言中,论之甚详。炽盛之火散之则消,敛之则实,此又不可不知也。况石膏生用,原不甚凉,故《本经》谓微寒,又何必如此之小心乎。今将其养阴清肺汤,详录于下,以备采用。

大生地一两,寸麦冬六钱,生白芍四钱,薄荷二钱半,玄参八钱,丹皮四钱,贝母四钱,生甘草二钱。

喉间肿甚者,加生石膏原用煅石膏四钱。大便燥结者,加清宁丸二钱,玄明粉二钱。胸下胀闷,加神曲、焦山楂各二钱。小便短赤者,加木通、泽泻各一钱,知母二钱。燥渴者,加天冬、马兜铃各三钱。面赤身热,或舌苔黄色者,加金银花四钱,连翘二钱。(《医

学衷中参西录·治咽喉方·咀华清喉丹》）

第三节　口齿病

（一）古方马乳饮

[组成]　金银花五钱　连翘三钱　菊花三钱　明乳香四钱 明没药四钱　怀牛膝五钱　山楂片三钱　真鹿角胶捣为细末、分两次、用头煎二煎汤药送服，四钱

[用法]　用青白马乳，早午晚随挤随服甚效。如无青白马，杂色马亦可。若马乳自他处取来，可将碗置于开水盆中温之。

[功效]　清热解毒，补肾活血。

[主治]　治青腿牙疳。

[加减]　然方中连翘、菊花发汗之力甚微，恐服之不能出汗，当于服药之后，再服西药阿司匹林一瓦，则无不出汗矣。至汗后服第二剂时，宜将菊花减半。

按：此方出于《医宗金鉴》，其原注云：此证自古方书罕载其名，仅传于雍正年间。北路随营医官陶起麟谓：军中凡病腿肿色青者，其上必发牙疳，凡病牙疳腐血者，其下必发青腿，二者相因而至。推其病原，皆因上为阳火炎炽，下为阴寒闭郁，以至阴阳上下不交，各自为寒为热，凝结而生此证也。相近内陆亦间有之，边外虽亦有，而不甚多，惟内陆人初居边外，得此证者十居七八。盖内陆之人，本不耐边外严寒，更不免坐卧湿地，故寒湿之痰生于下，致腿青肿。其病形如云片，色似茄黑，肉体顽硬，所以步履艰难也。又缘边外缺少五谷，多食牛羊等肉，其热与湿合蒸，瘀于胃中，毒火上熏，致生牙疳。牙龈浮肿出血，若穿腮破唇，腐烂色黑，即为危候。惟相传有服马乳之法，用之颇有效验云云。

又按：此证愚未见过，友人毛仙阁曾遇此证治愈。其方愚犹记其大概。爰列于上，以备采用。按此方若服之出汗，即可见愈。

（《医学衷中参西录·治牙疳方·古方马乳饮》）

(二)敷牙疳散药方

[组成]　煅甘石二钱　镜面朱砂二分　牛黄五厘　珍珠煅,五厘

[用法]　共研细,日敷三次。

[功效]　清热解毒。

[主治]　牙疳。

[医案]　曾治天津竹远里,于氏幼童,年六七岁,身出麻疹,旬日之外热不退,牙龈微见腐烂。其家人惧甚,恐成走马牙疳,急延愚为诊视。脉象有力而微弦,知毒热虽实,因病久者,气分有伤也。问其大便,三日未行。遂投以大剂白虎加人参汤,方中生石膏用三两,野党参用四钱,又加连翘数钱,以托疹毒外出。煎汤三茶盅,俾分三次温饮下。又用羚羊角一钱,煎水一大茶盅,分数次当茶饮之,尽剂热退而病愈。牙龈腐烂之处,亦遂自愈。

按:走马牙疳之原因,有内伤外感之殊。得于由内伤者轻而缓,由外感者重而急。此幼童得于麻疹之后,其胃中蕴有瘟毒上攻,是以三日之间,即腐烂如此。幸内服石膏、寒水石,外敷藤黄,内外夹攻,皆中要肯,是以其毒易消,结痂亦在三日内也。若当牙疳初起之时,但能用药消其内蕴之毒热,即外不敷药,亦可治愈。(《医学衷中参西录·治牙疳方·牙疳敷藤黄法》)

第六章

其 他

解砒石兼解洋火毒方

[组成]

1. 生石膏一两　生白矾五钱　鸡子清七枚

2. 生石膏细末,二三两　鸡子清七枚

3. 生石膏细末,二两　芒硝一两　鸡子清七枚

[用法]　初受其毒者,在胃上脘,用生石膏一两,生白矾五钱共轧细,先用鸡子清七枚调服一半即当吐出。若犹未吐或吐亦不多,再用生鸡子清七枚调服余一半,必然涌吐。吐后若有余热,单用生石膏细末四两,煮汤两大碗,将碗置冰水中或新汲井泉水中,俾速冷分数次饮下,以热消为度。若其毒已至中脘,不必用吐药,可单用生石膏细末二三两,如前用鸡子清调服,酌热之轻重或两次服完,或三次四次服完,毒解不必尽剂。且热消十之七八即不宜再服石膏末,宜仍如前煮生石膏汤饮之,以消其余热。若其毒已至下脘,宜急导之下行自大便出,用生石膏细末二两,芒硝一两,如前用鸡子清调服,毒甚者一次服完,服后若有余热,可如前饮生石膏汤。

[功效]　清热解毒。

[主治]　初受其毒者,在胃上脘。

其毒已至中脘。

其毒已至下脘。

[配伍分析]　此方前后虽不同,而总以石膏为主,此乃以石

治石,以石之凉者治石之热者。愚用此方救人多矣,虽在垂危之候,放胆用之,亦可挽救。(《医学衷中参西录·杂录·解砒石毒兼解洋火毒方》)